U0214575

肖定远◎主审

黄　宁◎主编

萧氏

中医皮肤科

学术流派经验

闽山昙石中医皮肤科学术流派传承丛书

海峡出版发行集团
THE STRAITS PUBLISHING & DISTRIBUTING GROUP
福建科学技术出版社
FUJIAN SCIENCE & TECHNOLOGY PUBLISHING HOUSE

图书在版编目（CIP）数据

萧氏中医皮肤科学术流派经验 / 黄宁主编 . —福州：
福建科学技术出版社 , 2023.8

ISBN 978-7-5335-7031-6

Ⅰ . ①萧… Ⅱ . ①黄… Ⅲ . ①皮肤病—中医临床—经验—
中国—现代 Ⅳ . ① R275

中国国家版本馆 CIP 数据核字（2023）第 096400 号

书　　名　萧氏中医皮肤科学术流派经验

主　　编　黄宁

出版发行　福建科学技术出版社

社　　址　福州市东水路 76 号（邮编 350001）

网　　址　www.fjstp.com

经　　销　福建新华发行（集团）有限责任公司

印　　刷　福建新华联合印务集团有限公司

开　　本　700 毫米 ×1000 毫米　1 / 16

印　　张　17

字　　数　225 千字

插　　页　5

版　　次　2023 年 8 月第 1 版

印　　次　2023 年 8 月第 1 次印刷

书　　号　ISBN 978-7-5335-7031-6

定　　价　98.00 元

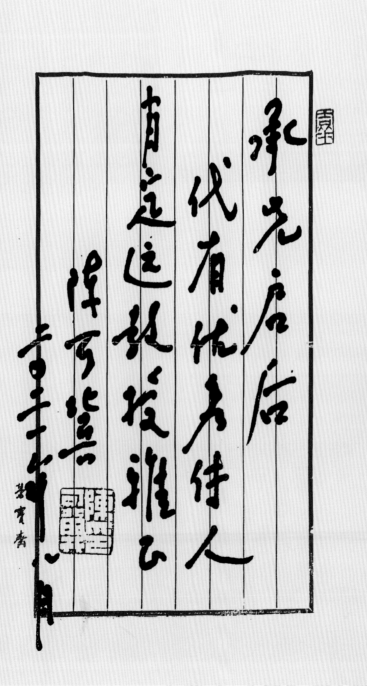

承先启后

代有优秀传人

有这种教授难之

陈可冀书

辛未年四月

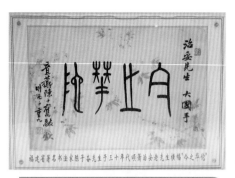

福建著名画家、原福州市美术家协会主席陈子奋为萧治安题词

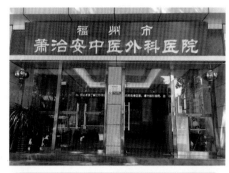

福州市萧治安中医外科医院

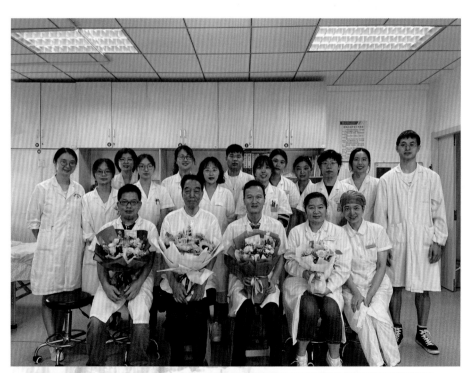

闽医萧氏中医皮肤科学术流派传承工作室成员及研究生团队

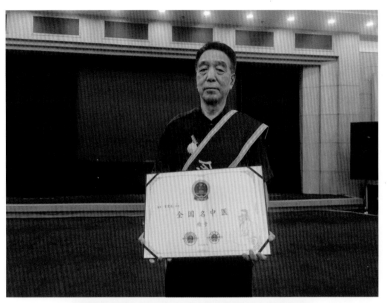

肖定远教授荣获全国名中医称号

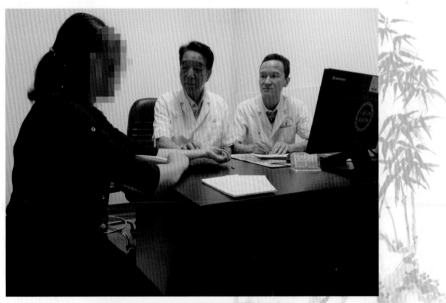

肖定远教授与黄宁教授门诊

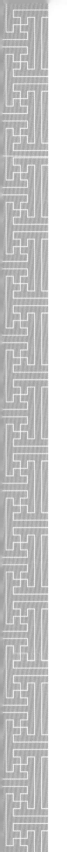

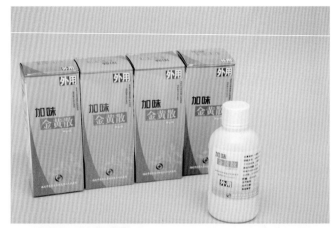

福建省第二人民医院特色制剂加味金黄散

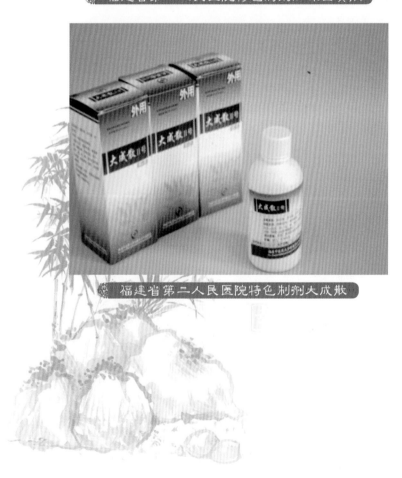

福建省第二人民医院特色制剂大成散

阮序

　　福建古为荒蛮之地，昙石山文化是其文明肇端之一。随着衣冠南渡，中原文化不断传入融合，福建逐渐演变为"海滨邹鲁"。文化教育的繁荣昌盛，也促进了医学的发展。闽医学派（即闽派中医药）在承袭和发展中原医学的同时，受到"三山一海"的地理因素和社会因素影响，使临床医家形成了独具风格的处方用药特点。历史上福建名医辈出，如董奉、苏颂、吴本、杨士瀛、宋慈、朱端章、陈修园等，不胜枚举，他们深研岐黄，医术精湛，洞悉奥旨，参以已验，踵事增华，著书立说，浩如烟海，为中国医药学的发展繁荣做出了卓越的贡献，在祖国医学发展史上占有重要的地位。

　　闽医萧氏中医皮肤科学术流派发源于旧制福州府闽县（今属福州市），肇启于清代乾隆年间萧立乔，经过萧昌义、萧功岫、萧隆荣三代传承积累，至第五代萧治安先生，享誉八闽。萧治安及其子孙和他们的门人经过不懈努力积淀了丰厚的中医外科（皮肤科）学术理论和临床验方，形成了闽医萧氏中医皮肤科学术流派特质，传承了祖国医学本色，具有福建特色，为中医外科（皮肤科）的发展做出了重要贡献。

　　肖定远教授从小跟师祖父萧治安老先生，1966 年毕业于福建中医学院，承传家学，博览群书，将学校专业教授与家传特色相结合。从医60余载，医德高尚，医术精湛，治学严谨，情系中医，逐渐形成自己的学术思想。2022年第二届全国名中医评选中，肖定远教授因其在中医皮肤科的卓越成就，载誉当选，实至名归，乃我们学习的楷模。

福建省中医药学会中医皮肤科分会第二届委员会在其主任委员黄宁教授的带领下，对福建省中医皮肤科学术流派、学术思想进行调研，并组织各流派继承人、专家总结、编撰，形成闽山昙石中医皮肤科学术流派传承丛书，传承精华，秉上启下，该丛书必将对福建省中医皮肤科的发展产生深远的影响。

本书编写脉络清晰，体例严谨，内容翔实，不仅对弘扬流派学术思想、名医经验起到促进作用，同时对研究福建省中医外科(皮肤科)学术渊源及特点具有参考价值，可以增益临证思路和施治技能，因此，颇值得广大中医工作者习阅。

是为序。

阮诗玮

癸卯年孟春吉日于闽都福州

闽山昙石中医皮肤科学术流派传承丛书

　　福建，简称"闽"，地处祖国东南沿海，早在原始社会，古越族的一支——东越人就在这块土地上生息繁衍，创造了昙石山文化。闽派医学历史悠久，根植和发展于福建特有的自然地理与人文环境，具有显著的地域特色，独树一帜，自成一派，但却与中原文化息息相关，是祖国医学的重要组成部分。

　　福建中医药文化源远流长，在1800年前的三国时期，就有"建安三神医"之一的董奉，留下"杏林春暖""誉满杏林"的医德佳话。史上闽派中医外科亦名家辈出，宋代李迅、元代四世疡医郭徽言、清代医家林秋香等，近代有陈作椒、萧治安、林孝德等。中华人民共和国成立以后，中医皮肤科逐渐从中医外科中分出，在福建省政府的扶持下，中医皮肤科临床得到了蓬勃发展，成就了一批名老中医，如福州萧治安、陈作椒，厦门翁炳南，泉州陈韵清、许柏轩，漳州魏远谋等，他们各有所长，诊疗方法和用药独具特色。

　　中医皮肤科名老中医长期从事临床实践，名誉四方，但因专科发展限制及学术力量薄弱，部分名老专家的学术思想或特色、理论研究面临着继承与创新的瓶颈，为此，福建省中医药学会中医皮肤科分会于2019年组织专家摸底、调研，拟对福建省中医皮肤科名老中医学术思想或特色、流派传承进行梳理、挖掘和总结，形成学术流派传承丛书，逐一出版。因福建文明源于昙石山文化，故冠以"闽山昙石中医皮肤科学术流派"之名，其本意为汇集福建省皮肤科名家临床精粹，传承和发扬名家学术思想或特色，促进福建省中医皮肤科事业发展。

本丛书在编撰和出版过程中得到了福建省卫生健康委员会中医药管理处（福建省中医药管理局）、福建省中医药学会、福建科学技术出版社的关心、支持，中华中医药学会皮肤科分会名誉主任委员段逸群教授、杨志波教授的悉心指导，在此，表示衷心的感谢！对福建省中医药学会中医皮肤科分会全体委员及名老中医学术团队为本丛书出版所作出的努力表示由衷的钦佩和诚挚的谢意！

黄宁

2023 年 7 月

闽医萧氏中医皮肤科学术流派起源于清代乾隆年间，至 19 世纪末，近代福建四大名医之一萧治安老先生集家传经验与明清三大外科流派及《医宗金鉴·外科心法要诀》之要领，创立了闽医萧氏中医皮肤科学术流派，其子孙后代萧拯、肖定远及后学者不断传承、创新。1985 年福州市人民政府批准在福州东街成立以萧治安命名的"福州市萧治安中医外科医院"，2015 年"中医诊法（福州萧氏外科）"列入福建省第三批非物质文化遗产项目，2019 年"闽医萧氏中医皮肤科学术流派"入选福建省中医学术流派传承工作室建设项目。2022 年肖定远教授当选第二届全国名中医。

经九代近三百年的传承，闽医萧氏中医皮肤科学术流派形成了具福建山海特色的闽派医学学术思想：谨守病机，治病求本；重视辨证，审别阴阳；固护脾胃，调和气血；三因制宜，内外兼治；用药灵活，重视调护。近年来，在福建中医药大学及福建省第二人民医院的大力支持下，闽医萧氏中医皮肤科学术流派在医、教、研等方面有了较大的发展，取得了一定的成绩。

为进一步总结、传承闽医萧氏中医皮肤科学术流派临证经验，本书依托全国名老中医药专家传承工作室建设项目及闽医萧氏中医皮肤科学术流派传承工作室建设项目，系统梳理流派脉络，整理流派学术经验，介绍了流派传承中各位医家的学术特色、独特的流派学术体系，重点介绍了流派在药物、方剂、制药技术等方面的经验。本书中的部分处方涉及国家重点保护野生动物，如穿山甲等，为保留原医家处方用药特色未予删除或修改，但读者参考使用时宜应用功效相同的人工饲养品或自然淘汰品替代。

本书的编纂出版得到了各级有关部门、学会的大力支持，承蒙中国科学院陈可冀院士题词，福建中医药大学阮诗玮教授赐序，谨此表示衷心感谢！由于编者水平有限，不足之处，敬请谅解、斧正！

编者

2023 年 7 月

目
录

C
O
N
T
E
N
T
S

第六章　优势病种诊治经验　189

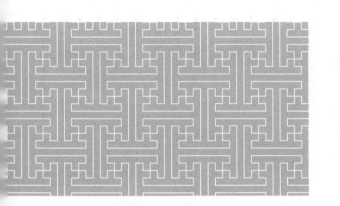

第一章

流派概述

萧氏流派传承脉络图

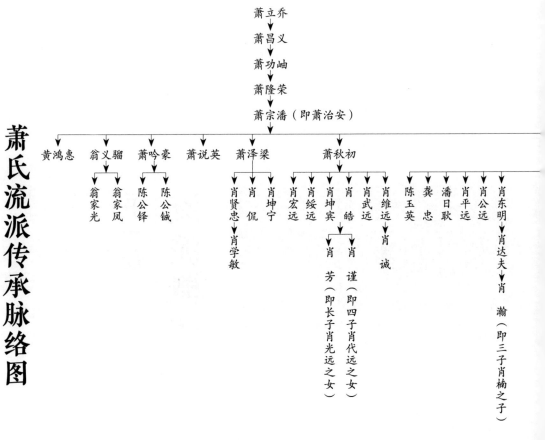

乔义
萧立
↓
萧昌岫
↓
萧功荣
↓
萧隆
↓
萧宗潘（即萧治安）

黄鸿惠　　翁义骝　　萧吟豪　　萧说英　　萧泽梁　　　　　萧秋初

翁家光
翁家凤

陈公铖
陈公铎

肖贤忠
↓
肖学敏

肖侃
肖坤宁

肖宏远
肖绥远
肖坤宾
↓
肖
芳
（即长子肖光远之女）

肖皓
肖武远
肖维远
↓
肖诚
肖
谨
（即四子肖代远之女）

肖玉英
龚忠
潘日耿
肖平远
肖公远
肖东明
↓
肖达夫
↓
肖
瀚
（即三子肖楠之子）

陈玉英

萧拯

肖定远

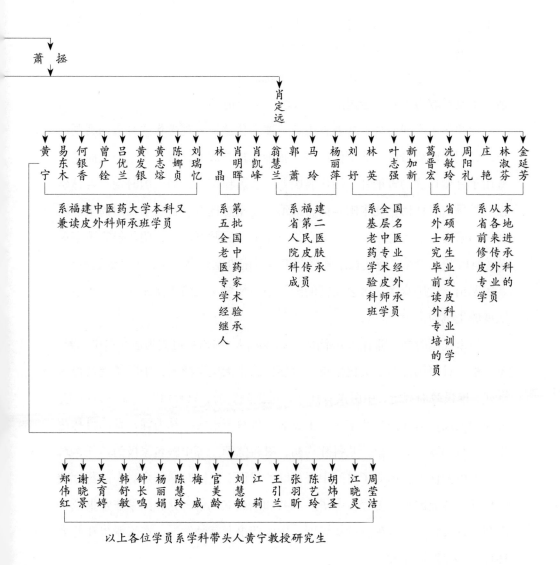

黄宁　易东木　何银香　曾广铨　吕优兰　黄发银　黄志熔　陈娜贞　刘瑞忆　林晶　肖明晖　肖凯峰　翁慧兰　郭萧　马玲　杨丽萍　刘妤　林英　叶志强　新加新　葛晋宏　冼敏玲　周阳礼　庄艳　林淑芬　金延芳

系福建中医药大学本科又兼读皮外科师承班学员

系第五全老医专学经继承人

系第一批国中药家术验承人

系福建第二人民院皮传承成员

建国名医业经外承员

系全层中专术皮师班学员

系基老药学验科班学员

系省士究毕前读外专培训的员

系省硕研生业攻皮科专业训学的员

系省前修皮专学员

系从各来传外科的专学员

系本地进承的专学员

郑伟红　谢晓景　吴育婷　韩舒敏　钟长鸣　杨丽娟　陈慧玲　梅威　官美龄　刘慧敏　江莉　王引兰　张羽昕　陈艺玲　胡炜圣　江晓灵　周莹洁

以上各位学员系学科带头人黄宁教授研究生

3

第一节 产生背景

福州山川形神、风光秀美、气候多样、药材丰富。地域自然环境为流派产生提供了得天独厚的条件。山海地理因素及季节性的炎热潮湿气候又使流派中的各医家形成了独到的处方用药特点。

福州历史悠久，人文积淀深厚，文化昌盛，英杰辈出。人文环境的熏陶造就了流派敢为人先、悬壶济世的儒医担当与情怀。

福州医事实践悠久。在昙石山新石器文化遗址发现尖状或有刃的磨制砭石，其用于刺激身体病痛部位或破开脓肿和排脓放血，闽侯黄土仑夏商遗址有用于针刺疗法的青铜针。历代名医辈出，著作宏富，如三国时期"杏林始祖"长乐董奉佳话，北宋闽县何希彭编写《圣惠选方》，南宋福州杨士瀛撰著《伤寒类书活人总括》《仁斋直指方论》《医脉真经》，明代侯官萧京撰著《轩岐救正论》，清代长乐陈修园编撰《南雅堂医书全集》等。源远流长、名医辈出、世医众多、医著宏富的闽派中医传统文化给本流派注入了传承与发展的生机与活力。

清末民国时期，随着西方帝国主义的入侵，福州被迫成为通商口岸，美、英、法、日等国开始了文化侵略，致使民族虚无主义泛滥，中医备受歧视与摧残，国民政府规定，中医没有独立开设医院资质，只有西医才能开设医院。好在福州民众对如内科郑宗洛、王英藩，外科萧治安、林为霖，骨伤科林达年，妇科孙藩、吴瑞甫，儿科陈笃初，眼科陈德兰等中医名家极为信任，对其疗效极为认可，形成了民间中医兴旺的局面。民国时期民众对中医药疗效的信任使本流派得以生存。中华人民共和国成立以来，党和国家非常重视中医药传统文化，在各项方针指导下，中医药事业蓬勃发展，本流派也在此大环境下迅速发展壮大。

第二节 学术渊源

　　闽医萧氏中医皮肤科学术流派发源于旧制福州府闽县（今福州市鼓楼区），肇启于清代乾隆年间萧立乔公，经过萧昌义公、萧功岫公、萧隆荣公三代传承积累，最终成形并由近代福建四大名医之一萧治安先生创立，发展于中华人民共和国成立后。萧治安及其子孙、后学者经过不懈努力，奠定了具有福建本土特色的流派特质。就总体医治范围和医术情况而言，萧氏中医皮肤科流派擅长中医外科（皮肤科）中各种疑难重症的治疗，尤其善于应用草药施治疮疡皮肤病，对现代医学尚无特效治疗手段的荨麻疹、湿疹、婴儿湿疹、银屑病、疣、带状疱疹后神经痛、皮肤瘙痒、妊娠皮肤病、神经性皮炎、周围血管病、乳腺病等有较好的治疗效果。萧氏中医皮肤科学术流派注重整体治疗手段，内治阳症重于调理气血，内治阴症重于滋补肝肾；外治则遵循与内治相同的医理，以热治寒、以寒治热、有风散风、有湿除湿，并根据临床经验加减用量。萧氏中医皮肤科学术流派使用的丸、散等都源自其家族祖传单方，其自制而常用的相关药品有大成散、百草膏、凤凰散、玉红膏、金花散、清毒洗剂等。该流派创始人萧治安先生的孙子辈中承其衣钵行医者众多，均成为流派传承之要员。其中以肖定远教授最为突出，其为第二届全国名中医、第五批全国老中医药专家学术经验继承工作指导老师，是本流派的中坚力量。肖定远又带出弟子黄宁、肖凯峰、肖明晖、林晶、易东木、翁慧兰、郭萧等本流派传承重要医师，其中黄宁教授是带动者、主心骨。

　　闽医萧氏中医皮肤科学术流派创始人萧治安（1884—1964）出生在福州市的一个"草药医"世家，其高祖立乔公、曾祖昌文公、祖父功岫公、父亲隆荣公，诸公行医在当地名噪一时。功岫公与其子隆荣公合写了汇集家传治验的《横屿萧氏家传秘方》，子孙相传，视为至宝。萧治安幼年时一边就读于私塾，一边利用课余时间随父种植、采集草药，制作各种药材，并随父习诊，亦自修医学，探研祖传医疗验方，积累丰富的医药知识。光绪二十九年，他拜傅绍九为师，学习内服外敷草药治病的医术。光绪三十一年，他悬壶于福州澳桥，专攻中医外科（皮肤科），不数年，名闻一方。口碑盛传后，他并不自满，继续精心钻研，其中尤以《黄帝内经》《脉经》《医宗金鉴·外科心法要诀》《疡医大全》《外科正宗》《外科证治全生集》《疡科心得集》等最常诵读，不少名篇警句直至晚年仍能朗朗背诵、了然于胸。萧治安虚心向名医和有一技之长者学习，甚至不惜重金向街头游方卖艺人购买良方，收集大量的单方、验方。如汤门外一木匠，有一祖传治疗流注丸药秘方，萧治安便几次登门用高价延请授方。

据《台江文史资料》载录，萧治安强调中医外科不应分门户。传统的中医外科学历来存在不同的治法门派，不应拘于一种治疗方法，而应各取精华，融会贯通，应用于临床。例如，以陈实功为代表的"正宗派"主张内外并重，运用"消、托、补"三大法治疗疮疡；王维德的"全生派"以阴阳作为辨证法则，把外科分为阴、阳两大类，外科病以"消"为主，反对滥用刀针；高秉钧的"心得派"按人体上、中、下三部进行辨证论治，上部风温、风热，中部属气郁、火郁，下部属湿热。这三大派各有其专长，对外科临床均有参考价值，萧治安主张均应加以吸收应用。

萧治安著有《民间草药单验方》《澳桥山馆医话》，其学术思想与临床经验、家传秘方经其传人代代相传。孙子肖定远教授在此基础上进行了总结，并在教学中将祖传效方慷慨传授给当代大学生。

肖定远，1938年出生于一个七代中医世家，是萧治安的孙子，闽医萧氏中医皮肤科学术流派重要传人，是中坚力量。他从事中医外科（皮肤科）临床诊疗60余年，继承了萧氏在中医外科（皮肤科）疾病方面的独特疗法，并将其与中医经典著作、各名家学说有机结合。他从小接受中医世家的文化熏陶，给他最大影响的是祖父萧治安和父亲萧拯。其祖父擅长汤药，精通丸精丹膏，对于中医外科（皮肤科）疑难病症，他从整体治疗着手，内服外敷，常奏奇效，被福州百姓奉为"神医"；其父亲萧拯也是声名远播的一代名医，治愈的患者不计其数。每天凌晨三四点就有患者从四面八方赶来排队挂号求诊，到了清晨六七点钟的时候，患者已达一百多人。来往患者疾患在身，痛楚难耐，观之可叹可怜。长期耳闻目睹，肖定远渐渐对中医文化有了神往之情，便立志要继承祖父与父亲的事业，把中医当作自己终身奋斗的目标。还在上学时，他每日放学后都会自觉自愿地来到祖父的诊所里，给祖父和父亲做助手，学习分辨中药材，帮忙为患者抓药，甚至有的时候，还要克服对患者破损溃烂皮肤的恶心恐惧，为其换上新药。

1954年6月，经福州市卫生局备案后，肖定远开始正式跟随祖父萧治安专攻中医外科（皮肤科），祖父毫无保留的教导加上自身的聪慧勤学，2年后他即告出师。1956年8月参加中医外科出师考试时就已经基本掌握了对中医外科（皮肤科）常见病、多发病的诊治方法。但是他没有因此感到满足，又拜父亲萧拯为师，在父亲的教育下，他已经独立诊治中医外科（皮肤科）疾病1年有余，从中积累了许多中医临床工作的宝贵经验。尽管如此，肖定远依然认为自己学识有限，与一代名医距离尚远，于是他决定进入更高的学府进一步深造。

1960年，他考进福建中医学院（现福建中医药大学），就读于中医系六年制本科专业，全面、系统地学习中西医基础与临床知识，为先前的实践经验寻找理论依据，不断提升自己的专业水平。肖定远认为外科三大家在临床疾病的认识上各有千秋，尤其推崇《外科正宗》《外科证治全生集》《疡科心得集》，还力推明清中医外科"三大派"的学术主张，结合日常临床实践，形成整体和局部辨证结合、审视阴阳、调和气血、内外兼治、重视脾胃与疾病的关系等的学术思想，创新性地根据肝虚血燥理论治疗带状疱疹后遗神经痛并开创了独特的理法方药。

肖定远在福建中医学院深造期间，也曾系统地学习过2年半的西医，他对西医也有着比较深刻的了解，从现代医学知识中找到有助于中医诊疗的因素，证实和补充其中医医疗之道。尽管肖定远一直认为有相当部分的西药里含有激素成分，不利于人体的阴阳平衡，但他又觉得中西医可以结合治疗疾病，两种学科互补、互促、互进，能缩短治疗病程，提高疗效。

以萧治安、肖定远两位医家为例，大致可以概括闽医萧氏中医皮肤科学术流派特点有五：一是传承家族已逾八代达200余年世代积累的医学经验与传统，形成鲜明的流派特色；二是精研中医医著经典，并结合本流派经验，守正创新，既秉持医家大道，又因地制宜发展流派；三是系统完整地学习中医，使皮肤外科诊治建立在整体辨证的基础上，做到内外兼治；四是坚持流派传统与特色，又从别的流派接受启发，不断补充与完善，如对中医外科的"正宗派""全生派""心得派"各取其长，吸收利用；五是以中医学术为根基，又融汇西医新知，如萧治安子女萧拯、萧秋初、萧吟豪、萧说英，除学习《黄帝内经》《难经》《伤寒论》《金匮要略》等中医经典理论外，也学习解剖学、生理学、病理学、组织学、胚胎学、药理学等现代医学课程，中西兼修。

第三节 各代核心人物

一、创派祖师

萧治安（1884—1964），字玉成。他资质聪颖，读书过目不忘。幼随父边学医，边种植、采集草药，承传家训，勤习医学，认真探研祖传医疗验方，尽得所传，积累丰富的医药知识。21岁在福州东门澳桥下开诊，以中医外科（皮肤科）闻名，不但擅长汤药，精于丸散丹膏，对于中医外科（皮肤科）疑难病症从整体治疗着手，内服外敷，常奏奇效。终集众家之长，成"一代名医"。其医术精湛，医德高尚，医名盛传福建省内外及东南亚一带，每日登门求治者众多，有"生疗长疮，要找萧治安"的口碑。临床上他从不单凭疮疡表面症状来定治则，而是结合考虑患者的内在变化，以及年龄职业、饮食起居等多种因素，正确运用四诊八纲，观微发隐，抓住要害，细心观察，诊断时把辨病与辨证结合起来，从整体治疗着手，内服与外敷灵活运用，并在治疗过程中讲究饮食、护理，疗效显著，攻克了不少中医外科（皮肤科）疑难痼疾，挽救了不少生命垂危的患者。重视临床，理论联系实际。萧治安认为做医生，除心存济世，博采医学名家之长外，不通过临床实践，就不能理解和掌握好"证有常有变，必须通常达变的处理"，更谈不上进一步提高和总结经验，故重视立足临床实践，验证理论，研究疾病防治的规律性，提高疗效。萧治安临床辨证详确，在选方用药上，各得其宜，有成法可循，又有活法可寻，求古训而不泥，或师其法而异其方或取其意而不拘一家门户之见，体现了其创新而不趋奇的诊疗特点。

《福州市郊区志》记载，当时，萧治安的诊所可谓"门庭若市"。他被老百姓尊称为"神医"，主张中医外科（皮肤科）疾患小病、轻病从外治解决，慢病、久病及危重中医外科（皮肤科）疾患宜从整体考量，内治为主，外治为辅，他特别擅长于药汤、丸散丹膏，内服外敷。曾有北郊一位打铁工人，左足拇指被铁块砸破，伤口发炎化脓，身体时而发冷、时而发热，发冷时牙齿发抖竟把舌尖都咬破了。患者送到医院抢救，被诊为破伤风，因误了时间无法救治，其家人被告知为其准备后事。后来求诊萧治安，萧治安观察了病情后，只给30多粒药丸灌服，当晚患者泻下一脚盆污秽臭黑的粪便，第二天病就好了，半个月后恢复正常，还照样上工打铁。

萧治安医德高尚，在行医过程中，对患者不分贵贱，一视同仁，除收应得的诊金、药费外，从不妄取分外之款，甚至对特困的患者不但不收诊金，还赠送药品。他关心民众疾苦，每逢天灾人祸，如洪灾时，对困于洪水之中的贫苦民众，出动船只救人施粥；冬季严寒季节发棉衣、棉被给饥寒交迫的劳动民众，颇得社会各阶层的尊敬和爱戴。他还经常为穷人义诊。1947年，时任福建省省长的萨镇冰号召福州医生每日义诊3人，萧治安则每日义诊超过30人。此外他还经常上门送诊、送药等，碰到灾年施粥、施棺都要争先。

萧治安十分重视培养医药人才，他对家里人说："我祖孙三代不倦此志。"萧治安投资支持创办"私立福建中医讲习所"（后更名为"福州中医学社"），亲任理事长，传授有关医术，培养不少医药人才。他还编撰《民间草药单验方》《澳桥山馆医话》等，以传后世。

中华人民共和国成立后，萧治安以其德高望重，先后两届被推选为福州市政协委员、常委。萧治安中医外科诊所与厦门、汕头的制药厂配合，将临床常用中药处方，制成水剂、注剂、片剂、软膏、散剂、酊剂等，使中医药提高到新的水平。1958年秋，福州市医务界大联合活动中，萧治安将家藏四千余册药书及医药设备、药源等投资于联合诊所及区域医院，并且不顾年事已高，仍亲临门诊为广大民众诊治中医外科（皮肤科）疾病。萧治安晚年极重视传授临床经验，耳提面授唯恐有所疏漏，倾六十年之经验以传世济人，时常倚枕与儿女谈临床心得。1964年7月10日下午，萧治安终因心脏衰竭与世长辞，享年81岁。为纪念他对中医外科（皮肤科）事业和学术的贡献，以便更好地继承发扬他的学术思想，福州市人民政府于1985年8月28日批准成立"福州市萧治安中医外科医院"，该医院至今仍坐落于福州东街，为群众解除病痛。

其医术特点可以归纳为如下几点：①重视临床，理论联系实际。②治疗阳证，注重调理气血。③善治阴证，强调滋补肝肾。④外治用药、不离辨证运用。⑤清楚地阐明肿疡初起、肿疡成脓、久不愈合等病情外用药原则及注意点。⑥善用淋洗、灸法、拔火罐等外治法达到消和营的作用，散风活血，提毒外出。

萧治安治中医外科（皮肤科）病，重视内外合治，认为痈疽疮疡，证虽现于外，病必发于内，主张以内科辨证论治中医外科（皮肤科）病。如仅采用外治，则根未除；如仅靠内治无外治，则"毒气无从出"。萧治安在内外结合治疗中，内治强调"诸证全赖脾土"，最终以调理脾胃为要；外治强调使毒外出为第一，常用腐蚀药品或刀针清除腐肉，排脓去毒，并重视外敷数散药或膏药消疮、提脓、生肌。

在中医外科（皮肤科）临床上，善用七星剑汤加减治疗疔，其认为疔疮红肿热痛、恶寒发痛、无汗身痛，属疔疮的初发阶段，为正气未衰的实证，运用加减七星剑汤以透邪于外，清热解毒于内。加减七星剑汤组成：野菊花12g、苍耳子12g、豨莶草12g、紫花地丁12g、半枝莲12g、金银花12g、草河车12g、莲子心9g、净麻黄3g。服药后加盖被，以汗出为度，同时用野菊花叶加少许红糖捣烂敷患部。对于阴疽的治疗，萧氏认为，阴疽患者大多气血两虚不能透毒外出，症见疮疽晦暗、化脓迟缓或脓未成、脓水清稀、面色苍白、枯槁不荣、腐肉难脱、疮口难收、脉虚数无力，宜益气和血、解毒托里，常用降痈活命饮加减（当归30g、生黄芪30g、金银花15g、党参15g、白术12g、川乌9g、软防风4.5g、炮姜炭4.5g、盐陈皮4.5g、粉甘草3g、肉桂心1.5g）治疗。同时外敷冲和散（紫荆皮、独活、赤芍、白芷、石菖蒲），此散有消肿、活血、祛寒作用。该法不仅有益气托里排脓作用，对局部寒凝气滞、营卫不和、肿而不痛的无名肿块亦有内消之功。

萧治安治乳痈经验丰富。他认为乳痈初起红肿热痛，甚则恶寒发热，尚未成脓，应治以清热消肿、散结止痛、疏导乳腺，常用治乳痈初起的验方，用《医宗金鉴》的瓜蒌牛蒡汤加减（全瓜蒌 18g、蒲公英 12g、王不留行 12g、浙贝母 9g、炒牛蒡 9g、当归尾 9g、广橘叶 9g、草河车 9g、京赤芍 9g、延胡索 9g、软柴胡 6g、制香附 6g）治疗。此方临床应用疗效较好，且无不良反应。

萧治安高度重视精细辨证。黄苔主热证，但萧治安主张不能一概从热论治。一般苔色越黄反映热邪越重。淡黄为热轻，深黄为热重，焦黄为热结，但他认为还有例外情况。临床曾遇见一例脱疽患者孙某，右足三趾干枯坏死，疼痛异常，犹如汤泼火燎，彻夜不能安寐，头昏食少，舌苔黄腻，曾从寒湿化火论治而无效，只好到西医院行截肢手术。术后剧痛虽除，但伤口迟迟难以愈合，黄腻苔不退。萧治安反复思考后决定溃疡后期多用益气养血、生肌长肉之法，于是用十全大补丸（成药），每日 3 丸，分 3 次服完。而患者误按每次 3 丸，日服 3 次。3 日后再诊时，竟见舌苔薄白如常。食欲顿开，并无不良反应。当把药物减量后，黄苔复生，药物再增量时，黄腻苔又复退去。如是者 3 次，最后仍让患者按每日 9 丸连服 7 日，食欲大增，停药后黄苔不再生长。后因伤口仍不愈合，遂改用十全大补丸作汤剂服用约 2 个月，亦无效。经仔细检查。见伤口内有死骨 1 块，取出后，再服汤剂约 1 个月获得痊愈出院。患者"舌苔黄腻"，以《金匮要略》寒疝法治之，药用川乌头、肉苁蓉、肉桂、吴茱萸、当归尾、胡芦巴、乌药、青皮、橘核、小茴香而愈，可见黄苔者不一定全是热证。

有头疽是一种发生于皮肤肌肉的急性化脓性疾患，是多个相邻的毛囊和皮脂腺的急性化脓性感染。治疗这个疾病要先问其因。有头疽的发生，不外乎内外二因。内因系脏腑蕴毒，多由心火烦忧，或七情内郁，气郁化火；

或由劳伤精气，肾水亏损，阴虚火炽；或由恣食膏粱厚味，脾运失常，湿火内生所致。外因是风火湿毒入侵，以致经络阻隔、气血失常，毒邪凝聚于肌腠皮肉而成。再辨其证。其临床特点为初起在皮肤仅有粟米样小脓头，焮热红肿疼痛，迅速向深部和周围扩散，肿势范围常超过手掌，甚至大如覆盘，中央脓头相继增多，溃破如蜂窝状。一般以成年人为多见。患有糖尿病者，或者年迈体弱、气血不足者，多由于正不胜邪而出现肿势散漫不聚，疮形平塌，漫肿无根，疮色灰暗紫滞，化脓迟缓，出脓稀少，或伴有高热、脉数、神昏谵语等邪毒内陷之逆象。如不积极救治，可发生死亡。内陷症状一般可发生在毒盛期、溃脓期、收口期3个阶段，分别称为火陷、干陷、虚陷，总称为"三陷症"。再辨证用药。中壮年正实邪盛者拟和营清热托毒为治，以仙方活命饮为代表方加减；年迈体弱、气血不足、正虚不易达邪，或出现内陷逆证者用益气养荣、清热托毒的治法，以八珍汤合仙方活命饮加减；年迈阴液不足或有糖尿病的患者，以养阴清热托毒的治法，以六味地黄汤合仙方活命饮加减。重症有头疽出现内陷，或兼有糖尿病者，病症就更其重笃了。除扶正托毒施治外，须应用胰岛素或磺脲类药物控制糖尿病。遇疮疡伴有糖尿消渴证者，每用生胰子肉切片洗净，置开水中烫后食之，每服3钱，并以玉米须500~100g煎汤代茶饮，每多取效。对出现内陷变证者，必要时加以抗生素，以挫鸥张之邪毒。有位李姓患者，男，64岁，因后项有头疽来诊之前曾用过青霉素、链霉素、庆大霉素、卡那霉素等抗生素，但症情未能控制，体温仍在38.5℃上下，项后肿疡日见增大，来诊时肿块约有10cm×8cm，中央有脓头多枚，似蜂窝，疮肿僵硬，疮色紫滞，疮头脓水不多，疼痛夜不安寐，患者自诉项后似有重担紧压感。来诊后，考虑到病情正处于邪正相争，正虚不能托达外邪，兼因多种轻度敏感的抗生素造成迁延性僵肿，乃决定停用抗生素，专以中药益气托毒。经2周治疗后，正气渐胜，外邪渐泄，疮盘肿硬渐软且见缩小，脓液排出增多，体温亦降至37℃，自诉后项宽松。不久脓净收口而愈。

萧治安子女 9 人，幼子萧泽民旅居海外，承医业者有 4 人，即长子萧拯、次子萧秋初、三子萧泽梁、女儿萧吟豪，儿女颇具萧治安先生之遗风，皆以医名见誉。其后为医者 20 余人，分布于福州各医院，均为福州中医外科（皮肤科）的骨干，并做出很多成绩和贡献。

二、流派发展者

（一）萧拯（1909—1968）

萧治安公长子，副主任医师。曾就职于福州市立第一医院，任中医外科科主任。从事中医外科（皮肤科）临床诊疗工作 40 多年。他是私立福建中医讲习所（后更名为福州中医学社）第一届毕业生，学府教育与父亲亲授使他对中医理论与临床实践学养深厚，尤其对中医外科（皮肤科）有很深造诣，特别是对疮疡、乳腺疾病、皮肤病治疗有独到之处。

中华人民共和国成立以来，在党的中医政策颁布后，萧拯热心参与医学事业发展，先后加入福州市中医药学会、中华医学会。曾代表福建中医学院参加教育部组织的高等院校中医学院中医外科教材编审定稿会及福建中医学院中医外科部分疾病讲学活动。萧拯为人敦厚周慎，讷讷寡言，虽负大才，不自矜夸，一生诊务繁忙，门诊日以百计。他常教导为医的儿子们："医者德为本，有技术但缺医德，遇到患者本来可以很容易治好却不积极治疗，本来用很少的钱可以治愈却花很多钱，是违背医者仁心的；医德高尚的医生，一定会急患者所急，痛患者所痛，把患者当作自己的亲人。"他晚年尽管身患严重膈食，仍坚持为四方前来求诊的患者解除疾苦。

作为家族长子，萧拯老先生除繁忙的诊疗工作外，还在家里借药工加工研细的药粉，进一步配制丸散丹膏，为来诊的患者内服与外治服务。长期过度劳心劳力，积劳成疾，于 1968 年病逝。干部群众、医务界同仁惊悉他与世长辞，纷纷前往悼念，他生前好友兼学弟陈桐雨（系福州中医儿科名医）泪奠挽联："着手活三南，有德堪为后起范；投方警二竖，予心无愧此生虚。"

海归患者前来悼念时亦特赠挽联："本医国以医人，晚节益宏胞与量；等望君如望岁，遗微怆断老成型。"其深切哀悼，于此可见一斑。在党的中医政策感召下，他打破"萧家饭碗不可为外人传"的祖训家规，把家传方药以治安公传男也传女进一步向国家卫生主管部门贡献出来，还带了外姓男女学徒，将其毕生临床经验传授给他们。

萧拯医学见解与临床经验可归纳为以下几个方面：①整体观念——外病内治，全身调理。根据《外科正宗》"内之证或不及于其外，外之证则必根于其内也"，《外科理例》"治外必本诸内、治内亦即治外"的思想，强调皮肤病"形势虽出于外，而受病之源实在内也"，人体五脏六腑通过经络联络皮肤，五脏与体表的皮肤、毛发、指甲关系密切，脏腑的精气充养着体表器官、五脏功能，体内的病变、气血的盛衰都可以通过体表反映出来。故治疗皮肤病须从整体出发，外病内治，调整机体全身的阴阳气血及脏腑平衡，祛邪扶正，内调则外病自消。同时，全身调理也是中医治疗皮肤病的优势，在临床中如能运用得当，会取得很好的疗效。如浸淫疮（急性湿疹），临床表现为体表皮肤发生红斑、水肿、丘疹、小水疱，搔破湿烂，此源于体内湿热外发肌肤，施以清热利湿，体内湿热清除，皮损便能消退。②重视辨证与辨病相结合。辨证是中医治病的先决条件，而利用西医诊断又是治疗疾病的前提。对于每一位患者，认真分析患者错综复杂的病情，既要重视辨别患者得的是什么病，又要分析其当前的主要表现是什么证，应善于把皮肤病的辨证和辨病有机地结合起来，力求西医诊断明确，中医辨证抓住要害，由此遣方用药，有的放矢，达到治疗效果。辨病是辨认疾病的一般性质，展示其普遍矛盾属一级诊断；而辨证则是进一步分清疾病在某一阶段的特殊性质，提示其主要矛盾，为二级诊断。临证之际，把这两级诊断结合起来，才能判定某病属某证，从而为立法、选方、用药提供依据。在辨证方面，通过中医的望、闻、问、切等收集有关疾病的各种症状和体征，加以必要的理化检查，通过分析、鉴别来综合和概括患者所患皮肤病，做出正确的诊断，从而确立正确的治疗方案。③防治结合，重视调护。由于皮肤病的发生有多方面的原因，外界环境、饮食习惯、情志因素等均能影响疾病的进展，平时的生活习惯对其影响甚大，故在药物治疗的同时必须从多个途径防止疾病的发生和发展，日常的调护就非常关键。萧拯在治疗皮肤病的同时，根据不同疾病的发病原因与特点，叮嘱患者注意生活方式，如黄褐斑、日光性皮炎受阳光影响，患者应严格防晒，植物日光性皮炎患者同时还应避免食用光敏性食物；痤疮、神经性皮炎等患者应注意调畅情志等。④衷中参西，结合现代药理研究。萧拯善用活血化瘀法，不仅强调中医治疗皮肤病治血的重要性，而且结合现代药理研究，以科学的结论证明中药的效果。大量的现代研究表明活血化瘀药可以改善微循环，防止血栓形成，调节代谢，修复组织；还可以调节免疫反应，通过调节抑制性 T 淋巴细胞与辅助性 T 淋巴细胞之间的相对活性，从而抑制过高的免疫反应，如桃仁、红花等可以抑制变态反应和自身免疫反应；还可以通过抑制自身抗体的产生和炎症介质的释放，抑制变态反应和自身免疫反应引起的炎症，如牡丹皮、赤芍等；还有些活血化瘀药被认为具有免疫调节作用，用于治疗属于Ⅲ型变态反应的血管炎及有血瘀表现的皮肤病，可获良效，如桃仁、益母草、丹参、赤芍、牡丹皮、三棱、莪术等均有抑制体液免疫的作用，或能抑制抗体产生，或能抑制被动皮肤过敏反应。有些活血化瘀药本身就具有抗菌、抗病毒作用，如丹参、益母草等。故可在辨证论治的基础上选用有相应药理作用的中药治疗相对应的皮肤病。⑤从肝论治皮肤病。中医学认为肝为五脏之一，属木，为阴中之阳，肝的主要功能是主藏血和主疏泄。肝在体合筋，其华在爪，开窍丁目，在液为泪，在志为怒。足厥阴肝经与足少阳胆经相互络属，肝胆互为表里。从上述理论来看，肝似乎与皮肤病关系不大，但在皮肤科临床诊疗中，常见到因肝之功能失调而导致的皮肤病，肝脏体阴而用阳的特点，以及主藏血、主疏泄等功能与皮肤病的发生有密切关系。萧拯尤其善于从肝论治皮肤病。⑥病从口入，重视忌口。食忌食宜，各有规矩。皮肤病忌食腥臭、辛辣、辛香之品。黑斑病忌食动物内脏、海产品、胡萝卜、橘子，宜吃酸味食物；白斑病忌食酸性食物，宜多食坚果类、黑色食物以提高疗效，加速康复。萧拯曾说："服药不忌嘴，跑断患者腿；病从口入，要愈皮疾，忌口在即。"皮肤病的治疗除辨证准、用药精之外，忌口也是提高疗效的重要环节。临证时，萧拯对每一位患者详细交代不能食用下列食物：鱼、虾、蟹、泥鳅、鳝鱼、腌肉、牛肉、羊肉、狗肉、鸭肉、鸡肉、菇类、韭菜、竹笋、臭豆腐、海带、紫菜、腌菜、菠萝、芒果、榴莲等。针对不同的皮肤病，应忌食不同食物，如光敏性皮肤病患者忌食芥蓝、灰菜、油菜等；白癜风患者禁食酸菜；黄褐斑患者少食食盐；湿疹患者忌食五辛发物；粟丘疹患者忌食动物内脏、香菇等；荨麻疹患者忌食蛋、奶及其制品；痤疮患者忌食香、甜、油腻、辛辣之品。萧拯老先生除强调忌口外，还重视食疗和食养，其认为饮食有节，过饥或过饱都易引发或加重皮肤病，如"膏粱之变，足生大疔""正月勿食生葱，令人面生游风"之戒，不可不知。⑦以色治色，治病防复。中医的五色理论也为萧拯所用：黑豆、黑芝麻治疗白癜风；冬瓜仁、明玉竹治疗黑变病；茵陈、黄芪治疗黄褐斑；红花、赤芍行血；贯众炭、地榆炭止血，青蝎子、金头蜈蚣止痛等。

（二）肖定远（1938—）

萧拯公次子，福建省第二人民医院原常务副院长，主任医师，第二届全国名中医，第五批全国老中医药专家学术经验继承工作指导老师，福建中医药大学首届师承班导师。曾受聘中华中医药学会皮肤科分会顾问、中国民族医药学会皮肤科分会顾问委员会顾问、福建省中医外科专业委员会主任委员、福建省中医药学会中医皮肤科分会顾问。

肖定远从小受中医文化熏陶。1954年6月初中毕业后，就跟随祖父萧治安专心学习中医外科（皮肤科）。1954年7月，经福州市卫生局备案，正式成为祖父的学徒。祖父倾力相授再加上自身勤学聪颖，对祖父的审证求因、审因辨治、立法用药耳闻目睹深思揣想，肖定远进步很快。1956年中医外科出师考试时，已基本掌握中医外科（皮肤科）临床常见病、多发病的诊治方法。1959年6月高中毕业后，在父亲萧拯指导下，肖定远独立诊治中医外科（皮肤科）患者1年，积累了宝贵的临床工作经验。1960年参加高考，考入福建中医学院本科三班，全面系统学习中医基础理论、各家学说、中医经典著作，以及西医基础与相关西医临床学科知识，从更高的站位深思先前的实践经验，拓宽诊疗眼界，为中医外科（皮肤科）诊疗工作打下坚实基础。在漫长的医事工作中博览群书，结合祖传经验，精益求精，熟读中医四大经典，潜心研读中医外科专著，如《医宗金鉴·外科心法要诀》《外科正宗》《疡科心得集》《外科精义》《外科理例》《刘涓子鬼遗方》等，学习历代医家之精华，尤其推崇《外科正宗》《外科证治全生集》《疡科心得集》，力推明清中医外科"三大派"的学术主张，结合日常临床实践，形成倡导整体和局部证相结合、审视阴阳、调和气血、内外兼治、重视脾胃与疾病的关系等学术思想，创"肝虚血燥"理论治疗带状疱疹后神经痛及独特的理方用药。在中医外科疾病如疔、疖、痈、疽、乳房疾病、男科疾病，以及皮肤科疾病如癣、疹、疱、疥、皮肤瘙痒等方面积累丰富的临床经验。治学上，坚持孔子"学而时习之"的教训，以"学如逆水行舟，不进则退；心似平原走马，易放难收"为自己的座右铭，在读书学习、工作实践、总结提升上没有一丝松懈。

　　1968年8月，肖定远被分配到福建闽东偏僻的山区贫困县寿宁的乡村犀溪卫生院当乡村医生，工作长达近10年之久。那里四周层峦叠嶂，乡村之间峰回路转，医疗条件十分落后，医护人员严重缺乏，肖定远在那儿实为全科医生，内科、外科、妇科、儿科甚至产妇都要顾及，诊治手段中西医兼顾，而且常常要独当一面。遇到自然村患者求救，哪怕山高路陡，风雨深夜，也是有诊必出，经常徒步几十里山路去医治患者。1969年1月18日，一个雪花飘飘的寒冬日子，傍晚时候从60里外的甲坑来了一位患者的家属，请求肖定远为他36岁的妻子出诊救治发生在口唇的危重疾病。根据家属陈述的病情，肖定远初步断定是颜面疔疮走黄，毒向内攻，就带上有关的内服外敷用药，经过 2 个小时盘山小道上的急行，晚上 7 点左右到达患者家里，不顾劳累，急忙察诊患者。此时患者已神智昏眩，恶寒发热，无汗呕吐，舌红苔白，脉浮紧。病变局部上唇中疔疮化脓，疮顶四陷，干枯无脓，色紫滞漫肿，头面目颈俱肿钝痛。审清病理病机，急用带去的蟾酥丸 10 粒，取少许开水溶化成汁送服，并用带去的油浸苍耳虫敷于疮口，而四周漫肿处以金黄散调蜜水成糊状敷之，接着根据患者正气渐衰、恶寒、无汗、脉浮紧、苔白等病情，选用有一透一解作用的方剂七星剑汤加减来达到透表发汗、解毒清热功效。第二天早上患者疮口有分泌物溢出，肿势未再扩大，神识稍清，上方续服。第三天早上，患处疮口有稠水外渗，脓栓与健康肌肉出现分界，坚硬稍稍柔和，疮口略有收缩性阵痛，四周肿势颇有减退，睡眠安宁，神志渐告清晰，舌红苔薄黄，脉弦近数，体温降至 37.8℃。第四天疮口脓疮全部脱离健康组织，疮口底部尚有白色瘀腐未尽，肿红渐次消退，胃纳已佳，症状大有改善，舌红苔薄黄，脉弦细数，体温 37.2℃。内服处方以益气养阴，清热解毒药物续服 2 剂，外敷改用大成散膏，1 周后（1969 年 1 月 25 日）全身症状减轻，局部疮口全部愈合，恢复正常。

虽在乡村，但医名远播。邻省也有不少患者慕名前来求治。1971 年 11 月 3 日上午 9 点，他接诊一位来自浙江泰顺县 86 岁李姓老人，男，病症为左颧部皮肤病变。这位老人主诉 3 个月前左面部发现黄豆大结节状赘生物，色红、高出皮面，无痛痒感觉。2 周后结节中央溃破，并向四周浸润，有脓血，边缘隆起，星环外翻，质硬。1 个月前到上海求治作病理切片，证实为"左颧面部鳞状细胞癌 1 级"。就诊时患者面容憔悴，精神萎靡。左颧面部有核桃大菜花样增殖性肿块，约 2.5cm×3cm×4cm，界限较清楚，表面高低不平，质地坚硬固定，压痛不明显，色灰褐，周围红肿，顶部中央溃破，有浆液物渗出，奇臭。左颌下淋巴结肿大如黄豆样大小，压痛。因对放射治疗有顾虑，回到太顺后又专程到肖定远所在犀溪卫生院求医。肖定远一番辨证后诊断为高年气血俱衰，疮溃后，胬肉外翻，纳谷不香，夜寐欠宁，精神不佳，大便不畅，舌淡红，苔白根黄腻，判断为血瘀痰湿凝滞，风邪客于经络所致。治法拟为活血化瘀，利湿解毒，佐以散风。开出方药：丹参、赤芍、桃仁、当归、全蝎、泽泻、僵蚕、蛤蟆干、川芎、蒲公英、茯苓皮、甘草、三七粉五分（吞）。外用：大成散膏、九一丹。1971年11月17日二诊：上方服14剂后，左面部红肿已退、大便已解，纳容亦增，肿块依旧，自觉口干。舌淡红苔薄黄，脉细濡。证属体虚阴亏，原方去三七粉，加元参、生地黄、石斛、天花粉，续服5剂，外用同上。1971年12月2日三诊：左颧菜花样肿块自行脱落。夜寐尚可，口干不减。舌淡红苔仍薄黄。治之原方加石斛、焦薏苡仁，续服15剂。外用同。另患者家属把取下脱落的标本送到温州地区医院做病理检查。1971年12月18日四诊：病理切片示"鳞状上皮细胞癌1级"。残留部分质地转软、渗液减少。证属余毒未清，阴液亏损，续守原方加清热养阴之品天花粉、麦冬、淡竹、芦根，续服半个月。外用同前。1972年1月16日五诊：服药2个月后，肿块基本消除，渗液已尽，基底部淡红，为结痂和瘢痕组成，肿大的颌下淋巴结已消退，精神良好。继守原法，以善其后。外用大成散膏。1972年2月3日、2月25日复查患处愈合良好。3月5日，患者再次前往上海首诊的医院行原病灶处活检，病理报告：左额部表皮无显著病变，其皮层有炎细胞浸润，结缔组织有透明变性。其后再服原方10剂，随访1年多，患者安然。

2001年4月，肖定远应邀前往马来西亚首都中医学院任客座教授，当年4月18日晚上7点在马来西亚首都中医学院礼堂开讲中医分型辨证施治肿瘤的专题讲座，嗣后又讲授中医内科学课程，授课之余到医院临床诊治各种疾病。其中有一位从怡宝转来的中年妇女全身患系统性红斑狼疮，已达8年之久，肖定远详细进行"四诊八纲"辨证后，采用"攻补兼施"法纯中药配方进行治疗，既清热解毒、活血化瘀、通络除痹，又扶正固本、益气养阴，迅速有效地改善患者皮肤斑疹、发热、关节疼痛、黏膜溃疡等临床症状，恢复患者的五脏六腑及气血阴阳损伤，防止病情进一步扩散和恶化，最大限度地消除抗体，调节免疫功能，消除免疫复合物，减轻细胞毒性药物，皮质激素及免疫抑制剂的毒副作用及不良反应。近半年的诊治挽救了患者容貌，消除了新鲜的红斑和陈旧性斑块及增生性斑状，包括皮肤损伤的瘢痕及色素沉着。这件事被在马来西亚社会具影响力的中文版《星洲日报》以一个版面详细全面专题刊登，对系统性红斑狼疮如何分型审证求因、审因施治、立法用药及有关注意事项的报道，引起马来西亚社会各界关注。这个病种报道后，肖定远中医学术和诊治成就也渐渐地在马来西亚吉隆坡、怡宝等地传开了。

吉隆坡双峰寺一位禅寺主持方丈里广仁释右足底溃烂坏疽，吉隆坡各大医院、同去的中医学院同仁都建议其进行住院手术截肢以保住生命。但该方丈不愿接收该治疗方案，苦苦哀求肖定远为他医治，肖老出于同情接受诊治任务。在事先告知患者在诊治半个月里，若病情没有改善，就得到医院住院进行手术截肢之后，肖老先从整体着手，内服汤药，外先用熏洗法，然后配制家传的外治油膏（大成散），予以外敷。经过3个多月的诊疗后，该方丈的患足不但保了下来，还恢复了一切功能。

2003年3月初，一名来自日本早稻田大学的教授患上白疕风（相当于西医所说银屑病），多方求医病情无法得到改善，到福州学术访问时，经介绍前来求治，经过肖老认真检查，辨证分析，拟以凉血化瘀、清营解毒法治疗，中药熬制并配以中医外用药，连续治疗5个月后，这位日本教授终于告别了十几年治不好的白疕风。

肖定远大医精诚，严道治学。从少年开始沐浴仁医家风，就如他所言"立志从医，矢志不渝"，60余年，兢兢业业，虚心好学，一专多能，临证经验极为丰富，临床疗效显著。有患者治愈后，举家来求诊，不管内科、外科、妇科、儿科等疾病，如慢性胃炎、鼻窦炎、月经不调、乳腺增生等，都能应患者要求给予治疗，取得患者满意的疗效。肖定远常言"潜心临床，追求良效"是医家的职守，"急患者所急，痛患者所痛，视患者如亲人"是医者仁心之本色。福建电视台、八闽之子网、《福建青年报》等媒体报刊多次对肖定远进行专访及报道。临床之余，他先后发表学术论文 30 余篇，总结著作 1 部，参编著作 4 部。多次参加省内学术年会和全国学术年会，参加东南亚、北美等国家学术交流，得到国内外同行专家认同和肯定。

肖定远情系中医，培养后学。他以"治学严谨，倾囊相授，孜孜不倦，德艺并重"为授徒的核心要求，指导下级医师及师承学员，人不问亲疏，学不问厚薄，竭尽全力培养，将诊治经验毫无保留地传授，桃李天下，五湖四海。1977 年 4 月，肖定远调回福建医科大学中医系负责教授中医外科，并在福建医科大学附属医院兼任临床工作。在教学上讲授每个病种时，把该病种近代国内外动态及检查鉴别、治法和祖传治验、民间有效的单验方都融入教学内容，并把中医的辨证与西医的辨病有机结合，深受学生喜欢。1990 年 4 月，肖定远担任福建省第二人民医院第一任法人代表、副院长，主持日常院务工作，注重加强医院内涵建设，积极引进德才兼备的专家为学科学术带头人，努力培养一批中青年医生为后备军。2005 年开始，作为福建中医学院首届师承班老师，肖定远先后培养了黄宁、易东木、何银香、曾广铨、吕优兰、黄发根、黄志榕、陈娜贞等学员。2013 年，作为"第五批全国老中医药专家学术经验继承工作指导老师"，带徒传授林晶、肖明晖两位继承人，两位经论文答辩，于 2016 年顺利毕业，目前已经成为副主任医师。2015 年肖老又接着培养陈加新、林英、叶志强等。肖定远注重医德教育，常告诫学生，《千金方·大医精诚》有云"凡大医治病，必当安神定志，无欲无求，先发大慈恻隐之心，誓愿普救含灵之苦，若有疾厄来求救者，不得问其贵贱贫富……皆如至亲之想，亦不得瞻前顾后……一心赴救，无作功夫形迹之心，如此可为苍生大医，反此则是含灵巨贼。"陈实功在《外科正宗》中提出："医家之五戒十要，其中五戒中有云，凡病家大小贫富人等请视者，便可往之，不得迟延，厌弃，欲往而不往不为平易，药金毋论轻重有无，当尽力一例施予，自然生意日增，毋伤方寸……"肖定远认为作为中医外科（皮肤科）医生，在诊治病患时，务必亲察患者之皮疹或痈肿，遵法以手按肿处以定成脓与否，切不可走马观花以误诊疗，且强调整体问诊，对老年病或表达不甚清晰者切勿急躁而粗粗问过，要耐心听其口述病症，作为医生，当以解除患者痛楚为己任，努力提高医术，同时加强人文、道德修养，真正做到医者仁心。

（三）黄宁（1971— ）

教授，博士、硕士研究生导师，主任医师，美容主诊医师，全国名中医肖定远学术继承人，闽医萧氏中医皮肤科学术流派第八代传承人，闽山昙石中医皮肤科学术流派思想传承倡议者，福建省第二人民医院皮肤科学科带头人，福建省中西医结合皮肤病重点实验室（福建省高校重点实验室）负责人，闽医萧氏中医皮肤科学术流派传承工作室负责人，福建省中西医结合皮肤科联盟秘书长。

黄宁师承肖定远教授，负责闽医萧氏中医皮肤科学术流派的科研、总结、推广工作。进修于北京中医医院皮肤科（北京市赵炳南皮肤病医疗研究中心），受教于张志礼教授、邓丙戌教授、陈凯教授、王萍教授等。主持省级科研课题 6 项，参与国家重点研发计划课题 2 项，参与国际合作课题 2 项，主编闽医萧氏中医皮肤科学术流派专著 2 部，参编本科教材 4 部、学术专著 4 部，获国家专利 1 项。受聘为中华中医药学会皮肤科分会副主任委员、中国中药协会皮肤病药物研究专业委员会副主任委员、中国中医药信息研究会中西医结合皮肤病分会副会长、中国民族医药学会皮肤科分会副会长、世界中医药学会联合会中医皮肤科分会常务理事、中国整形美容协会中医美容分会医疗技术专委会主任委员、福建省中医药学会中医皮肤科分会主任委员、福建省中西医结合学会皮肤科分会副主任委员、闽江科学传播学者等。

专注于中医传承医疗技术与现代医疗的融合。擅长过敏性皮炎、瘙痒、痤疮、癣、疣等常见病的诊疗，荨麻疹、湿疹、白癜风、银屑病、黄褐斑、脱发、天疱疮、皮肤肿瘤等难治性皮肤病的中西医结合诊疗，皮肤美容等。

在临床诊疗中灵活应用闽医萧氏中医皮肤科学术流派思想，并与燕京赵氏皮肤科流派学术思想等国内流派学术思想相结合。认为中医临床辨证应注重"三因制宜""天人合一"，皮肤科应注重辨证与辨病相结合，强调诊病应从听到患者声音的那一刻即开始，四诊收集应详细，皮损辨病应清晰，病名诊断应明确，中西医病名融会贯通，重视疾病治疗中的阴阳平衡，结合福建省地理环境及人文生活习惯。认为急性皮肤病致病因素注重风、湿、热、暑、毒等，治疗上以祛风祛湿、清热解暑、凉血解毒为法，应注意中病即止，顾全脾胃功能，谨防暑热伤阴；慢性皮肤病致病因素注重湿、毒、郁、瘀、虚等，治疗上以除湿解毒、疏肝解郁、活血化瘀、补益亏虚为法，应注意扶正祛邪，调和气血津液，谨防脾肾亏虚。提倡慢性、难治性皮肤病注重疾病的全病程管理，积极发挥中医"治未病"的优势，防、治并重。临床外治上注重衷中参西，西为中用，认为现代治疗仪器设备亦可是中医治疗的发展，如二氧化碳激光、射频点阵是火针技术的延展，红外热疗仪是热烘疗法的延展等。黄宁注重闽医萧氏中医皮肤科学术流派经验的传承与创新，带领学术团队中标流派学术理论相关科研课题 12 项，对养阴凉血解毒法、大成散膏、复方脂桂酊、复方姜柏酊、针刺疗法等流派特色疗法进行现代机制研究及方剂改良，并进行推广应用。重视学科人才培养，至今培养中西医结合皮肤科临床硕士研究生 17 名，发表学术论文 50 余篇。

三、传承过程中的著名医家

（一）萧秋初（1914—1996）

萧治安公次子，福州中医学社第二届毕业生，福州中医外科（皮肤科）名医。自幼受其父亲萧治安的熏陶，少年就立志继承其父亲中医外科（皮肤科）事业。从小就跟随父亲身旁学习中医外科（皮肤科）证、因、辨、治、方药应用等诊疗技术和临床经验，并遵父训深入中医理论学习，各家学说兼收并蓄。其中尤以《黄帝内经》《金匮要略》《伤寒论》《医宗金鉴·外科心法要诀》《疡科大全》《外科正宗》等书最常通读，不少名篇警句直至晚年仍能朗朗背诵，了然于胸。从学医之始便像其父亲一样对民间偏方、秘方和中草药颇感兴趣并多方收集。1935年6月在父亲萧治安、长兄萧拯等人大力支持下开设萧治安中医外科诊所，自行发掘研制丹膏丸散，临床效验显著。20世纪50年代他在治疗疗、疮、疽和无名肿毒时，改进了疗法，加强消毒，提高疗效，在治疗中医外科（皮肤科）疾病方面颇具盛名。他认为痈疽疗肿虽属外科，但必先受于内，然后发之于外，内外息息相关，外科医生不习《黄帝内经》《脉经》，不辨经络，只靠丹膏治疗难以奏效。对危重患者的治疗，他从不单凭疮疡表面症状，而是结合考虑患者的内在变化及年龄、职业、饮食、起居等多种因素，正确运用四诊八纲，观微发隐，抓住要害进行整体观念与局部辨证相结合的施治。对发于项后对口疮、背部发背疽、颜面疗疮等险症的治疗尤其有独特之技，除了外敷药物、内托汤药外，该手术处理的就立即施以手术，促进深层脓液外泄并塞以自制药条以腐蚀腐肉，排毒于外，化险为夷。讲究患者饮食、护理，挽救不少生命垂危的患者。几十年行医诊治，在台江享有声誉。

（二）萧泽梁（1919—2013）

萧治安公三子，少承家学，尽得其传，奉行"医本仁术，济世救人"祖训，行医70余年，积累丰富临床经验，热心待人。他是福州市著名的中医外科（皮肤科）医师、是福州市萧治安中医外科医院首任院长。擅长于医治伤科、皮肤科、眼科疾病及疗疮等各类炎症。1976年，时任福州军区政治委员李志民同志患脚刺（跖疣），足跟疼痛难忍，几经求医，均未见效。后听说萧泽梁医师治好过这种病，便前来就医，吃了十几剂中药，敷了几次药膏，足跟痛就好了。后来，著名书法家舒同托人将自己的病情告知萧泽梁医师，请他治疗。萧泽梁从福州给舒同寄去了中医处方及自制药膏，不久，舒同的病痛也解除了，3年多未再复发。为此，李志民和舒同非常感激萧泽梁，为了表示谢意，两人于1985年正月在北京联名，由舒同亲笔题词"脚刺医术奇效"6个字，赠予萧泽梁医师。又如，福州北峰有一位姓雷的畲族乡长，他面部三角区生了几个疗不慎弄破，以致疗毒走黄，来到卫生院看病时，面部已呈紫痒色，呼吸也困难。为了治好他的病，萧泽梁医师每天主动到患者居住处出诊，十余天后雷某的病就治好了。再如，福州亭江有一个 70 岁高龄的郭氏。他的鼻咽处长了一个瘤，原病灶转移，项部肿得像海碗般大，脖子硬得不能转动，被诊断为"晚期鼻咽癌"，认为已不可救治。但是，经过萧泽梁医师 4 个月的治疗，患者转危为安了。因此，他与家人不仅把萧泽梁医师看成救命恩人，而且把萧泽梁医师当成自己的亲人，逢年过节总来看望萧泽梁。还有一位蔡姓老人，厦门人，患血栓闭塞性脉管炎，足趾第三指已呈紫灰色，皮肤坏死，多处投医，都无法治好，老人痛苦不堪，后经人介绍，找到萧泽梁医生诊治，萧医生只用了 3 个疗程，就治愈了蔡姓老人的顽疾。萧泽梁医术高明，医德高尚，深得民众赞扬。在他的办公室和家中，有许多康复的患者送给他的表彰信、感谢信等。

萧泽梁医师为人治病，不怕苦、不怕累。他担任院长后，除了每天忙于医院的行政管理工作外，仍然坚持看门诊，尽可能地满足患者的要求。他不定门诊日期，不截病号，每天来多少患者就看多少，有时一天要看一百五六十位的病号，中午不停诊，饿着肚子看病，直到下午 2 点才回家吃午饭。他的家，是他的"第二诊室"。萧泽梁常常刚回到家，就有患者找上门来找他看病。他周末时常是在为患者看病中度过的。

党的十一届三中全会后，萧泽梁被评为"福建省卫生系统先进工作者"，福州市政协委员。晚年，他仍然坚持门诊，钻研医术，培养医药人才，为党的医疗卫生事业、为萧氏中医皮肤科流派的发扬光大做出贡献。

（三）萧吟豪（1912—2008）

萧治安公次女，福州中医学社第二届毕业生。在福州市萧治安中医外科诊所任专职中医外科医师。1958 年被安排在鼓楼区水部卫生院中医外科任中医外科医师，后移居美国纽约唐人街开设治安堂，任中医外科医师。

萧吟豪治疗疗疮辨证细致，方法高明，可见其医术之一斑。她认为疮初起时，红肿热痛，用野菊花或紫花地丁捣烂加红糖、白蜜或甘油调敷患处，每日换 2 次药。初起可消散，脓成可减少扩散。内服五味消毒饮加味，根据症状随证加减，若舌苔黄腻，则湿胜热重，加黄连 5g、黄芩 10g；若舌苔绛边尖红者，是营分有热，加生地黄 15g、牡丹皮 10g；若局部坚硬，加皂角刺 15g、僵蚕 10g、穿山甲片 10g；若大便干结，用承气汤。如病情严重，亦可用三黄解毒汤、白虎汤、犀角地黄汤等随证选用。必要时加用抗生素。脓成沿指纹平面小切口，刺入深度以见脓为度。减少组织损伤，愈后不留功能障碍。使用中药拔疔散掺入疮内或用纸捻蘸拔疔散插入疮腔内，能促使排脓通畅，消肿迅速。如创面肉芽不良有胬肉，可掺平安散使胬肉很快除去，直至收口愈合。

（四）肖东明（1932—2014）

萧拯公长子。1954 年 6 月至 1956 年 6 月，萧治安亲自带他学习中医外科（皮肤科）。1958 年 9 月，经高考被福建中医学院六年制本科中医系录取。1964 年 6 月毕业后，分配到福州市中医院中医外科，先后任医师、主治医师、副主任医师。在 50 多年的中医外科（皮肤科）工作中积累了丰富经验，中医外科（皮肤科）临床诊疗技术和疗效有独到之处，深得社会各方好评，是闽医萧氏中医皮肤科学术流派重要传承人之一。

其学术见解有：①强调辨证论治是中医特点，例如，治疗银屑病既要考虑"人的病"，更要考虑"病的人"，还要结合该病冬重夏轻、病患心理、斑重屑多、皮损无汗、皮疹多样、饮食习惯等特殊情况，在立法、处方、用药上讲求针对性，忌用千人一方、百人一药。治疗黄褐斑，辨证为气滞血瘀、肝肾失调、阳虚水泛等型，分别用补阳还五汤、丹栀逍遥散、真武汤等作基础方，加入明玉竹 30~45g 进行治疗。②重视局部皮损症状，结合整体辨证。他认为局部病灶现于外，整体病因隐于内。例如，肿块色红，一个脓头的为疖，两个以上脓头的为疽（多头疽）；肿块囊软，肤上有个蓝色小点者为脂瘤；肿块色红呈索条状者，非红丝疔即青蛇毒；肿块硬如石且凹凸不平的，癌肿可能性最大；红斑境界明显，见有发热恶寒者，多为丹毒等。局部症状辨证十分细致。即便如此，依然不能忽视整体辨证，皮肤科病有外因、内因，有外感邪毒而传及于内者，亦有"形势出于外，而受病之源实在内也"（《外科正宗》），因而举凡轻症浅症，无全身症状者，局部辨证，局部治疗，而重症难症，伴有全身症状者，则应结合局部与整体辨证论治，否则难以奏效。③衷中参西，辨证辨病，扬长避短，相得益彰。他认为，中医和西医各有所长，中医重气化、西医重形质；中医皮肤科的优势在治疗，西医皮肤科的优势在诊断。在治疗皮肤顽症方面常常应用辨证与辨病相结合的思想指导临床。④四诊合参，主张内外兼治，注意轻重有别。他常说，虽然前人有云"外科疗法，最重外治"，但中医外科（皮肤科）疾病的特点是既有体表局部病灶，又有体内整体因素，既须重视局部症状辨病，也要重视整体病因辨证，因而其治疗方法亦须内外兼顾，相辅并用，其具体运用可视病症而定。

（五）肖公远（1943—）

萧拯公三子，原福州华大卫生院院长。从少年起就跟中医外科（皮肤科）患者经常接触，深感患者各种痛苦和期望。看到祖父辈拯人病厄，受人爱戴，深受触发，他从此爱上祖上医业，立志把学习中医悬壶济世作为自己终身奋斗的目标。

1962年高中毕业后，就投入跟师学医行伍中，跟随父亲萧拯和三叔萧泽梁学习中医外科（皮肤科），勤勤恳恳。几十年如一日不断探讨和发扬光大祖上的医风，其医术不断进步，颇得患者赞赏。

在行医过程中，始终把其父萧拯教诲的"医者德为本"当作座右铭，"急患者之所急，痛患者之所痛，把患者当成自己的亲人。"想方设法减轻患者的疾苦，他对待患者一视同仁，嘘寒问暖，同时还积极给患者做心理辅导。待人以诚，很多患者成为他的知心朋友。

在从医过程中既重医术精进，也重与患者配合，心理疏导，医嘱详尽。曾接诊一位来自光泽县27岁的患者，其足掌部创口溃烂坏死，历经数年，辗转各地医院治疗，手术数次，最终被西医建议截肢。经友人介绍到肖公远处诊治，肖公远施药内服，外敷大成散，经过一段时间治疗后，从足底取出5cm长乌黑的竹签（竹签系采竹笋时刺入），治愈恶疾，保全了肢体。

在医事实践中善于归纳总结，寻找规律。如用赤黄散治疗重症腮腺炎写了《赤黄散外敷治疗重症腮腺炎 10 例》，总结了因人辨证的特点。《防风通圣散在皮肤病中的应用》《乳痈证治的临床体会》体现了肖公远在古方上的一番认真思考。

（六）肖平远（1945—）

萧拯公四子，福州市立第一医院中医外科医师。从医 50 余年，擅长疗癣、疮疡、疖肿、乳腺炎、烧烫伤、慢性脓肿及风湿病的治疗。诊病辨证细致，治则明确，治法多样。关于疔疮，他认为辨证要抓住 3 大要点，判断顺逆证再正确、迅速地进行治疗。疔疮辨证 3 大要点：①以颜色辨病情轻重。新鲜红活病情轻，灰紫暗光不华病情重。②以部位推善恶。颜面疔疮为凶，鼻下、口角、唇三角区疔疮更凶，手足肢末疔疮为善。③疮形肿势大小定疔毒聚散。顶高肿突起，坚硬如铁，毒聚易治；漫肿无头，软如棉，毒散难治。

顺证：初起如疥，形如粉刺、小疱或疙瘩结肿不散。行毒初起，不作恶实也不恶心呕吐，饮食知味，手足温暖。疮形已成，疮肿肉不肿，四周色白多痛少痒作脓。溃后脓出疮仍高肿，肉色鲜红渐平者。

逆证：起似疔非疔，软漫灰色，四边疮根平塌漫肿者凶。未发前先作寒热如疟，恶心不食，后出疮如纹迹蚕斑或青紫黑疱软陷无根，腐烂深孔，气喘足冷者逆。疮形似鱼脐，顶凹灰白软漫相兼脉细身冷者多逝。疮形已成，肉肿疮不肿，根脚走散，疮顶空腐血水，气秒难于治疗。疮已走散，头面耳项俱肿，烦躁、脉细、痰动、喘急者死。日久原疮无迹走散之处，仍复作脓，脉数、口焦终死。凡疔项之以上针刺不疼，项之以下灸之不痛俱死。另如果在一个疔疮以外，另外生一个小疮的叫做应候。疔疮的四周发红发肿，但是不护散的叫做护场；疔疮的周围发生好几个小疮的，叫做满天星。有这些情况病情比较缓慢，没有这种情况的，病情比较危急。辨证到位，治疗便可得心应手。

肖平远擅长分类辨证治疗，如咽痛病，结合病因病理及临床体会分为以下证型：外邪搏结证、火毒壅滞证、气滞血瘀证、痰浊结聚证、虚火上炎证、虚阳上越证、气血亏虚证、血热证等，再确定治则与方法。

（七）肖贤忠（1953—）

萧泽梁公次子。自幼对中医外科（皮肤科）产生了浓厚兴趣，1970 年跟随其父亲萧泽梁学习中医外科（皮肤科），并于 1985 年和 1990 年进入福建中医学院和福建省立医院门诊外科深造、进修，系统地学习中医，在传承闽医萧氏中医皮肤科学术流派传统疗法的基础上，积极吸收中医皮肤科临床名家之所长。通过临床实践，努力挖掘闽医萧氏中医皮肤科学术流派疗法和外用药的配制。

行医 40 余年来，始终坚持以家传传统疗法为基础，严格遵循望、闻、问、切的中医传统诊法，精通疮疡皮肤病的治疗，对于中医外科（皮肤科）的各种疑难重症均能从整体着眼，灵活应用传统中草药辨证施治，通过内服外敷取得良好疗效，深受好评，为闽医萧氏中医皮肤科学术流派疗法的传播和弘扬做出了一定贡献。肖贤忠很重视培养后继人才，为此，他经常开设相关课程，向年轻医生传授临床经验，已培养一批包括其子肖学敏在内的优秀后继传人。此外，肖贤忠还积极参与"中医中药宣传义诊"及"全民健康生活方式行动日"义诊等公益性活动，大力宣传闽医萧氏中医皮肤科学术流派。

（八）陈公铎（1944—）

萧吟豪公长子，1962 年，跟随三舅萧泽梁学习中医外科（皮肤科），又攻读福州中医学院。毕业后，先后在福州东街卫生院、福州市安泰卫生院、福州萧治安中医外科医院任中医外科医师、主治医师、副主任医师。福州萧治安中医外科医院第二任院长。1999 年，移居美国纽约继续行医。

（九）陈公铖（1947—）

萧吟豪公次子。曾在福建中医学院学习，后又在厦门大学海外学院中医专业学习。移居美国后，在纽约唐人街开设治安堂，又跟随母亲萧吟豪学习中医外科（皮肤科）、跟随祖母林瑞贞（系骨伤科名医林如高之妹）学习骨伤科，开展中医诊治工作。

（十）肖达夫（1958—）

肖东明公长子，福建省人民医院外科主任医师，闽医萧氏中医皮肤科学术流派第八代传承人。1982 年 6 月，福建中医学院医疗系本科毕业。1986 年春季，到北京协和医院进修西医外科 1 年，返回后在福建省人民医院开展中西医结合治疗工作。医道高明，医术精湛。他的学术见解归纳为：①审证求因，治病求本。注重探求病因，细审明察。在临证过程中，不但详细了解患者的临床表现，如各种症状、体征、病情变化等，还耐心询问患者饮食、起居、工作、嗜好等，全面掌握第一手资料，认真探求疾病起因。在治疗过程中，牢牢掌握患者的病理变化，及时了解病势的进退顺逆。如治疗硬皮病，认为本病属中医"痹证—皮痹"范畴。在治疗上从这些病因病机入手，分别给予补肺扶脾、温肾壮阳、调和营卫、祛风除湿、温经散寒等，活血化瘀法贯穿始终，常能中的。②强调火邪为患，注重热毒壅结。如热盛化火，火盛生风，急骤暴发易生丹毒；火毒炽盛，势急状征，则发为颜面手足疔疮；温火炽盛，毒蕴肌肤，则成烂疔，火毒流入营分，流于经络，则发为余毒流注等等。治则上属于外邪所致热毒壅结之疮疡，多为阳实之症，患于浅表者多，除引起火毒内攻之外，多以清热解毒为大法，一般预后良好。由于情志内分，五志过极，化火化毒所致的热毒蕴结之疮疡，如消渴患者易生疔肿发疽等，虽亦属脏腑蕴毒，但多为阴津灼伤，虚阳外发的阴虚火炽之证，不同于阳实之证，不可专恃苦寒泻热解毒，应以滋阴降火解毒为宜。③衷中参西，各取所长。中西医双方都有着各自的优势和缺点，二者互补成为了历史的必然。把中医的辨证与西医的辨病二者结合起来。如皮肤病患者就医，先用西医理论对疾病进行定性诊断，属于哪种皮肤病，是慢性湿疹还是银屑病，抑或是神经性皮炎，其病因是与过敏有关还是与精神情志因素有关，再在此基础上进行辨证论治，提高辨治的准确率，提高疗效。再者西医可以为我们中医中药治疗保驾护航，如药物性皮炎患者如若变态反应严重，中药控制不住时我们可以使用糖皮质激素作为治疗时坚实的后盾，从而在临床应用中敢于先用毒副作用小的中药进行治疗。中西医二者互补统一，不是矛盾对立的。④活血化瘀辨治，依药效选方药。活血化瘀药一类为草本，如丹参、牡丹皮、赤芍、红花、桃仁、川芎、三棱、莪术、益母草、泽兰等，此类药活血作用相对缓和；另一类为虫类药，如地龙、水蛭、全蝎等，此类药善于活血通络，搜剔驱邪，直达病所，还有平肝息风、止痉利尿之效，活血化瘀作用较强，有破血逐瘀作用。依药物性能功效分活血类、破血类和逐瘀类3种，活血类作用于血行迟缓，血液尚未凝结之前，如当归、白芍、赤芍、丹参、红花等；破血类运用于血凝停积之后，如三棱、莪术、降香、刘寄奴、水蛭、全蝎、土鳖虫、五灵脂；逐瘀类具有下瘀作用，并须与破血或活血药相伍，发挥下瘀效果，如桃仁、大黄、血竭。活血化瘀法，适用于一切瘀血阻滞之证，应用时要注意热瘀者，清热活血，谨防寒凉败胃；寒瘀者，温散活血，谨防伤阴耗气；气虚血瘀者，益气活血，再加疏理之品，以防瘀滞；血虚血瘀者，补血活血，加益气之药以促血生；阴虚血瘀者，养阴活血，谨防滋腻碍胃；阳虚血瘀者，温阳活血，加养阴药达到阴阳互生；气滞血瘀者，理气活血，须顾护气阴；痰瘀互阻者，化痰活血，应以小剂缓以攻之。

（十一）肖明晖（1969—）

肖定远长女，福建省人民医院皮肤科主治医师，第五批全国老中医药专家学术经验继承工作指导老师肖定远主任医师学术继承人。长期从事皮肤科诊疗工作，曾在福州市皮肤病院进修。当代中医皮肤科临床家丛书《肖定远》一书副主编。有较丰富的临床经验，善用中医辨证与辨病，中西医结合诊疗皮肤科常见病、多发病，以及疑难病症。擅长荨麻疹、痤疮、湿疹、带状疱疹、病毒性疣、斑秃、癣、银屑病等各种皮肤病的中西医治疗及性病（梅毒、尖锐湿疣、生殖器疱疹、非淋菌性尿道炎等）的综合治疗。既能立足于中医辨证施治又能灵活采用西医药结合辅助临证诊疗，颇得患者好评。

在中医皮肤科诊治方面，坚持在四诊基础上，精细辨证。而辨证主张抓好阴阳这个纲。辨证的方法有八纲辨证、病因辨证、脏腑辨证、气血津液辨证、六经辨证、卫气营血辨证和三焦辨证等。各种辨证各有特点及侧重，在临床实践中，互相联系，互相补充。而八纲辨证，阴、阳、表、里、寒、热、虚、实8类证候尤其以阴阳两证候为关键，是八纲的总纲。基于对中医诊疗医理的深入理解，肖明晖继承了闽医萧氏中医皮肤科学术流派内外合治的风格，在具体的皮肤病种的治疗中注重探明病因，准确分型，辨证施治。例如，隐疹本就有较为复杂的病因病机，风邪为患，又分风寒与风热。禀性不耐，又深究是否过食膏粱厚味、荤腥动风燥火之物，如鱼、虾、蟹、蛋类等；或因肠道寄生虫等使肠胃不和，蕴湿生热，复感风邪，导致内不得疏泄，外不得透达，郁于皮肤肌腠之间；或因素体虚弱，气血不足；或因久病气血被耗，血虚生风；或因气虚，卫外不固，风邪侵袭；或因七情内伤，营血不足，肝肾失于濡养，生风生燥，阻于皮肤；或因血瘀阻于脉络，风寒或风热相搏。病因病机探明，分型力求详尽准确。如将隐疹分为风热证、风寒证、肠胃湿热证、气血两虚证、冲任不调证、血瘀证等。风热证，多为突然发生，疹块红赤、灼热、剧痒，遇热即发或皮疹加重，得冷可减。舌苔黄或薄黄，脉浮数。治疗应疏风清热。方可选银翘散，消风散之类。有血热征象可酌加牡丹皮、生地黄、赤芍等凉血药物。风寒证，疹块色白或淡红，以头面四肢暴露部位为多见，遇冷或风吹面发，得暖可缓，且多在冬天发作。舌苔薄白，脉浮缓或浮紧。治疗应疏风散寒，调和营卫，方可用荆防败毒散合桂枝汤加减。肠胃湿热证，身发疹块，色红或淡红，伴有胃纳不振，腹部不适，或有恶心呕吐、便溏等。脉弦缓，苔厚白或黄腻，脉滑数。治疗应表里双解，清热利湿，可用防风通圣散加减。气血两虚证，风团反复发作，迁延不愈，风团常为淡白，舌淡苔薄白，脉沉细无力。治宜调和气血为主，佐以祛风和营，方用八珍汤合玉屏风散，或当归饮子加减。冲任不调证，常与月经的周期有密切关系，可在月经前出现风团，而随月经的干净而消失，可伴有月经不调及不适等。给予调摄冲伍，佐以疏肝理气，方可选用四物汤合二仙汤，或逍遥散加减。血瘀证，此型较为少见，主要表现有风疹色暗红，可伴有面色晦暗、口唇青紫等，或疹块见于腰围及手表带压迫处，脉细涩，舌质紫暗。治则应活血祛瘀，和营消风，方可选用桃江四物汤加荆芥、蝉衣、蒺藜等疏风药物。

（十二）肖凯峰（1970—）

肖定远长子，福建省第二人民医院皮肤科主治医师。自幼对中医外科（皮肤科）就产生浓厚兴趣，得到其父肖定远传授与指导，加之在福建中医学院中医专业的系统学习，对闽医萧氏中医皮肤科学术流派医术有深入理解和掌握。福建省中医药学会委员，福建省中医药学会外治法委员会委员、福建省中医药学会中医皮肤科分会委员，长期从事皮肤科诊疗工作，有较丰富的临床经验，善用中医辨证与西医辨病，中西医结合治疗皮肤常见病、多发病及部分疑难病的综合诊治，擅长荨麻疹、痤疮、湿疹、带状疱疹、疔疮、疖肿、痈疽、皮肤瘙痒、皮肤化脓性感染、疱疹、脱发等的中医中药治疗。对中医外科疮疡病和皮肤科疹、疮、疱、癣等诊疗均能在中医外科（皮肤科）辨证施治的前提下又灵活选用西药结合临床辅助治疗，颇得患者好评。

在诊疗活动中，秉承闽医萧氏中医皮肤科学术流派医术风格，诊病细心询问，综合判断，认清病机，用药精准，力求药到病除。如诊治过敏性紫癜疾病，在认识其基本病机多有气火逆乱、血不循经、经脉损伤、血溢于外的基础上，又详加分型，对证施药，将过敏性紫癜分为风热搏结证、热盛迫血证、湿热交阻证、脾虚失调证、肝肾阴亏证等。风热搏结证，证见起病急，皮肤斑点可融合成片、对称分布。色红，且此起彼伏，有痒感伴口干，夜寐时欠宁，饮食尚可，时伴有腹痛，二便自如。舌红苔薄微腻脉弦。治宜疏风清热，凉血祛瘀，方用消风散加减。热盛迫血证，证见皮肤瘀斑色鲜红或深红，散在或弥漫成片，触之有热感，口干渴，间有身热，常见鼻衄，夜寐欠宁，饮食略减，大便偏干，小便赤淋痛，舌红边有瘀点，苔黄，脉数。治宜清热凉血，佐以活血祛瘀。方用犀角地黄汤加减。湿热交阻证，证见皮肤紫斑，伴关节疼痛，肿胀灼热，四肢沉重，偶见腹痛，口干尚可，夜寐一般，饮食略减，大便偏干，小便短赤，舌红苔海而脉弦濡，治宜清热利湿，佐以化瘀通络，方用四妙散加减。脾虚失调证，证见皮肤紫斑，色较淡、面色㿠白、口干尚可，肢倦乏力，夜寐如常，饮食欠佳，大便偏稀或黑，小便淡黄，舌淡红苔白，脉沉缓。治以补益脾气，佐以活血化瘀止血，方用归脾汤加减。肝肾阴亏证，证见起病较缓，皮肤瘀斑色暗红，时发时隐，伴有腰脊酸软，五心烦热，口干潮热盗汗，头晕耳鸣，夜寐欠宁，饮食一般，大便量少欠畅，小便短少，或兼有血尿，舌红苔薄少，脉细数。治宜滋阴清热，佐以活血化瘀，方用茜根散加减。

（十三）其他传承骨干

1. 易东木

男，主治医师，美容主诊医师。师从肖定远，进修于广东省中医院皮肤科。擅长痤疮、脱发、带状疱疹、单纯疱疹、湿疹、玫瑰糠疹、银屑病等皮肤病及生殖器疱疹、梅毒、淋病等常见性病的中西医结合治疗。中国整形美容协会中医美容分会青年委员、理事，福建省中西医结合学会皮肤病学分会委员，福建省中医药学会中医美容分会委员。

2. 曾广铨

男，主治医师。2009年毕业于福建中医药大学，师从肖定远。2009年开始在福建省人民医院工作，从事中医临床工作。擅长中医药治疗痛经、月经不调、不孕等妇科疾病，运用中医手段调理亚健康、慢性疲劳疾病及多囊卵巢综合征，以及中医药治疗痤疮、荨麻疹、咳嗽、气喘、眩晕、关节疼痛、口腔溃疡、小儿厌食等。

3. 林晶

男，副主任医师，肖定远学术继承人。擅长普外科疾病诊治，甲状腺疾病的中西医结合治疗，以及下肢静脉曲张、腹股沟疝的治疗。

4.叶志强

男，主任中医师，美容主诊中医师，师从肖定远，1995年毕业于福建中医学院中医系，中国民族医药学会皮肤科分会常务理事、福建省中医药学会中医皮肤科分会常务委员，福建省中西医结合学会皮肤病学分会委员，三明市医学会皮肤病学分会常务委员。熟练诊治中医外科（皮肤科）疾病，带领科室开展了点阵激光，红蓝光、紫外线照射，臭氧水疗等新技术，以及火针疗法、穴位注射等中医传统疗法。

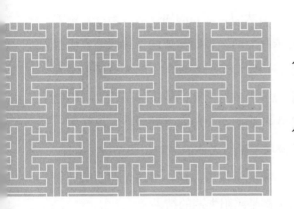

第二章 学术体系及思想

第一节 学术体系

一、阴阳辨证体系

阴阳学说首见于《易经》，此时的阳就代表事物具有动的、活跃的、刚强的属性，阴就代表事物具有静的、不活跃的、柔和的属性。《易经》认为宇宙万事万物都是由相互对立又相互依存的两个方面构成的，这两个方面就称为阴阳。先秦至两汉时期，中医学将阴阳学说引入医学，用来解释说明人体复杂的生理、病理变化，使阴阳学说成为中医学理论体系的基石，阴阳也就成为最基本的中医学概念。中医学中的阴阳是一种对立制约、互根互用、消长转化、交感互藏的关系。阴阳学说用于说明人体的脏腑组织结构，生理、病理变化及指导疾病治疗。概括而言，中医学认为人体正常的生理活动是阴阳调和的结果，而人体所有疾病的发生都是阴阳失调的结果。

萧氏医家熟读《黄帝内经》《伤寒杂病论》等经典著作，广泛涉猎各类中医外科著作，如《医宗金鉴·外科心法要诀》《外科发挥》等，对外科"三大派"的学术思想如数家珍，尤其推崇"正宗派"与"全生派"的阴阳辨证观点，并结合闽山昙石中医皮肤科学术流派特点与数十年的临床经验，总结出该学派在外科学上的阴阳辨证观。

阴阳辨证是八纲辨证的总纲，也是一切外科疾病辨证的总纲。闽医萧氏认为中医（皮肤科）疾病虽然病变部位在皮肉筋骨，但病因仍不外乎内在阴阳失调，故而一再强调在中医（皮肤科）临床中，应首辨阴阳，抓住疾病本质，执简驭繁。

在临床辨证中可从以下几个方面判断疾病阴阳。

（1）发病缓急：发病急骤的多属阳，慢性发作的多属阴。

（2）病位深浅：发于皮肤、肌肉的多属阳，发于血脉、筋骨的多属阴。

（3）皮肉颜色：红活娇赤的属阳，紫暗或皮色不变多属阴。

（4）皮肤温度：灼热的属阳，微热或不热多属阴，肤冷则属阴。

（5）皮肤润滑度：皮肤光滑多属阳，皮肤粗糙或肌肤甲错多属阴。

（6）肿形高度：肿形隆起多属阳，平塌下陷则属阴。

（7）肿胀范围：肿胀局限、根脚收束的属阳，肿胀漫宽、根脚散漫的属阴。

（8）肿块硬度：肿块软硬适度、溃后渐消多属阳，肿块坚硬如磐或柔软如棉多属阴。

（9）疼痛感觉：疼痛剧烈或灼痛、热痛属阳，不痛、隐痛、抽痛或空痛多属阴。

（10）脓液稀稠：溃后脓液稠厚、臭味甚重属阳，稀薄或纯血水、臭味不重多属阴。

（11）脉象：滑、实、弦、数多属阳，涩、细、虚、迟多属阴。

（12）全身症状：阳证新发常形寒发热，口干渴，大便秘结，小便短赤，溃后则逐渐消失；阴证初期多无明显不适，成脓期常骨蒸潮热，颧红或面色苍白，神疲乏力，溃后有加剧倾向。

（13）顺逆预后：阳证多良好，易消、易溃、易收口；阴证多逆（不良），难消、难溃、难收口。

肖定远曾引用张山雷评价王维德之语告诫后辈："疡科辨证，首重阴阳。然阴阳二字，所包者广……然以痈疽二字判分阴阳，谓高突红肿者为痈、为阳证；坚硬不红者为疽、为阴证……其亦知痈疽二字之本义乎！痈者壅也，疽者止也，皆为气血壅闭、遏止不行之意，本是外疡笼统之名词。"在注重中医皮肤科疾病的局部望诊时，亦强调四诊合参，抓住中医学的精髓——整体观，用司外揣内、审证求因的思维来辨证中医皮肤科疾病，认为中医皮肤科疾病确如前人所说"阳证属多，阴证较少，半阴半阳之证最多"，仅凭局部望诊难以区分寒热错杂、真寒假热等病情。在辨证与治疗时还需注意阴阳之间的消长转化，疾病在发展变化的过程中，阴证与阳证之间是可以互相转化的，这是因为阴阳与病位之深浅、正邪之盛衰有关，或是疾病的自身转化。如本属阳证，若治疗时过用苦寒解毒之剂，红肿热痛等状消失，逐渐形成微红或不红之硬肿块，消之不散，亦不作脓而成半阴半阳之证；亦有本属阴证，温补太过，消散不及，而转成红肿热痛之阳证。闽医萧氏在治疗时候注重苦寒之剂不久用，温补之方不多投，对于中医皮肤科疾病首诊常开3剂以观病情变化，并注重饮食调整以配合、巩固治疗。

二、气血辨证体系

《素问·调经论》曰："人之所有者，气与血耳。"认为气血是维持人体正常生命活动的物质基础，历代医家都十分重视对气血的研究，并提出了许多重要的学术观点。如龚廷贤在《寿世保元》中说："人生之初，具此阴阳，则亦具此气血，所以得全生命者，气与血耳。血气者，乃人生之根本也。"在叶天士的《临证指南医案》中有数处提到："初病在经，久病在络；经主气，络主血；初病治气，久病治血。"清代王清任在《医林改错》中指出："治病之要诀，在明白气血，无论外感、内伤。要知初病何人何物，不论伤脏腑，不论伤筋骨，不论伤皮肉，所伤者无非气血。"自明清时代，诸多医家将气血辨证与八纲辨证、脏腑辨证等相提并论，唐容川有《血证论》专著问世。肖定远将历代中医理论与本流派经验与实践相结合并发挥，认为气血辨证体系在皮肤病的诊治中有着不可忽略的作用。

中医学认为气是构成人体最基本的物质，也是维持人体生命活动的基本物质，气是物质与功能的统一，人体之气也是生命活动与生理功能的统一。气在中医学上按来源分为先天之精气、后天水谷之气、呼吸所吸入的新鲜空气；按功能来分有元气、卫气、营气、宗气等；按五脏来分有肝气、心气、脾气、肺气、肾气。

根据气血相关理论，概括起来，气血辨证在皮科中大致分为以下3大类。

（一）气病类

1. 气郁

六淫所致卫表之气郁遏，或情志不畅、气机郁结、经气不利，在皮肤科中多表现为局部或周身皮疹、瘙痒或皮肤抓痕，壅遏营气还可以见局部肿胀、疼痛。六淫所致的常以麻黄连翘赤小豆汤或麻桂各半汤为基础方，根据六淫不一而随证加减，情志不畅所致的多以越鞠丸或六郁汤加减。

2. 气滞

情志不畅而致气机瘀滞，多与肝气相关，在皮科上主要表现为疼痛、肿胀，尤其多见于乳房结节与疝气类疾病。多以四逆散或柴胡清肝汤加减。

3. 气逆

在皮肤科上，气逆常伴随火热之邪上逆，表现为颜面部皮疹红而瘙痒，或头屑多、脱发等。多以三黄汤或黄连解毒汤加减。

4. 气虚

气虚则推动、温煦、固摄等功能减退，在皮肤科上多表现为疲乏无力、头晕目眩、肢体欠温、皮疹或瘙痒见风而作、疮口久溃不愈、脓水清稀、皮下出血或色素沉着、白斑、面色苍白、头发枯黄或干枯等。多以四君子汤为基础方随证加减。

（二）血病类

1. 血瘀

离经之血即为瘀血，或血行不畅，滞于经络或脏腑的血液也属瘀血。瘀血致病即为血瘀病，在皮肤科上表现以疼痛、刺痛尤为多见，局部肿胀、痰核，乳房结节，肌肤瘙痒或皮里膜外如蚁行样，抓之不及，肢体麻木，甚至失去知觉，爪甲青黑，颜面部皮肤色暗或肌肤色素沉着、肌肤甲错，头发干枯，肌肤或头皮脱屑等。多以桃红四物汤为基础方化裁。

2. 血寒

多因寒邪凝滞血脉，血行不畅，在皮科上多表现为肢体麻木、欠温，肌肤色白，手足清冷，甚至失去知觉，亦可表现为皮肤瘙痒。多以黄芪桂枝五物汤或当归四逆汤加减治疗。

3. 血热

血热包括血分郁热、血分虚热及邪入营血，三者在皮肤科中均与火热之邪关系密切，多表现为皮肤焮红、出血或斑点隐隐，局部隆起疼痛、化脓成痈或疔疮疖肿，皮肤瘙痒且遇热加剧等，可伴随口干、烦躁等。多以犀角地黄汤或清营汤加减。

4. 血虚

血虚则血滋养、濡润脏腑、组织及肌肤皮毛的作用减退，在皮肤科中多表现为面色不华或萎黄，肌肤干燥脱屑，肢体或肌肤麻木不仁、活动不利，头发干枯或黄暗、易折断或易脱落或局部秃头，爪甲薄软等。多以四物汤或滋燥养营汤加减。

（三）气血同病类

1. 气滞血瘀

可因气滞致血瘀，亦可因血瘀致气滞，气滞血瘀并存在皮肤科上多表现为皮下硬结，颜面暗疮，乳房或颈项部结节，痰核，流注，疱疹后遗神经痛，肌肤甲错等。多以血府逐瘀汤加减。

2. 气血两燔

多因温热邪气侵袭，气分邪热未解，进一步发展，波及营血，而成气血两燔之证。多见于各类急性皮肤病，表现为肌肤斑疹或出血、瘙痒、痈疮脓肿，伴发热、口干、大便秘结、舌红绛苔黄等。多以清瘟败毒散加减清热、凉血、解毒。

3. 气虚血瘀

多因气虚无力行血而现瘀血，亦可因瘀血日久，耗伤正气而成气虚血瘀，多见于慢性疾病，在皮肤科上主要表现为乏力，头晕，疮疡久不收口、常流清脓，肢体欠温，疼痛时作时止，缠绵不休，皮疹反复发作、皮肤脱屑等。遵益气祛瘀之法，多以补阳还五汤加减。

4. 气血两虚

多见于慢性皮肤病或高龄患者，在皮肤科中多表现为皮疹反复发作，疹色多淡，瘙痒脱屑，鬓发斑白或秃头，面色暗黄或苍白，神倦乏力，爪甲干枯，疼痛以隐痛或空痛多见，时作时止，疮口不愈、局部硬结不痛等。多以八珍汤为基础气血双补。

三、六淫辨证体系

《金匮要略·脏腑经络先后病脉证第一》云："千般疢难，不越三条。一者，经络受邪，入脏腑，为内所因也；二者，四肢九窍，血脉相传，壅塞不通，为外皮肤所中也；三者，房室、金刃、虫兽所伤。以此详之，病由都尽。"这便是医圣张仲景最早提出的"三因学说"，后宋代陈无择在《黄帝内经》与该篇的基础上，正式提出病因上的"三因学说"：外因为六淫（风、寒、暑、湿、燥、火），内因为七情（喜、怒、忧、思、悲、恐、惊），不内外因则包括饮食饥饱、叫呼伤气及虎、狼、毒虫、金疮等之类。肖定远认为六淫在皮肤病中占据着非常重要的地位。

外感六淫致病，一般具备以下几个特点。

（1）它与季节气候与居处或地域相关。如春天多风病，夏季多暑病、火热之病，长夏或久居湿地者多湿病，秋天多燥病，冬天多寒病；东方多风病，南方多热病，北方多寒病等。福州地处东南沿海，多湿多热，急、慢性湿疹的患者尤其之多。

（2）六淫可单独致病，也可杂合为患，同时侵袭人体致病。如荨麻疹可因风邪外袭所致，也可因湿热熏蒸所致；泄泻可因湿热下注所致，也可因寒邪直中所致；痹病则是风、寒、湿三者杂合为病。

（3）六淫致病虽各有特点，但常可相互影响、相互转换。如湿邪蕴久可化燥伤阴，风寒可入里化热伤阴伤津等。

（4）六淫发病的途径，或为侵犯肌表，或从口鼻而入，或二者同时发病。

除外感六淫外，部分皮肤科疾病尚可见类似风、湿、燥、火致病特点的症候，中医学上称之为内风、内湿、内燥、内火，这是由内在脏腑功能失调所产生的病理变化，内风、内湿、内火等与外感六淫在疾病的发生发展中常常相互影响，临床表现也常有相同之处。

闽医萧氏中医皮肤科学术流派根据六淫的特征，将六淫在皮肤病上的症状归类如下。

1. 风淫证

恶风或发热、汗出，突发皮肤丘疹或白或红，瘙痒明显，肌肤麻木，游走性关节疼痛，头发突然脱落甚多，颜面浮肿、肿胀，脉或弦。

2. 寒淫证

皮疹遇寒则发、瘙痒，痈肿处色白或暗、局部肤温偏低，肌肤甲错，恶寒或发热，皮肤起疙瘩，喜温，面色青或白，肢体欠温，头痛、流清涕，关节冷痛，口不渴，脉或沉或紧。

3. 暑淫证

好发于暑季，皮肤干燥或皮肤疱疹，皮肤瘙痒，发热、恶热、易汗出，口干渴，乏力，脉或数。

4. 湿淫证

皮肤渗出、潮湿，瘙痒，阴雨天皮肤瘙痒尤甚，头昏沉，身体困重，胸闷，肢体关节、肌肉肿胀、酸痛，女性可有带下量多、或清或黄、异味，或阴痒，肌肤赘生物，口甜或口中黏腻，大便稀溏，小便不利，面色晦垢或黄暗，舌苔厚腻，脉滑或缓。

5. 燥淫证

多发于秋季，好发于老年人，皮肤干燥，甚或皲裂，脱屑，皮肤粗糙，头发干枯，唇干，鼻干，大便干燥，或干咳少痰，脉或浮或细。

6.火（热）淫证

皮肤色红、成丘疹或者斑丘疹，颜面粉刺，头皮及肌肤瘙痒，遇热尤甚，皮下出血、瘀斑，肌肤甲错，局部痈肿疮疡，头皮瘙痒，脱发、脱屑，口干渴喜冷饮，烦躁，舌红苔黄，脉数等。

上述六淫证可单独出现，也可二者或三者相兼为病，如风热证、风寒证、风湿证、湿热证、风湿热证，风寒湿证等。

闽医萧氏将上述3种辨证体系灵活应用于临床，首辨阴阳，次分气血孰轻孰重，再参看病属何种邪气，以指导用药治疗。

第二节 学术思想

一、学习经典，结合临床

"书籍和阅读可以说是人类文明传承的主要载体……希望全民阅读能够形成一种氛围，无处不在。"肖定远认为所谓的中医临床，必须是在中医学基础理论指导下的诊治工作，在临床实践中要坚持以中医理论为指导思想来进行诊断和辨证用药。他重视基础，熟读中医四部经典如《黄帝内经》《伤寒论》《金匮要略》《温病学》，潜心研究揣摩外科专著，如《外科正宗》《疡科心得集》《外科精义》《医宗金鉴·外科心法要诀》《刘涓子鬼遗方》《外科理例》等，学习历代医家的学术思想，吸取现代医学知识，并实践于临床。肖定远常说："四部经典著作，是祖国医学的精华，学好医学经典著作，是学好中医的基础和关键。想要成为一名好的中医，不可贪图捷径，必须要认真学习古医籍，这些医书中记载着前人的宝贵经验，对于临床指导意义重大，我们要继承中医的学术体系，练好基本功，充实理论基础。对于各家之说，要识其真要，吸其精华，收为己所用，多开卷，多思考，活学活用。"传承传统文化最重要并有效的方式是研读历史经典，经过医学文人的熏陶感染、潜移默化，提升中医素养，提高临床思维能力。中医经典著作是历史上的中医各大名家多年实践经验的总结，是中医药理论与临床实践的升华，作为一名中医医师，要不断潜心研读经典医籍和临床医案，养成良好的自主学习习惯，通过学习培养中医思维模式，提高自身的中医理论水平，着眼临床，总结升华理论，以提高其本身的临床能力。

中医古代经典流传至今，有许多医家进行注释，这些注释者对同样的文字之理解，又会受到文化水平、临床经验、阅历、判断力和想象力等因素的影响。因此，要还原作者实际想表达的意思，其准确性就比较差。因此，回到经典，到原文意境中去理解古者的思想，显得尤其重要。

经典是理论基础，从文本细读中挖掘出深刻的意味，在熟读牢记经典原文的基础上，加深理解其旨义，拓宽思路，反复研究，提出问题，运用理论思维对古今临床实践进行理论升华与综合，在继承和发扬中医传统特色的基础上，深刻认识理解中医辨证施治及理法方药的法则，再将名医的学术思想和临床经验运用于自身的临床实践中，验证并提高临床疗效。

二、治病求本，顾护脾胃

陈实功《外科正宗》有云："药难执方，全在治法，大抵关节首尾，俱不可损伤元气，脾胃为要。"指出治疗疮疡时应该要顾护脾胃，不可伤元气，要时刻以"脾胃为要"。选药组方上总以调护脾胃、保护元气为本，慎用寒凉之品。受陈实功"重视脾胃"思想的影响，萧氏医家认为，在中医外科（皮肤科）的疾病治疗过程中，要在"治病求本"的理论指导下，时时顾护脾胃，若必须要用寒凉之药时，可配以适量辛温之品。

肖定远常告诫我们，在诊疗中，要积极寻找发病的根本原因，即所谓"谨守病机，治病求本"，从临床表现中找出脏腑之间特有的联系，辨证施治。《素问·阴阳应象大论》曰："治病必求于本……知标本者，万事万举，不知标本是为妄行。"本，就是疾病的本质。中医学的一个重要特点，就是整体观念，认为人体内环境是一个统一整体，而人与外界自然环境亦是统一整体。故在疾病的治疗过程中，不可将症状孤立，而要正确认识人体整体和局部的关系，做到四诊合参，辨别疾病的阴阳、表里、寒热、虚实，拟定相应的治则。肖定远还强调，诊疗时要在辨证施治基础上，或以调护脾胃之气为主，或兼用理脾健胃之法，强化后天之本，实现化源之根，疾病才能速愈。《黄帝内经》言"正气存内，邪不可干"，指出了正气虚衰，易被外邪侵袭。然而正气是否充盛，脏腑功能是否正常，与脾胃的强健与否关系密切，如李东垣《脾胃论》

所云："内伤脾胃，百病由生。"中医外科（皮肤科）病的发生多因脾胃受损、脾失健运而变生各种疾患，如疮疡、瘿瘤、乳房疾病、周围血管病等。

"顾护脾胃"的原则，要贯穿于疾病治疗的始终。如纳食较差，或无饥饿感，或食之乏味者可加入健脾开胃、消导类药；恶心欲呕者加旋覆花、砂仁、竹茹等降逆止呕；舌苔腻者加半夏、茯苓、陈皮、莱菔子、神曲、山楂等化痰健脾；口臭、食积者加莱菔子、鸡内金等消导；腹胀者加大腹皮、槟榔、厚朴、佛手等理气散结；腹胀便溏者加山药、白术、茯苓、白扁豆、党参等益气健脾；便秘、腹胀者加白术、火麻仁、郁李仁等健脾润肠；肝郁克胃者加柴胡、半夏、枳壳、白芍等疏肝和胃。

肖定远提醒我们，在组方用药时，须根据病位的深浅、火热的虚实、热毒邪气的盛衰、病情的进退酌情加减，要避免过于寒凉，使气血冰凝。《外科正宗》载："不论症之新久，本之虚实，又不悟因虚致病，因病致虚，一律妄行攻之，如盲人骑瞎马，半夜临深池，岂不致危哉。"有些医生一遇到外科（皮肤科）病症，皆认为是热毒外袭，认为"凡疮未破，毒攻脏腑，一毫热药断不可用"，然而，在未辨别表里、寒热、虚实的情况下，直接用清热泻火解毒等攻伐之品，会导致邪毒内陷而变生他证。肖定远临床用药尤其讲究，例如形体壮实的患者，热毒气盛，可选用清热解毒寒凉之剂，但要注意培补脾胃，避免损及脾胃功能；久病之人耗伤气血，常伴有纳差、恶心、呕吐等不适，遵循"脾胃者，气血之源也"，在补益脾胃的同时，可适当予以黄芪、人参之类，温养脾胃而生肌，脾胃运化水谷之功能恢复，脾胃运则气血充足，邪气乃去；在治疗疮疡病中后期，常用托法，溃后"五脏亏损，气血大虚，外形虽似有余，而内脏真实不足"，治疗采用纯补或攻补兼施，"托里则气血壮而脾胃盛"，选用人参、黄芪之类配以适量健胃之药，而忌用当归、熟地黄等滋腻之品，通过调理后天气血生化之源，扶助正气，促使脓毒排出，疮口收敛，新肉渐长。即所谓"俱不可损伤元气、脾胃为要"。皮肤病反复发作大部分是由脾胃功能失常、气血不足引起，如老年瘙痒症、隐疹、慢性湿疮等，常伴有食少、腹胀、便溏、舌淡、脉弱等证，常须以健脾胃为主，酌情选用四君子汤、益胃汤、理中丸、八珍汤等。《外科正宗》载："凡病虽在于用药调理，而又要关于杂禁之法。""节饮食，调寒暑，戒喜怒，省劳役，此则不损其脾胃也。"另外，内服的药物须通过脾胃之运化、布散才可到达病所发挥作用。因此，脾胃功能强盛既可保证气血生化，又可促进药物吸收，影响疾病预后。故在药物治疗期间，要求患者做到"毋餐过饱，宜少、宜热、宜浓"，主张食用清淡且容易消化的食物，忌食生冷、腥荤油腻之类，忌酒，以助脾胃运化。

另外，在疾病的标本缓急、新旧先后上，萧氏医家认为应仍以顾护脾胃为首要。"元气为本，病气为标"，凡是治病者，必"先治其本，后治其标"。"先治其标，后治其本，使邪气滋甚，其病益增。"新病和久病者，势有缓急，先以初病为本，后以传病为标，缓则治其本，急则治其标，例如陈实功书中所载一患者"先得疮疡，而后得泄泻、呕吐、食少等，此又宜舍本从标之法治之"。此时须先调理脾胃，后止泻、定呕、进食，方再治疮。

三、重视辨证，内外同治

中医的特色是整体观念和辨证论治。中医学的整体观念把人体看成一个有机整体，构成人体的各个部分之间，在结构上不可分割，功能上相互协调、相互为用，病理上相互影响。体内各脏腑、经络互相沟通联系，使气血津液正常流通，脏腑之气宣通顺达，并与外界之气协调平衡，保持机体正常的生理状态。辨证论治是运用中医学理论分析疾病有关资料确立证候、论证治则、治法方药，使治疗方案个体化。中医学在认识和处理疾病的过程中，既强调辨证论治，又讲究辨病和辨证相结合，辨病以了解疾病的发生发展，辨证以把握疾病现阶段的主要矛盾，利于遣方用药。肖定远在临床治疗中尤其重视整体与局部的辨证，就如顾世澄在《疡医大全》中所强调的"有诸内，必形诸外"，认为机体的外在表现与内在脏腑的病变相关。皮肤病局部病灶主要表现为红、肿、热、痛、结节、瘙痒、麻木等，相对直观，可为辨病提供依据。高锦庭《疡科心得集·疡证总论》中提到："凡治痈肿，先辨虚实阴阳。经曰，诸痛为实，诸痒为虚，诸痈为阳，诸疽为阴。又当辨其是疖、是痈、是疽、是发、是疔等证。"举例来说明，红肿热痛是阳证疮疡的共同特点，痈主要表现为病灶光软无头，易脓、易溃、易敛；而有头疽初即可见粟米样脓头，根深，难以化脓，溃后状如蜂窝，难于脱腐，难收口，容易合并内陷。

萧氏医家认为在中医皮肤科临床工作须辨证准确、审证求因，才能用药精准、提高疗效。其精于整体辨证，主张以阴阳辨证为纲，应在切实做到四诊合参的基础上，运用中医八纲辨证分清阴阳、表里、寒热、虚实。阴阳失调百病生，"外之证则必根于内也"。元代齐德之《外科精义》中说："夫疮肿之生，皆由阴阳不和，气血凝滞。"

基于中医整体观念和辨证论治的思想，对于中医皮肤科疾病的治疗，萧氏医家推崇内外并治，内治中重视调理脾胃，积极配合药物外治，加强疗效。内服汤药是从整体观念出发，辨证论治用药，而外治疗法局部用药，药效直达病所，内外同治，临床易于取效。内治之法，主要是根据正气与邪气的强弱，在疾病的不同时期，采取消、托、补的治疗原则，或清热解毒，或祛湿消肿，或凉血和营，或活血化瘀，或行气止痛等。临床用药时须注意做到"中病即止"，忌单用苦寒之品，因过寒则易损伤脾胃，过于寒凉易导致气血运行不畅，局部症状不容易改善；宜选用花草类及甘寒清解之品，如金银花、芦根、菊花、桑叶、枇杷叶等。在使用清热解毒药的同时，可少佐丹参、青皮、当归、陈皮等理气活血通络之品，避免过于寒凉，同时又可使气机通畅，消肿胀，祛瘀血。

中医外科学具有悠久的历史、丰富的内容，中医皮肤科是中医外科的重要组成部分。"外科之法，最重外治"，外治法是中医皮肤科的特色，相比内治法，中医外治法具有以下特点：①外治法可以直接作用于皮肤病灶局部，而迅速发挥作用。②外科病多为病毒邪气集聚在病灶局部，通过外治法，可以用拔膏等方式，从患处拔毒而出。③外治法使药物可以通过经络、穴位等，到达内部脏腑，起到调和气血的作用。④外治法可避免竣猛的药物对内脏的不良反应，提供了一个相对安全的用药途径。药物外治法主要由中药和药物载体组成，掺药直接外扑则不用药物载体。外治中药可取材于所有中药，药物载体通常包括水、酒、油、醋、蜜、蜡、棉布、纱布、鸡蛋清、线等。外治法还需要借助一定的温度和湿度调节而发挥功效。常用疗法有膏药、油膏、酊剂、草药、箍围药、掺药等药物疗法，切开、引流、火针等手术方法，还有敷、熨、熏蒸、热烘、吸入、浸浴、漱涤、发泡、膏摩、点眼、灌耳、扑粉、塞、薄贴等非手术方法。早在《周礼·天官》中就有记载："疡医下士八人，掌肿疡、溃疡、金疡、折疡之祝，药、劀、杀之齐。"药物外用，直接作用于人体，通过皮肤吸收、经络传导，增强经脉之气以疏通经络，促进人体气血的正常运行，协调各脏腑功能，提高机体免疫及抗病能力，以外治内，祛邪扶正，从而达到治愈疾病的目的。由于皮肤病的病变部位多表浅，外治药物直接与皮肤接触，更易发挥作用，同时具有应用方便、疗效显著、副作用少等特点，可以起到良好的治疗效果，缩短病程。

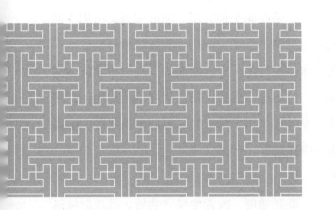

第三章

用药经验

第一节 解表药

一、桑叶

本品甘，寒，善于疏散风热而泄肺热，又清肺润燥，可用于外感风热、头晕头痛、目赤昏花、肺热燥咳等。桑叶能平抑肝阳、清肝明目，可用于治疗肝经风热，以及肝火上炎的目赤肿痛、涩痛、流泪、头痛眩晕等实证。本品尚有凉血、止血之功效，用于血热妄行之吐血、衄血等。现代研究认为桑叶有降血糖、降血脂、降胆固醇、抗血栓形成和抗动脉粥样硬化作用，对多种致病菌也有抑制作用。此外，桑叶还可用于治水肿、下肢淋巴水肿、脑萎缩、喉源性咳嗽、螫伤、化脓性中耳炎等。

1. 皮肤应用

桑叶有抗菌消炎、清热解毒、润肠通便、改善便秘之功效，既疏散风热泄肺热，又苦寒入肝泄肝热，可用于肺风粉刺、脂溢性皮炎、脂溢性脱发。经研究证明，桑叶还有良好的皮肤美容作用，特别是对脸部的痤疮、褐色斑有比较好的疗效。桑叶、侧柏叶外用洗头可治脂溢性脱发；经霜桑叶，焙干，烧存性，为细末，香油调敷或干敷，可治火烧及汤泡疮。

2. 配伍应用

配荷叶治白屑风；配菊花、金银花、薄荷治外感风热、头痛、咳嗽；配菊花、决明子、白芍治肝火上炎的目赤肿痛；配女贞子、枸杞子、黑芝麻治肝阴不足的眼目昏花。

3. 剂量要点

煎服，6~9g，或入丸、散，外用煎水洗。桑叶蜜制能增强润肺止咳的作用，故肺燥咳嗽多用蜜制桑叶。

4. 各家论述

《新修本草》载："水煎取浓汁，除脚气、水肿，利大小肠。"

《本草经疏》载："桑叶，甘所以益血，寒所以凉血……其性兼燥，故又能除脚气水肿……发者血之余也，益血故又能长发，凉血故又止吐血。合痈口，罨穿掌，疗汤火，皆清凉补血之功也。"

5. 常用方剂

清燥救肺汤、枇杷清肺饮。

二、木贼草

本品疏散风热、明目退翳，主要用于风热上攻于目、目赤肿痛、多泪、目生翳障；本品兼有止血作用，但药力薄弱，常与其他止血药配伍治疗出血证。

1. 皮肤应用

本品疏散风热，入肝经有清肝、消积块作用，皮肤科常配合清热解毒药用于疣目、扁瘊。外用可治疗跖疣、扁平疣及扁平丘疹。与黄柏、益母草、五倍子等研末外用可治疗外伤出血。

2. 配伍应用

配板蓝根、马齿苋治扁瘊；配伍香附、夏枯草、地肤子等煎汤浸泡患处治扁平疣、跖疣及扁平丘疹；配蝉蜕、谷精草、菊花治风热目赤肿痛、多泪、目生翳障；配决明子、夏枯草、菊花治肝热目赤；配槐角、荆芥治疗肠风下血。

3. 剂量要点

煎服 3~9g，外用 10~30g。

4. 各家论述

《本草纲目》载："解肌，止泪，止血，去风湿、疝痛、大肠肛脱。"

《玉楸药解》载："平疮疡肿硬，吐风狂痰涎。治痈疽瘰疬、疔毒、疖肿、汗斑、粉渣、崩中诸证。"

5. 常用方剂

祛疣软坚汤、祛风通经活络汤。

三、苍耳子

本品辛、苦，温，有小毒，具有发散风寒、通鼻窍、祛风湿、止痛之功，用于风寒感冒、风湿痹痛，因其温和疏达、味辛散风、苦燥湿浊，善通鼻窍以除鼻塞，止前额及鼻内胀痛，用于治疗鼻渊头痛、不闻香臭、时流浊涕者，一药数效，标本兼治，可内服亦宜外用，为治鼻渊之良药。

1. 皮肤应用

本品与地肤子、白鲜皮、白蒺藜等药同用，治风疹瘙痒。又本品研末，用大风子油为丸，可治疥癣麻风，皆取其散风除湿的作用。本品有消脚开痹、泄风去湿之功，皮肤科主要外用于掌跖疣的治疗，如与地肤子、夏枯草、木贼草等煎汤熏洗患处治掌跖疣。

2. 配伍应用

配辛夷、白芷治鼻渊头痛；配羌活、威灵仙、木瓜治风湿痹证、关节疼痛、四肢拘挛。

3. 剂量要点

煎服，3~9g，或入丸、散，外用可适当加量至 15~30g。

4. 各家论述

《日华子本草》载："治一切风气，填髓，暖腰脚。治瘰疬、疥癣及瘙痒。"

《经验广集》载："治疗疮恶毒，苍耳子五钱。微炒为末，黄酒冲服，并用鸡子清涂患处，疔根拔出。"

5. 常用方剂

苍耳子散。

四、升麻

本品辛，微寒，具有解表透疹、清热解毒、升举阳气之功。本品发表力弱，一般表证较少应用，若配伍解表药用于外感表证，无论风热感冒、风寒感冒均可。本品入脾、胃经，善引脾胃清阳之气上升，其升提之力较柴胡为强，故常用于治疗中气不足、气虚下陷所致的脘腹重坠作胀，食少倦怠，久泻脱肛，子宫下垂、肾下垂等脏器脱垂，崩漏下血。本品清热解毒，尤善清解阳明热毒，又能引药上行，故善治胃火炽盛成毒的牙龈肿痛、口舌生疮、咽肿喉痛、大头瘟、麻疹不透。

1. 皮肤应用

本品既解表透疹又清热解毒，尤善清解阳明热毒，皮肤科常用治皮肤疮疡、痈肿疮毒、温毒发斑。

2. 配伍应用

配生石膏、大青叶、紫草等治皮肤疮毒、温毒发斑；配生石膏、黄连等治牙龈肿痛、口舌生疮；配葛根、白芍、甘草治麻疹初起，透发不畅；配桑叶、菊花、薄荷、连翘等治风热感冒，温病初起发热、头痛等；配伍麻黄、紫苏、白芷、川芎等治风寒感冒。

3. 剂量要点

煎服，用于升阳，3~6g，宜蜜炙、酒炒；用于清热解毒，可用至15g，宜生用。

4. 各家论述

《名医别录》载："主中恶腹痛、时气毒疬、头痛寒热、风肿诸毒、喉痛口疮。"

《滇南本草》载："主小儿痘疹，解疮毒，咽喉（肿），喘咳音哑，肺热，止齿痛，乳蛾，疟腮。"

5. 常用方剂

宣毒发表汤、清胃散、普济消毒饮、补中益气汤、升麻黄连汤。

第二节 清热解毒药

一、野菊花

本品辛散苦降，清热泻火、解毒利咽，可用于治疗咽喉肿痛。其味苦入肝，有清泻肝火之功，可用于治疗肝火上炎之头痛眩晕。其味辛性寒，兼散风热，可治疗风火上攻之目赤肿痛。

1. 皮肤应用

本品清热、泻火、解毒、消肿、止痛之力尤甚，为治外科疔痈之良药，用于治疗热毒蕴结、疔疖丹毒、痈疽疮疡、粉刺等。本品内服并煎汤外洗常用于治疗湿疹、风疹痒痛等。野菊花对夏季蚊虫叮咬后的红肿脓包具有杀菌消肿的作用。用野菊花连茎捣烂，酒煎，趁热服，让汗发出，另以药渣敷患处治无名肿毒。用野菊花根、枣木共煎汤洗患处治天疱疮、湿疮。

2. 配伍应用

配蒲公英、紫花地丁、金银花治痈疽疔疖、咽喉肿痛；配决明子治肝火上炎之头痛眩晕；配金银花、密蒙花、夏枯草治目赤肿痛、头痛眩晕。

3. 剂量要点

煎服，10~15g，外用宜 10~30g。

4. 各家论述

《本草纲目》载："治痈肿、疔毒、瘰疬、眼瘜。"

《本草求真》载："凡痈毒疔肿、瘰疬、眼目热痛、妇人瘀血等证，无不得此则治。"

5. 常用方剂

五味消毒饮。

二、夏枯草

本品入肝经，善清肝火以明目，用治肝火上炎、目赤肿痛，本品煎剂、水浸出液、乙醇－水浸出液及乙醇浸出液均可明显降低实验动物血压，且夏枯草穗的作用更明显。

1. 皮肤应用

本品既清泻肝火，又散结消肿，可治乳痈肿痛、热毒疮疡。本品辛能散结，苦寒能泄热，用以治肝郁化火、痰火凝聚之瘰疬、瘿瘤、粉刺等。本品煎剂在体外对多种致病菌均有一定的抑制作用。闽西北民间有用鲜夏枯草炖猪肝内服治疗寻常疣。夏枯草、白及共研细末，猪油调膏敷患处，可治手足皲裂。

2. 配伍应用

配金银花治热毒疮疡；配蒲公英治乳痈肿痛；配桑叶、菊花、决明子治肝火上炎、目赤肿痛；配昆布、玄参等治肝郁化火、痰火凝聚之瘰疬、瘿瘤。

3. 剂量要点

煎服，9~15g，大剂量可用至30g，外用10~30g，煎水洗或捣敷。

4. 各家论述

《神农本草经》载："主寒热、瘰疬、鼠瘘、头疮，破癥，散瘿结气，脚肿湿痹。"

《科学的民间药草》载："有利尿杀菌作用。煎剂可洗创口，治化脓性炎症。洗涤阴道，治阴户及子宫黏膜炎。"

5. 常用方剂

夏枯草汤、化毒丹。

三、大黄

本品是攻下药，又名将军，其泻下攻积、清热泻火力量宏大，又有凉血解毒、逐瘀通经之功。临床常用于积滞便秘，能荡涤肠胃、推陈出新，为治疗积滞便秘之要药，又可治疗血热吐衄、瘀血诸证、湿热痢疾、黄疸、淋证。本品有抗感染作用，对多种革兰氏阳性和阴性细菌均有抑制作用。本品分为生大黄、酒大黄、熟大黄、大黄炭。生大黄泻下作用强；酒大黄泻下力较弱，活血作用较好，宜用于瘀血证；熟大黄泻下作用减缓，解毒作用、抗氧化作用增强；大黄炭多用于出血证。

1. 皮肤应用

本品内服外用均可用于热毒疮疡、烧烫伤。内服能清热解毒，并借其泻下通便作用，使热毒下泄，用于治疗热毒痈肿疔疮、肠痈腹痛。外用能泻火解毒、凉血消肿，治热毒痈肿疔疖，如可与粉草共研末，酒熬成膏的金黄散治乳痈；可与枯矾等分为末擦治口疮糜烂；与黄柏、黄芩、苦参各等分研末外用有清热、止痒、收涩作用，治一切急性皮肤病及疖病有红肿出水者，亦可生药煎汤湿敷。

2. 配伍应用

配金银花、蒲公英、连翘治热毒痈肿疔疮；配牡丹皮、桃仁、芒硝治肠痈腹痛；配麻仁、杏仁、蜂蜜则泻下力缓和，方如麻子仁丸；配黄连、黄芩治血热妄行之吐血、衄血、咯血；配黄芩、栀子治火邪上炎所致的目赤、咽喉肿痛、牙龈肿痛等；配茵陈、栀子治湿热黄疸；配山药可减轻大黄刺激胃引起的不良反应。

3. 剂量要点

小剂量（3g以下）引药入肾，有健胃助消化作用；中等剂量（1~2g大黄粉冲服或6~12g煎服）有泄热泻浊、逐瘀作用；大剂量（15~30g）急下通腑，通泻攻逐之力颇强。

4. 各家论述

《药性论》载："主寒热，消食，炼五脏，通女子经候，利水肿，破痰实，冷热积聚宿食，利大小肠，贴热毒肿，主小儿寒热时疾、烦热、蚀脓、破留血。"

《本草纲目》载："下痢赤白、里急腹痛、小便淋沥、实热燥结、潮热谵语、黄疸、诸火疮。"

5. 常用方剂

三黄洗剂、止痛如神汤、活血散瘀汤、大黄牡丹汤、泻心汤、新加黄龙汤、凉膈散、金黄散。

四、土茯苓

本品甘、淡，平，具有清热解毒、除湿泄浊、通利关节作用。可用于治疗梅毒、淋浊、泄泻、筋骨挛痛、脚气、痈肿、疮癣、瘰疬、瘿瘤及汞中毒。

1. 皮肤应用

本品甘淡渗利，解毒利湿，用于湿热引起的湿疹瘙痒、阴痒、带下，热淋。本品清热解毒，兼可消肿散结，用于治疗痈疮红肿溃烂。本品通利关节，兼解汞毒，对梅毒或因梅毒服汞剂中毒而致肢体拘挛、筋骨疼痛者疗效尤佳，为治梅毒的要药。

2. 配伍应用

配金银花、白鲜皮、威灵仙、甘草治梅毒；配薏苡仁、防风、木瓜治汞中毒所致肢体拘挛；配生地黄、赤芍、地肤子、白鲜皮、茵陈治湿热引起的湿疹瘙痒；配木通、萹蓄、蒲公英、车前子治热淋；配苍术、黄柏、苦参治瘰疬溃烂，亦治湿疹瘙痒。

3. 剂量要点

煎服，15~60g，外用适量。

4. 各家论述

《本草备要》载："治杨梅疮毒、瘰疬疮肿。"

《生草药性备要》载："消毒疮、疔疮，炙汁涂敷之，煲酒亦可。"

《本草正义》载："土茯苓，利湿去热，能入络，搜剔湿热之蕴毒。其解水银、轻粉者，彼以升提收毒上行，而此以渗利下导为务，故专治杨梅毒疮，深入百络，关节疼痛，甚至腐烂，又毒火上行，咽喉痛溃，一切恶症。"

5. 常用方剂

搜风解毒汤、清解燥湿汤、清利凉血解毒汤、清热祛湿搜风汤、土茯苓合剂。

五、白鲜皮

本品善清热燥湿，又能祛风通痹，可治湿热蕴蒸之黄疸、关节红肿热痛之风湿热痹。现代药理研究表明其对多种致病性真菌和细菌均有不同程度的抑制作用，并有解热作用。

1. 皮肤应用

本品性味苦寒，有清热燥湿、泻火解毒、祛风止痒之功。煎汤内服常用于治疗湿热疮毒、湿疹、风疹、疥癣。本品煎汤熏洗或湿敷有清热燥湿、解毒止痒之功，可用于肌肤溃烂、黄水淋漓之湿热疮毒、湿疹、风疹、疥癣。

2. 配伍应用

配苍术、苦参、连翘治湿热疮毒；配苦参、黄柏、地肤子外用治湿疹、风疹；配苍术、黄柏、薏苡仁治风湿热痹；配茵陈治黄疸。

3. 剂量要点

煎服，5~10g，外用量宜加大，可用 15~30g。

4. 各家论述

《药性论》载："治一切热毒风、恶风、风疮、疥癣赤烂、眉发脱脆、皮肌急、壮热恶寒，主解热黄、酒黄、急黄、谷黄、劳黄等。"

《神农本草经》载："主头风、黄疸、咳逆、淋沥、女子阴中肿痛、湿痹死肌。"

《本草原始》载："治一切疥癞、恶风、疥癣、杨梅、诸疮热毒。"

5. 常用方剂

清解燥湿汤、清营解毒汤、清解除湿汤、解毒渗湿汤、养血祛风止痒汤、养血润肤饮、双白祛风汤、清利凉血解毒汤、清热祛湿搜风汤。

第三节 消肿排脓药

一、皂角刺

本品辛，温，具有活血消肿、下胞衣之功，以皂角刺烧为末，每日以黄酒送服 3g，治胎衣不下。现代研究表明以皂角刺水煎服可治疗急性扁桃体炎。

1. 皮肤应用

本品有活血消肿、托毒排脓之功，主要用于痈疽疮毒初起或脓成不溃。如疮疡科常用方仙方活命饮就取皂角刺辛温之性，归入肝、胃经，能托毒、消肿、排脓，与穿山甲合用能通行经络、透脓溃坚，使脓成即溃、疼痛速减而用于主治一切疔、痈、疖、溃疡、痤疮、结节性红斑、结节性脂膜炎、变应性血管炎、肛周脓肿、睾丸炎。本品能泄血中风热风毒、祛风杀虫，可用于皮癣湿疹、疥癣麻风。以米醋熬嫩刺针作浓煎外敷可治疮癣。

2. 配伍应用

配苦参治疠风癞疾、风癣风疮、瘙痒风屑；配蚌粉可治乳痈；配蔓荆子烧存性，温酒服治产后乳汁不泄、结毒。

3. 剂量要点

3~10g，外用适量，可用醋蒸取汁涂患处。

4. 各家论述

《本草汇言》载："皂荚刺，拔毒祛风。凡痈疽未成者，能引之以消散；将破者，能引之以出头；已溃者，能引之以行脓。于痈毒药中为第一要剂。又泄血中风热风毒，故疠风药中亦推此药为开导前锋也。"

《本草图经》载："搜风，拔毒，消肿，排脓。治痈肿、疮毒、疠风、癣疮、胎衣不下。"

5. 常用方剂

仙方活命饮、托里消毒饮、止痛如神汤、祛风通经活络汤。

二、桔梗

桔梗是化痰药，具有辛散苦泄、开宣肺气、祛痰利气、排脓之功，用于治疗咳嗽痰多、胸闷不畅、肺痈吐脓，无论寒热皆可应用。又能宣肺泄邪以利咽开音，用于治疗咽喉肿痛、失音。此外，本品又可宣开肺气而通二便，用于治疗癃闭、便秘。

1. 皮肤应用

本品辛散苦泄、开宣肺气、祛痰利气、排脓，用于疮疡脓成不溃。

2. 配伍应用

配紫苏、杏仁治风寒咳嗽；配桑叶、菊花、杏仁治风热咳嗽；配鱼腥草、冬瓜仁治肺痈吐脓。

3. 剂量要点

煎服，3~10g。

4. 各家论述

《神农本草经》载："主胸胁痛如刀刺，腹满肠鸣幽幽，惊恐悸气。"

《日华子本草》载："下一切气，止霍乱转筋、心腹胀痛，补五劳，养气，除邪辟温，补虚消痰，祛癥瘕，养血排脓，补内漏及喉痹。"

5. 常用方剂

托里消毒饮、香贝养荣汤、银翘散、桑菊饮、内疏黄连汤。

第四节 活血化瘀药

一、益母草

本品辛、苦，微寒，主入血分，善活血调经，为妇产科要药，故名益母，常用于血滞经闭、痛经、经行不畅、产后恶露不尽、瘀滞腹痛，又能利水消肿，尤宜治水瘀互阻的水肿、小便不利及血热瘀滞之血淋尿血。本品有祛瘀通经之功，故又治跌打损伤瘀痛。

1. 皮肤应用

本品能清热解毒、活血消肿，用于治疗疮痈肿毒、皮肤隐疹。治疮痈疔肿可用益母草茎叶，捣烂敷疮上，又绞取汁五合服之，即内消；治皮肤隐疹可单用内服、外洗。

2. 配伍应用

配黄柏、蒲公英、苦参治疮痈肿毒、皮肤隐疹；配白茅根、泽兰治水肿、小便不利；配车前子、石韦、木通治血热及瘀滞之血淋、尿血。

3. 剂量要点

10~30g，煎服，或熬膏，入丸剂，外用适量捣敷或煎汤外洗。

4. 各家论述

《本草拾遗》载："主浮肿下水，兼恶毒肿。"

《神农本草经》载："主隐疹痒。"

《新修本草》载："敷疗肿，服汁使疗肿毒内消；又下子死腹中，主产后胀闷；诸杂毒肿，丹游等肿；取汁如豆滴耳中，主聤耳；中虺蛇毒，敷之。"

《本草拾遗》载："捣苗，敷乳痈恶肿痛者；又捣苗绞汁服，主浮肿下水，兼恶毒肿。"

5. 常用方剂

养血祛风止痒汤。

二、丹参

本品功善活血调经，能祛瘀生新而不伤正，为妇科调经常用药，用于月经不调、经闭痛经、癥瘕积聚、胸腹刺痛、热痹疼痛、心烦不眠、肝脾肿大、心绞痛。本品既可清热凉血，又可除烦安神，用于热病邪入心营之烦躁不寐，甚或神昏。

1. 皮肤应用

本品能凉血活血，又能清热消痈，可用于热毒瘀阻所致疮痈肿毒。丹参、苦参、蛇床子煎汤，趁热外洗，治风热、皮肤生瘖瘟、苦痒成疥。

2. 配伍应用

配川芎、当归、益母草治月经不调、经闭痛经；配生地黄、玄参、莲子、竹叶治热病邪入心营之烦躁不寐，甚或神昏；配金银花、连翘治疮痈肿毒。

3. 剂量要点

煎服，5~15g，活血化瘀宜酒炙用，且量大宜 30~45g。

4. 各家论述

《日华子本草》载："调妇人经脉不匀、血邪心烦、恶疮疥癣、瘿赘肿毒、丹毒、头痛、赤眼、热温狂闷。"

《圣惠方》载；"治风热皮肤生痞瘤，苦痒成疥：丹参四两（锉），苦参四两（锉），蛇床子三合（生用）。上药以水一斗五升，煎至七升，去滓，乘热洗之。"

《肘后方》载："治热油火灼，除痛生肌：丹参八两。细锉，以水微调，取羊脂二斤，煎三上三下，以敷疮上。"

5. 常用方剂

丹参饮、滋阴除湿汤、清利通络止痛汤、祛疣软坚汤、养血祛风止痒汤、养血润肤饮、清营解毒汤、凉血消银汤、凉血祛风止痒汤。

第五节 虫类药

一、全蝎

本品辛，平，有毒，主入肝经，性善走窜，既平息肝风，又搜风通络，有良好的息风止痉之效，为治痉挛抽搐之要药。本品善于通络止痛，对风寒湿痹久治不愈、筋脉拘挛，甚则关节变形之顽痹作用较佳。本品搜风通络，止痛力较强，用于治疗偏正头痛，单味研末吞服即有效。

1. 皮肤应用

本品有散结、攻毒之功，可治疮疡肿毒、流痰、瘰瘤、瘰疬结核等。近代用本品配伍蜈蚣、地龙、土鳖虫各等分，研末或水泛为丸服，以治淋巴结核、骨与关节结核等。亦有单用全蝎，香油炸黄内服，治疗流行性腮腺炎。本品多作外敷用。如用全蝎、栀子、麻油煎黑去渣，入黄蜡为膏外敷，治疗诸疮肿毒。焙焦研粉外用可治皮肤溃疡。活蝎入食用油中浸泡12h后（浸泡时间愈长，效力愈强）涂抹此油于水火烫伤处，均很快止疼，短期结痂而愈。

2. 配伍应用

配马钱子、半夏、五灵脂共为细末，制成片剂治流痰、瘰疬、瘿瘤等。配蜈蚣治各种原因之惊风、痉挛抽搐；配羚羊角、钩藤、天麻治小儿急惊风；配党参、白术、天麻治小儿慢惊风抽搐；配白僵蚕、白附子治风中经络，口眼歪斜；配天麻、蜈蚣、川芎、僵蚕治顽固性偏正头痛。

3. 剂量要点

煎服，3~6g。研末吞服，每次0.6~1g，外用适量。本品有毒，用量不宜过大。

4. 各家论述

《医学衷中参西录》载："专善解毒，消除一切疮疡。"

《外科真诠》载："治阴囊湿痒成疮，浸淫汗出，状如疥癣。"

5. 常用方剂

保安万灵丸、清利凉血解毒汤、七虫三黄汤。

二、乌梢蛇

本品甘，平，归肝经，功能祛风、通络、止痉，性走窜，能搜风邪、透关节、通经络，常用于风湿痹证及中风半身不遂，尤宜于风湿顽痹、日久不愈者。本品入肝经，能祛风以定惊搐，治小儿急慢惊风、破伤风。现代药理研究表明，乌梢蛇水煎液和醇提取液有抗炎、镇静、镇痛作用，治风寒湿所致关节、肌肉疼痛效果良好。

1. 皮肤应用

本品善行祛风又能解毒止痒，为皮肤科常用之品，用于治疗风瘙隐疹，疥癣，皮肤不仁，顽痹诸风，又可治瘰疬、恶疮。本品无毒，乃搜剔之品，功擅祛风通络止痛，内走脏腑，外彻皮肤，能收一切皮肤风邪。皮肤粗糙顽厚，必借乌梢蛇之类搜剔窜透，方能使浊开凝开、经通络畅、邪去正复，加蝉蜕祛风止痒，更功其力。临床研究中，乌梢蛇制成的止敏片在荨麻疹、湿疹、皮炎、皮肤瘙痒、结节性痒疹及多形性红斑等的治疗中获得良效。

2. 配伍应用

配露蜂房，可增强祛风、攻毒、杀虫、通络之力，治结节性痒疹；配枳壳、荷叶治干湿癣证；配白附子、大风子、白芷等，治麻风、疥癣；配全蝎、天南星、防风等治风痹、手足缓弱、麻木拘挛、不能伸举。

3. 剂量要点

煎服，9~12g，研末，每次 2~3g，或入丸剂、酒浸服，外用适量。

4. 各家论述

《开宝本草》载："主诸风瘙隐疹、疥、皮肤不仁、顽痹诸风。"

5. 常用方剂

乌蛇祛风汤、清利凉血解毒汤、七虫三黄汤、清热祛湿搜风汤。

三、白僵蚕

本品为平肝息风药，既能息风止痉，又能化痰定惊，用于惊痫抽搐、风热头痛、目赤、咽痛、风中经络、口眼歪斜，亦治破伤风、角弓反张。

1. 皮肤应用

本品息风止痉，有祛外风、散风热、止痛、止痒之功，可单味研末服，或与蝉蜕、薄荷等疏风止痒药同用于治疗风疹、隐疹、瘙痒。本品味咸，能软坚散结，兼可化痰，故可用于治疗痰核、瘰疬，亦可用治乳腺炎、流行性腮腺炎、疔疮痈肿等。本品可用于制作面膜，有祛除黄褐斑、老年斑、晒斑的功效。用清水调白僵蚕粉成糊状，每晚用此敷脸 30 分钟，清水洗净或翌日早晨洗去可治黄褐斑、老年斑。或与白附子、白芷、山柰、硼砂、石膏、滑石等为细末配成玉容散，其具有消斑润肤之功，用于黄褐斑等。

2. 配伍应用

配蝉蜕、薄荷治风疹、隐疹、瘙痒；配浙贝母、夏枯草、连翘等化痰散结药治痰核、瘰疬；配金银花、连翘、板蓝根、黄芩治乳腺炎、流行性腮腺炎、疔疮痈肿等。

3. 剂量要点

煎服，5~9g，研末吞服，每次 1~1.5g。散风热宜生用，其他多制用。

4. 各家论述

《本草纲目》载："散风痰结核、瘰疬、头风、风虫齿痛，皮肤风疮，丹毒作痒……疗一切金疮，疗肿风痔。"又载："蜜和擦面，灭黑黯好颜色，或加白牵牛、白僵蚕末，水和掺之。"

《圣惠方》载："治风，遍身隐疹，疼痛成疮：白僵蚕，焙令黄色，细研为末，酒服。"

5. 常用方剂

玉容散、白僵蚕散、醒脾散。

四、蝉蜕

本品甘，寒，清热，质轻上浮，长于疏散肺经风热以宣肺利咽、开音疗哑，故尤为适宜用于风热感冒、温病初起，证见声音嘶哑或咽喉肿痛者。能疏散肝经风热而有明目退翳之功，故可用于治疗风热上攻或肝火上炎之目赤肿痛、翳膜遮睛，又可凉肝、息风、止痉，故可用于小儿急、慢惊风，破伤风。

常用于治疗小儿夜啼不安。现代研究证明，本品能镇静安神。

1. 皮肤应用

本品宣散透发、疏散风热、祛风透疹、止痒，皮肤科常用于治疗风湿浸淫肌肤、血脉的湿疮、隐疹、皮肤瘙痒。现代研究表明，本品有免疫抑制和抗过敏作用。

2. 配伍应用

配荆芥、防风、苦参等治风湿浸淫肌肤、血脉的皮肤瘙痒；配薄荷、牛蒡子、金银花、连翘治风热火毒上攻之咽喉红肿疼痛、声音嘶哑；配菊花、白蒺藜、决明子、车前子治风热上攻或肝火上炎之目赤肿痛、翳膜遮睛；配伍全蝎、天南星治小儿慢惊风。

3. 剂量要点

煎服，3~10g，或单味研末冲服。一般病症用量宜小，止痉则需大量。

4. 各家论述

《本草纲目》载："蝉，主疗皆一切风热证，古人用身，后人用蜕，大抵治脏府经络当用蝉身；治皮肤疮疡风热，当用蝉蜕。"

《本草衍义》载："治目昏翳。又水煎壳汁，治小儿出疮疹不快。"

5. 常用方剂

消风散、乌蛇祛风汤、凉血消疹汤、凉血消银汤、祛风养血汤、解毒渗湿汤、解毒消斑汤、清热祛湿搜风汤。

第六节　解毒杀虫药

一、蜂房

蜂房又名露蜂房，本品质轻且性善走窜，能祛风止痛、攻毒杀虫，用于治疗风湿痹痛、牙痛、关节炎、骨髓炎、阳痿、喉痹，以及蛔虫、绦虫病等。临床研究表明，本品可用于治疗化脓性感染、急性乳腺炎、神经性皮炎、牙痛等多种疾病，疗效满意。

1. 皮肤应用

本品能攻毒杀虫、攻坚破积，为外科常用之品，可治疗疮疡肿毒、乳痈、瘰疬、癌肿。蜂房性善走窜，能祛风止痛、止痒故常用于治疗风疹瘙痒、顽癣瘙痒，与乌梢蛇配用可增强祛风、攻毒、杀虫、通络之力，用于治疗结节性痒疹。本品与生南星、生草乌、白矾、赤小豆共为细末，淡醋调涂，治疮肿初发；以本品为末，调猪脂涂擦，治头上疮；本品与川乌、草乌同用，酒精浸泡外涂痛处，治风湿痹痛。

2. 配伍应用

配蝉衣治风疹瘙痒；配蛇蜕、黄芪、黄丹、玄参等为膏外用，治瘰疬；配莪术、全蝎、僵蚕治癌肿；配全蝎、蜈蚣、地鳖虫各等量，研末为丸服治关节炎、骨髓炎；配细辛水煎漱口治牙痛；配乌梢蛇治结节性痒疹。

3. 剂量要点

内服，3~5g，外用适量，研末用油调敷或煎水漱口，或熏洗患处。

4. 各家论述

《本草纲目》载："露蜂房阳明药也。外科齿科及他病用之者，亦皆取其以毒攻毒，兼杀虫之功耳。"

《梅师集验方》载："治风隐疹：以水煮蜂房取二升，入芒硝敷上，日五度。即瘥。"

《千金要方》载："治蜂螫人：露蜂房末，猪膏和敷之。"

5. 常用方剂

祛疣软坚汤、清解燥湿汤、七虫三黄汤、紫红膏。

二、大蒜

大蒜不仅可食用，而且可入药，是著名的食药两用植物，大蒜具有多方面的生物活性，可防治心血管疾病、抗肿瘤及抗病原微生物等。大蒜解毒杀虫、消肿、止痢，可单独或配伍入复方中用于痢疾、泄泻、肺痨、顿咳等。大蒜又具有温中健胃、消食理气作用而用于治疗脘腹冷痛、食欲减退或饮食不消。

1. 皮肤应用

大蒜外用或内服均有良好的解毒、杀虫、消肿作用，用于痈肿疔毒、疥癣。治疮疖初发，可用独头蒜切片贴肿处；治皮肤或头癣瘙痒，常用大蒜切片外擦或捣烂外敷。治钩虫病、蛲虫病，将大蒜捣烂，加茶油少许，睡前涂于肛门周围。

2. 剂量要点

内服5~10g，或生食，或制成糖浆服，外用适量，捣敷，切片擦或隔蒜灸。

3. 各家论述

《名医别录》载："散痈肿蜃疮，除风邪，杀毒气。"

《本草纲目》载："其气熏烈，能通五脏，达诸窍，去寒湿，辟邪恶，消痈肿，化癥积肉食，此其功也。"

第七节 补阳药、利湿止痒药

一、补骨脂

本品补肾壮阳、固精缩尿、温脾止泻、纳气平喘，用于治疗肾虚阳痿、遗精遗尿、尿频、腰膝冷痛、小儿遗尿，以及脾肾阳虚引起的五更泄泻、肾不纳气之虚寒喘咳。

1. 皮肤应用

以本品配成 20% ~30%酊剂涂患处用于白癜风、扁平疣、斑秃、神经性皮炎、瘙痒、银屑病等。治白癜风可外用本品与肉桂粉加白酒调制的药水，用棉签蘸药水后甩干，从病灶中间向外涂抹，不过边界。

2. 配伍应用

配菟丝子、胡桃肉、沉香治肾虚阳痿；配吴茱萸、五味子、肉豆蔻治五更泄泻。

3. 剂量要点

6~9g，外用 20% ~30%酊剂涂患处。

4. 各家论述

《药性论》载："治男子腰疼、膝冷、囊湿，逐诸冷顽痹，止小便利、腹中冷。"

5. 常用方剂

四神丸、补骨脂丸。

二、地肤子

本品能清利湿热而通淋，用于膀胱湿热、小便不利、淋漓涩痛。

1. 皮肤应用

本品能清除皮肤中之湿热与风邪而止痒，可用于治疗风疹、湿疹、外阴湿痒、湿热带下。

2. 配伍应用

配白鲜皮、蝉蜕、黄柏治风疹、湿疹；配黄柏、苍术治湿热带下；配白鲜皮、藿香、苦参等外用湿敷，治红斑渗出的急性湿疹、下焦湿热、外阴湿痒。

3. 剂量要点

煎服，9~15g，外用 10~30g。

4. 各家论述

《滇南本草》载："利膀胱小便积热，洗皮肤之风，疗妇人诸经客热，清利胎热，妇人湿热带下用之良。"

《济生方》载："用于治膀胱湿热，小便不利：与木通、瞿麦、冬葵子等同用，如地肤子汤。"

5. 常用方剂

祛风养血汤、解毒渗湿汤、清解除湿汤、凉血祛风止痒汤、清热祛湿搜风汤、苦参汤。

第八节　安神止痒药、止血药

一、首乌藤

本品能补养阴血、养心安神，用于治疗心神不宁、失眠多梦，又能养血祛风、通经活络、止痛，用于治疗血虚身痛、风湿痹痛。

1. 皮肤应用

本品有祛风湿止痒之功，用于治疗风疹、疥癣等皮肤瘙痒。煎汤外洗可治隐疹、疥疮、癣、皮肤瘙痒等，临床报道单用本品外洗治疥疮效佳。

2. 配伍应用

配蝉蜕、地肤子、蛇床子等，煎汤外洗，治皮肤瘙痒；配合欢皮、酸枣仁、柏子仁治失眠多梦、心神不宁、头目眩晕；配鸡血藤、当归、川芎治血虚身痛。

3. 剂量要点

9~15g，常用至 30g。

4. 各家论述

《本草纲目》载："风疮疥癣作痒，煎汤洗浴，甚效。"

《安徽药材》载："消痈肿、瘰疬和痔疮。"

二、侧柏叶

本品凉血止血、收涩止血、善清血热，为各种出血证之要药，治血热妄行之吐血、衄血、咯血、便血、崩漏下血。本品又能止咳化痰，用于治疗肺热咳嗽。

1. 皮肤应用

本品有生发乌发之效，用于治疗血热脱发、须发早白。本品为补阴之要药，其性多燥，久得之，最益脾土，大滋其肺，有凉血活血、疏风、清热解毒之功，能生须发，并可防养血、滋阴、生发之品过于阴柔滋腻碍脾之弊，古今多用此药治疗脱发。煎水洗、捣敷或研末调敷可治水火烫伤，鲜品浸泡于75％乙醇溶液配成25~30％，7天后滤出备用，用时将药液涂于脱发部位，每日3次擦头皮，用于治疗秃发。鲜品适量，洗净捣烂，加鸡蛋白调成泥状外敷，每天换药2次可治流行性腮腺炎。鲜品煎汤先熏后洗可治鹅掌风。

2. 配伍应用

配荷叶、地黄、艾叶治吐血、衄血；配蒲黄、小蓟、白茅根治尿血、血淋。

3. 剂量要点

煎服，6~12g，内服量不宜大因多食亦能倒胃，外用适量。止血多炒炭用，化痰止咳宜生用。

4. 各家论述

《孙真人食忌》载："以本品为末，和油涂之，治头发不生。"

《名医别录》载："称为补益，似属未是，但涂烫火伤损，生肌杀虫，灸疮冻疮，汁染须发最佳。"

《本草正》载："善清血凉血，去湿热湿痹，骨节疼痛。捣烂可敷火丹，散疖腮肿痛热毒。"

5. 常用方剂

首乌侧柏生发汤、侧柏叶酊。

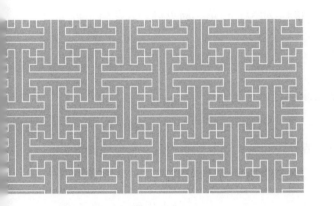

第四章

经典方剂

第一节 经典古方

一、仙方活命饮

1. 组成

穿山甲、皂角刺、金银花、当归、赤芍、白芷、浙贝母、天花粉、防风、陈皮、乳香、没药、甘草。

2. 功效

清热解毒，消肿溃坚，活血止痛。

3. 主治

疔、痈、疖、溃疡、痤疮、结节性红斑、结节性脂膜炎、变应性血管炎、肛周脓肿、睾丸炎、慢性骨髓炎、穿孔性阑尾炎术后脓肿等。

4. 组方特色

本方出自《校注妇人良方》。方中金银花味苦，性寒，归肺、心、胃经，善清热解毒、疗疔治疮，为疮疡之圣药，乃方中之主，而重用为君；当归味甘、辛，性温，归心、肝、脾经，功能补血活血、止痛、润肠通便；赤芍味苦，性微寒，归肝、脾经，功能清热凉血、活血祛瘀；乳香味辛、苦，性温，归心、肝、脾经，功能活血行气止痛、消肿生肌；没药味苦、辛，性平，归肝经，能散瘀止痛、消肿生肌；陈皮味辛、苦，性温，归脾、肺经，功能健脾和胃、行气宽中、降逆化痰。金银花性寒而凝滞收引，易致气滞血瘀、结肿难散，五药相伍能行气活血、散瘀止痛，既能制金银花之寒性，又能消肿止痛。白芷味辛、微苦，性温，归肺、脾、胃经，功能祛风止痛、消肿排脓；防风味辛、甘，性微温，归膀胱、肺、脾经，功能祛风胜湿、止痛。两药合用解表通滞散结，使邪有出路。浙贝母味苦，性寒，归肺、心经，功能清热化痰，散结；

天花粉味甘、微苦，性微寒，归肺、胃经，功能清热泻火、消肿排脓。两药合用能清热、化痰、散结，防气滞痰聚。穿山甲味咸，性微寒，归肝、胃经，功能活血通络、消肿排脓、通经下乳；皂角刺味辛，性温，归肝、胃经，功能托毒、消肿、排脓，合用能通行经络、透脓溃坚，使脓成即溃，疼痛速减；甘草味甘，性平，入肺、胃经，功能清热解毒，调和诸药。合方通治阳证肿毒，于清热解毒之中，伍以行气活血、消肿止痛之品。《外科启玄》载："治痈疽发背脑痈等疮，已成未成，万不失一。"

5. 方证要点

本方对体实者的各种疮疡肿毒阳证实证者最为相宜，而对气血不足或阴虚而引起的阴疽等不宜用。具体方证要点如下。

（1）体格壮实。

（2）起病较急。

（3）红肿焮痛或者身热凛寒。

（4）脉数有力，苔薄白或黄。

6. 加减变化

热毒炽盛者，可与五味消毒饮配合使用，加强清热解毒之功效；疮小且浅，或疮破脓出者，可去山甲、皂角刺；疼痛不明显者，去乳香、没药；血热较甚者，可加生地黄、牡丹皮以凉血、解毒、散瘀；脓出不畅且多者，可加桔梗，促进排脓；痤疮结节者，可与二陈汤相伍使用，增强化痰散结之力。还可根据不同患病部位，适当加入引经药。如手部，加桑枝、防己；头面部，加蝉衣；胁部，加柴胡；下半身，加川牛膝。

7. 使用禁忌

若痈肿已溃破，断不可用；阴证疮疡忌用；脾胃虚弱、气血不足者均应慎用。

8. 肖定远医案

刘某，男，27岁。2019年3月20日初诊。

右背部上方肿物，灼热伴痛痒 10 余天。患者于 10 余天前发现背部右上方生 1 个米粒大肿物，周围灼热，轻度痛痒，未重视。3 天后肿块逐渐扩大，疼痛波及右侧肩背，右手臂伸举活动亦受影响。并伴见发热畏寒，朝轻暮重，口渴，胸闷，呕恶，饮食略减，大便干，小便赤。曾口服抗生素，病情未能控制，遂来找我诊治。

查体：右上背部有鲜红、平塌、不高、坚硬的肿块，范围约 10cm×12cm，疮顶有数枚粟粒样疮头，中央溃破并有腐肉存在，溃口排出少量黄稠脓液，四周根脚较硬，有明显压痛，且有灼热感。温度 38.2℃。白细胞计数增高。

脉象：滑数。

舌象：舌红，苔薄黄而腻。

西医诊断：背部蜂窝织炎。

中医诊断：右上搭手背。

中医辨证：湿热壅毒，营卫失和。

治则：清热化湿，和营托毒。

处方：仙方活命饮加减。金银花 15g、连翘 12g、当归 6g、赤芍 15g、白芷 6g、浙贝母 9g、炮穿山甲 5g、炒皂刺 9g、厚朴 9g、赤苓 15g、炒山栀 9g、重楼 9g、乳香 3g、没药 3g、防风 6g、陈皮 5g、酒大黄 6g、车前草 15g。

外用：九一丹药捻插入疮口，大成散膏外敷。

2019 年 3 月 27 日二诊：疮顶已见红而高突，且有热感，溃破连成疮面，疮口腐肉已脱，但未脱尽。脓毒外泄较畅，肿痛得缓。表证已解，二便自如，热势大减，但湿热蕴滞不化，饮食不馨，舌红苔白腻，脉弦近数，故治宜守前法化裁追之。

照前方去酒大黄、车前草、乳香、没药，并把炮穿山甲改为穿山甲炭 3g，炒皂刺改为皂刺炭 5g，加鸡内金 12g、薏苡仁 30g、白术 9g、甘草 3g。

外用：以生肌玉红膏外敷，每日早晚各换药 1 次。

2019 年 4 月 3 日三诊：患者患处疮口脓腐已净，新肉始长，四周肿势缩退，疼痛已轻，饮食渐佳，舌红苔腻未化。

治之宜守前方去重楼加丝瓜络 9g，续服 7 剂，服法同上。

外用药同上。因周围皮肤部分仍见不粘连，故嘱用厚纱布棉垫压迫促使空腔闭合来促进局部疮面早日愈合。

2019 年 4 月 17 日，患者照上方又追服 7 剂后，患处疮面全部愈合，肿块全部消除，一切恢复正常，前后共服 26 剂告愈。以后随访半年无复发。

二、柴胡清肝汤

1. 组成

川芎、当归、赤芍、生地黄、柴胡、黄芩、栀子、连翘、牛蒡子、天花粉、防风、甘草。

2. 功效

清热解毒，散结消肿。

3. 主治

凡肝、胆、三焦风热怒火而致的相关疾病，均可试用。临床上常用于痤疮、带状疱疹、腮腺炎、肋间神经痛、牙痛、淋巴结炎等。

4. 组方特色

本方出自《医宗金鉴·外科心法要诀》，用于痈疽疮疡，由肝火而成者。本方养血清火，疏肝散结。肝气郁结，致患鬓疽，初起尚未成脓者，毋论阴阳表里，俱可服之。方中柴胡入肝经，配白芍、川芎疏肝解郁；黄芩、连翘清泄郁消痤散结；黄柏为疡科要药，清热解毒，兼制相火、清虚热；天花粉、生地黄凉血滋阴生津；当归活血养血，与清热解毒之品合用具有排脓生肌之功效。

5. 方证要点

本方用于治疗血虚火动、肝气郁结，如肝胆火热、瘀阻经脉、热灼皮肤、红肿疱疹；还可用于治疗肝火上逆、化火生风、风火相扰、眩晕、呕吐、耳鸣、耳聋。具体方证要点如下。

（1）口苦口干。

（2）小便色黄。

（3）急、慢性皮损，色红或皮色。

（4）脉弦或数，舌红，苔黄。

6. 加减变化

本方原书记载为"柴胡清肝治怒证，宣血疏通解毒良"，肖定远尊古而不囿古，发煌古意，拓用新法，在原方基础上加减应用于皮肤科疾病，如粉刺、蛇串疮、白疕、隐疹、瓜藤缠等治疗，取得满意疗效。肝胆火盛者，可去川芎、当归，加龙胆草，加强清肝泻火之力；肝胆湿热盛者，可去四物汤、牛蒡子，加龙胆草、车前草，增清肝利湿通淋之功；囊肿结节者，可加二陈汤、白芷、浙贝母，以化痰、散结、消肿；胁肋胀痛者，改赤芍为白芍，加枳壳、甘草，以行气、缓急、止痛；胃火牙痛者，可加黄芩、黄连，加强清热解毒之功。

7. 使用禁忌

脾胃虚弱，平素体寒者应慎用。

8. 肖定远医案

钟某，男，32岁。2019年4月4日初诊。

右侧胸部肿物，红而热痛4天。2019年3月30日，因长期无业在家，处境困难，心情忧郁，致右胸部第6肋、第7肋间脓肿，波及腋中线红而热痛，不得安宁，且伴有畏寒身热之证。心烦，头痛，口苦咽干，夜寐欠宁，饮食一般，大便干，小便黄赤。始畏溃膜，急来找我诊治。

查体：体温37.8℃，右胸第6肋、第7肋连及腋中线部位暴生1个肿块。皮色不变，按之有热感，推之可动，压之疼痛，同时右手臂活动欠灵活。

脉象：弦近数。

舌象：舌红苔薄黄。

西医诊断：肋间急性脓肿。

中医诊断：肋痛。

中医辨证：肝郁痰火，热毒炽盛。

治则：清肝解郁，解毒消肿。

处方：柴胡清肝汤加减。川芎 9g、当归 9g、白芍 12g、生地黄 12g、柴胡 5g、黄芩 12g、牛蒡子 9g、栀子 12g、连翘 12g、防风 6g、花粉 12g、香附 6g、金银花 15g、酒大黄 6g、车前草 15g、夜交藤 15g、夏枯草 12g、枳壳 5g。

外用加味金黄散调蜜水敷患处。

2019 年 4 月 11 日二诊：疮肿停止扩大，疼痛已减，体温恢复正常。心烦已解，夜寐饮食自调，二便自如。舌红苔薄黄微腻，脉弦。

上方已见效果，故守前法化裁追之。照前方去车前草、夜交藤、防风、连翘、栀子，加白芷 6g、浙贝母 6g、陈皮 5g、丝瓜络 12g，续服 7 剂，服法同上，外用药照旧。

三诊：2019 年 4 月 18 日肿块消失，疼痛已解，心情舒畅，余无他见，一切恢复正常。

三、香贝养荣汤

1. 组成

香附、贝母、桔梗、陈皮、党参、茯苓、白术、甘草、川芎、当归、赤芍、熟地黄。

2. 功效

补气养血，理气活血，化痰散结。

3. 主治

适用于一切虚证癌肿（如乳岩、石瘿、石疽、恶性溃疡等）及慢性溃疡、瘰疬、乳漏、窦道。

4. 组方特色

本方出自清代吴谦《医宗金鉴·外科心法要诀》："治上石疽，症见疽生颈项两旁，形如桃李，皮色如常，坚硬如石、通而不热，初小渐大，难消难溃，既溃难敛而属气虚者。"方中香贝养荣汤是用补气健脾的四君子汤和养血活血之四物汤两个方剂组成，补气生血，为气血双补之剂，再配化痰行气散结之贝母、桔梗、陈皮、香附，共奏补气养血、健脾化痰、活血散结之功，可标本兼治，为疡科良方。

5. 方证要点

本方用于治疗由气血虚弱、肝经郁结所致气血凝滞经络而形成的石疽、瘰疬。具体方证要点如下。

（1）病程长。

（2）疮疡溃后，脓水稀薄，久不收口。

（3）石疽。

（4）舌质淡，脉细弱。

6. 加减变化

肖定远认为本方补中寓攻，攻补兼施，对疮疡日久、破溃后脓水稀薄、溃口久不愈和较为适宜，肝气郁结、气血凝滞所致石疽亦可使用。脓腐未尽者，乃余毒未解，可加半枝莲、白花蛇舌草，清解余毒，可配合大成膏（院内制剂）外敷；瘙痒者，可加白鲜皮、刺蒺藜，祛风止痒；疼痛者，加乳香、没药，行气、散瘀、止痛；情致抑郁、性情急躁者，可加开郁散。还可以使用引经药，如乳岩者，加瓜蒌、牛蒡子；下肢者，加川牛膝；上肢者，加桑枝、防己。

7. 使用禁忌

疮疡初期，红肿热痛者禁用。

8. 肖定远医案

吴某，女，25岁。2019年3月14日初诊。

左乳房瘘管3个月。患者于3月前产后出现左侧乳房红肿焮热疼痛，外院诊断乳痈，经用中西药治疗（具体用药不详），肿痛未消退，渐成脓破溃，溃后予换药等对证处理，近1个月，脓腐已干净，但疮口久不愈合，乳汁从疮口溢出，淋漓不断，遂来我科就诊。辰下：自觉倦怠无力，汗多食纳差，二便正常。

查体：形体消瘦，少气懒言，面色萎黄。左侧乳房外下象限处有约0.3cm大的疮口，局部色暗，疮面肉芽不鲜，周围皮肤潮湿，触之质软不坚，局部无压痛及包块。探之约有2.5cm深的窦道，乳汁常从中流出。

脉象：细无力。

舌象：舌淡，苔薄。

西医诊断：左乳房瘘管。

中医诊断：乳漏。

中医辨证：气血两虚，肝郁痰凝。

治则：补气养血，理气化痰。

处方：香贝养荣汤加减。香附9g、浙贝母9g、桔梗12g、陈皮6g、党参15g、茯苓15g、白术12g、黄芪15g、当归6g、赤芍12g、熟地黄15g、白芷6g、白及6g、白蔹6g、柴胡6g、枳壳6g。

以九一丹药捻插入疮口，大成散膏外敷。

二诊：服5剂，瘘管中乳汁渗出减少，疮口肉芽转红，续服前方14剂，外用大成散，每日换药1次，直至疮口愈合，至今未复发。

四、止痛如神汤

1. 组成

秦艽、皂角刺、当归、桃仁、泽泻、苍术、黄柏、甘草、防风、槟榔、酒大黄。

2. 功效

祛风清热，行气利湿，润肠通便。

3. 主治

治疗痔疮肿痛之湿热内盛证。临床上常加减运用于各种痛，如带状疱疹、带状疱疹后遗神经痛、肋间神经痛、生殖器疱疹伴腰骶神经病变等。

4. 组方特色

本方出自明代申斗垣《外科启玄》："凡痔所作，必由风热乘，食饱不通，气逼大肠而生。受病者燥气也，为病者胃湿也，四气相合，故大肠头结而成块，肿者湿也，痛者火也，痒者风也，大便秘者燥也。"方中秦艽、防风祛风除湿；桃仁、当归尾活血散瘀行滞，润燥滑肠通便，使滞者行，瘀者化，大肠气机通畅；湿源于脾，脾虚则湿生，故用苍术之苦温以健脾燥湿，黄柏之苦寒以清热燥湿，二者相伍则热祛湿除；泽泻甘寒泻热利湿，槟榔行气导滞通便，二者配合行气利水消胀。皂角刺、大黄清热通便，祛瘀通络。诸药相配，针对引起肛门坠胀的病因风、热、湿、燥之邪，共奏清热利湿，祛风行气，活血润燥通便的功效。

5. 方证要点

用于治疗风、热、湿、燥之邪所引起的疼痛。具体方证要点如下。

（1）各种痛。

（2）肛门坠胀不适。

（3）大便秘结。

（4）脉弦，舌质红，苔黄。

6. 加减变化

带状疱疹疼痛者，可去黄柏、苍术，加乳香、没药，行气散瘀止痛；热毒明显者，加板蓝根、连翘等，加强清热解毒作用；生殖器疱疹者，可加板蓝根、虎杖等，清热利湿解毒；伴神疲乏力者，可加四君子汤，健脾益气。

7. 使用禁忌

脾胃虚弱，腹痛泄泻者慎用。

8. 肖定远医案

胡某，女性，71 岁。2015 年 8 月 14 日初诊。

反复会阴部灼热麻痛 3 年，加重 1 月。3 年前无明显诱因出现会阴部、大腿上段内侧、肛周等处灼热、疼痛，触碰、穿裤加剧，不能行走，反复发作，苦不堪言。曾就诊我院脑病科，考虑神经痛、抑郁症，予抗抑郁、抗焦虑、提高免疫、营养神经等治疗，症状稍有缓解，但反复发作。1 个月前病情复发加重，会阴部及周围灼热麻痛，遂来求诊。

查体：表情痛苦，神疲乏力，口干，寐差，纳减，便调，夜尿 3 次。既往体健，个人史、家族史无特殊。否认有类似患者接触史。温度 36.5℃，脉搏每分钟 80 次，血压 125/80mmHg，余查体未见明显阳性体征。

专科检查：皮肤未见明显异常。HSV-Ⅱ（IgG）抗体阳性。

脉象：细弦。

舌象：舌质暗红，苔薄黄微腻。

西医诊断：生殖器疱疹伴骶神经根病。

中医诊断：热疮

中医辨证：气虚毒恋证。

治则：祛风止痛，利湿解毒，健脾益肾。

处方：止痛如神汤加减。皂角刺 9g、秦艽 9g、防风 6g、当归 5g、桃仁 9g、泽泻 9g、知母 9g、黄柏 9g、苍术 9g、槟榔 6g、桑螵蛸 9g、益智仁 9g、淫羊藿 9g、板蓝根 9g、虎杖 9g、党参 9g、白术 9g、黄芪 9g。

二诊：1 周后患者来诊室复诊，患者精神愉悦，疲倦感消失，灼热麻痛感明显减轻，夜尿 1 次。

五、内疏黄连汤

1. 组成

山栀子、连翘、薄荷、黄芩、黄连、桔梗、甘草、酒大黄、当归、赤芍、木香、槟榔。

2. 功效

通二便，除里热。

3. 主治

用于治疗痈疽热毒在里、肿硬木闷、根盘深大、烦热、大便秘结。

4. 组方特色

本方出自清代吴谦《医宗金鉴·外科心法要诀》。方中的大黄、黄芩、黄连、山栀子泻火解毒，清热燥湿，荡涤积滞，凉血散瘀；连翘、薄荷清热解毒，消痈散结；木香、槟榔理气止痛消滞；桔梗开提肺气，祛痰排脓；当归、赤芍补血活血，养阴滑肠；甘草和中解毒，调和诸药。合方具有通二便、清肠热之功。

5. 方证要点

用于痈疽热毒在里、痈疽肿硬、壮热烦渴、腹胀便秘，属阳实证者。在临床上，不论是哪一种急性皮肤疾患，只要有口渴引饮、溲赤便干等实热见证，如丹毒、疮疡初期，疔、疖、急性乳腺炎、急性扁桃体炎等，即可用内疏黄连汤加减以通里泻火。具体方证要点如下。

（1）体格壮实。

（2）起病较急。

（3）红肿焮痛或肿硬。

（4）大便秘结。

（5）苔黄腻或黄糙，脉洪大或沉数有力者。

6.加减变化

热毒炽盛者，可与五味消毒饮配合使用，加强清热解毒之功效；血热较甚者，可加生地黄、牡丹皮，凉血解毒散瘀；脓出不畅且多者，可加桔梗，促进排脓；痤疮结节者，可与二陈汤相伍使用，增强化痰散结之力。还可根据不同部位，适当加入引经药，如手部，可加桑枝、防己；头面部，加蝉蜕；胁部，加柴胡；下半身，加川牛膝。

7.使用禁忌

脾胃虚弱，大便稀溏者禁用。

8.肖定远医案

王某，男，12岁。2019年6月25日初诊。

四肢、躯干多处皮肤红斑丘疹、干燥脱屑伴瘙痒10年。患儿自1岁多起开始皮损反复发作，天热、汗出后加重，多家医院内外用药治疗无效。辰下：四肢屈侧、颈部、眼睑、胸腹背部等处皮肤红斑丘疹、干燥脱屑、粗糙、肥厚呈苔藓化，伴明显瘙痒，局部可见散在抓痕血痂，少许糜烂渗液。精神疲倦，乏力，口稍干不苦，烦躁，纳一般，眠差，大便五日一行、干结，小便黄。

查体：精神疲乏，欲睡，眼周、颈部、躯干、上臂、下肢皮肤干燥脱屑，皮脊隆起，皮沟加深，抚之皮肤增厚粗糙。伴见抓痕，部分结血痂。未见水疱、糜烂、渗液。

脉象：弦细数。

舌象：舌淡红，苔薄黄稍腻。

西医诊断：特应性皮炎。

中医诊断：四弯风。

中医辨证：热结于内，化燥化风。

治则：通腑泄热，疏风止痒。

处方：内疏黄连汤加减。栀子9g、连翘6g、薄荷3g、黄芩6g、黄连3g、桔梗9g、甘草3g、酒大黄6g、当归5g、赤芍9g、木香5g、槟榔9g。

外用复方紫草油（院内制剂）。

二诊：服上方 1 剂后，大便 3 次，瘙痒明显减轻，当夜即能入睡。3 剂后，症状较前明显好转，红斑皮疹颜色变暗，瘙痒较前缓解，纳眠尚可，大便干，舌淡红，苔薄黄，脉细弦。中病即止，改龙胆泻肝汤加养阴凉血、祛风止痒之品，辨证调治 2 个多月，症状改善明显。

六、萆薢渗湿汤

1. 组成

萆薢、薏苡仁、茯苓、泽泻、黄柏、牡丹皮、滑石。

2. 功效

清热利湿。

3. 主治

用于治疗湿疹、特应性皮炎、药物性皮炎、荨麻疹、丘疹性荨麻疹、压疮、足癣、下肢丹毒、癣菌疹、睾丸炎、前列腺炎、脉管炎等。

4. 组方特色

本方出自清代高秉钧《疡科心得集·补遗》："治湿热下注、臁疮、漏蹄等证。"方中的萆薢味苦，性平，归肝、胃、膀胱经，功能利湿去浊、祛风除湿，为君药；薏苡仁味甘、淡，性凉，归脾、胃、肺经，功效为利水消肿、渗湿健脾、除痹、清热排脓，淡则能渗，甘则能补，凉则清热，既能利水消肿，又能健脾补中，是清热除湿的常用药。茯苓味甘、淡，性凉，归心、肺、脾、肾经，功能利水消肿、渗湿健脾，性平和缓，药性平和，既能健脾养心，又能利水渗湿，补而不峻，利而不猛，既可扶正，又可祛邪，是脾虚及水湿内停之证的常用药；泽泻味甘、淡，性寒，归肾、膀胱经，功能利水消肿、渗湿泄热；黄柏味苦，性寒，归肾、膀胱、大肠经，功能清热燥湿、泻火除蒸、解毒疗疮，善于清泻下焦湿热，又能泻火解毒，常用于治疗湿疹瘙痒；牡丹皮味苦、甘，性微寒，归心、肝、肾经，功能清热凉血、活血祛瘀；滑石味甘、淡、性寒，归膀胱、肺、胃经，功能清热解毒、收湿敛疮，是治疗湿疹的常用药。该方以萆薢利湿去浊为君药；薏苡仁、茯苓、泽泻为臣药，辅助君药起到利水渗湿的作用；佐以黄柏、牡丹皮、滑石清热泻火凉血。合方具有针对湿、热、毒之病因，共奏清热除湿、泻火解毒、祛风止痒、凉血之效。

5. 方证要点

皮肤病如红斑、丘疹、水疱、风团，或有糜烂、渗出湿热内蕴证、湿热下注证，兼有脾湿中阻之特点，多见腹胀纳差等。具体方证要点如下。

（1）体格壮实。

（2）皮损糜烂或者有渗出。

（3）腹胀纳差。

（4）舌红或淡红，苔薄黄腻，脉滑。

6. 加减变化

阴囊湿疹、阴癣者，加土茯苓、茵陈以清热利湿解毒；瘙痒明显者，可加白鲜皮、苦参、地肤子，燥湿杀虫止痒；红肿疼痛者，可加栀子、黄柏，增清热解毒之功；湿热下注、痔疮发作、肿痛出血者，可加槐花、胡黄连，清热利湿、凉血止血；创面晦暗渗液糜烂者，可加泽兰、毛冬青、土茯苓、茵陈等，利湿解毒、活血散血。还可根据不同部位，适当加入引经药，如上焦者，加蝉蜕；下焦者，加川牛膝。本方还可煎汤外洗。

7. 使用禁忌

气血亏虚，皮肤干燥瘙痒者慎用。

8. 肖定远医案

肖某，男，48岁。2019年6月14日初诊。

周身红斑、丘疹、水疱伴瘙痒1个月。患者1个月前无明显诱因出现躯干、四肢等处红色丘疹、水疱，瘙痒明显，抓破后渗液，结浆液痂，呈对称分布。曾经外院诊断为急性湿疹，多次治疗后症状反复。辰下：前胸、后背、四肢可见暗红色丘疹、水疱，疱液清晰，抓破后局部皮损发生糜烂、渗液，瘙痒明显，夜不成眠，遂来我院就诊。

查体：前胸、后背、四肢均见暗红色丘疹、水疱，部分抓破，个别有轻度糜烂，渗出液不多，结浆液痂，有明显抓痕。

脉象：弦。

舌象：舌淡红，苔薄白。

西医诊断：急性湿疹。

中医诊断：湿疮

中医辨证：湿热内蕴。

治则：清热利湿，疏风止痒。

处方：萆薢渗湿汤加减。萆薢 12g、薏苡仁 30g、土茯苓 30g、茯苓 15g、泽泻 12g、黄柏 12g、苍术 12g、牡丹皮 12g、白鲜皮 12g、海桐皮 15g、苦参 15g、生地黄 15g、甘草 3g。

外用冰黛三黄膏。

二诊：服上方 7 剂后，皮损颜色转淡，渗出液减少，痒感已减轻，可以入睡。续服前方，局部皮损减轻，皮疹变平，抚之不碍手，部分痂皮脱落。外用冰黛三黄膏。前后共计治疗 1 个月余，痒感消失，局部皮肤已基本正常。

七、托里消毒饮

1. 组成

党参、茯苓、白术、川芎、当归、白芍、金银花、白芷、皂角刺、甘草、桔梗、黄芪。

2. 功效

补气养血，托毒消肿。

3. 主治

用于治疗疮疡体虚邪盛，脓毒不易外达，如皮肤久溃不敛、带状疱疹后神经痛病久不愈、慢性中耳炎、蝼蛄疖、甲沟炎、指甲周围炎等。

4. 组方特色

本方出自明代陈实功《外科正宗》："治痈疽已成不得内消者，宜服此药以托之，未成者可消，已成者即溃，腐肉易去，新肉易生，此时不可用内消泄气、寒凉等药，致伤脾胃为要。"消、托、补是外科内治的三大法，其中托法又分为透托与补托。托里消毒散是补托法的代表方。此由八珍汤去地黄，加黄芪、金银花、白芷、桔梗、皂角刺组成。方中八珍汤双补气血，地黄阴柔滋腻，不利邪脓外出，故去之；当归补血活血、排脓生肌，入肝经，为活血行气之要药；川芎血中之气药，可通达气血；白芍补血养阴，缓急止痛；党参补气健脾，加黄芪补气托毒排脓，正如《本草备要》言，黄芪"温分肉，实腠理，泻阴火，解肌热"，为"疮痈圣药"；白术、茯苓健脾利湿，二者合用，可增强党参、黄芪的补气作用；陈皮理气调中，与白术、茯苓共同调补脾胃，使脾胃健运；金银花清热解毒，为治疮疡要药；白芷、桔梗、皂角刺均能排脓托毒于外。诸药合用，托其毒，使邪有外出之机，邪盛者不致脓毒旁窜深溃；扶其正，使气血有生化之源，正虚者不致因攻邪而正气更伤，从而脓出毒泄，肿痛消退。用于疮疡体虚，不能托毒外达者正为合拍。《外科精义》说："凡为疡医，不可一日无补托二法。"可见补托法在外科上的重要性及其应用之广。

5. 方证要点

疮疡病久，伴有脾胃虚弱证，如少气懒言，食欲不振等。具体方证要点如下。

（1）素体偏虚。

（2）疮疡病久，久溃不敛。

（3）红肿焮痛或者身热凛寒。

（4）舌质淡，苔白，脉细无力。

6. 加减变化

热毒盛者，可加连翘，加强清热解毒之功效；少气懒言、食欲不振者，倍黄芪，加鸡内金，增强补气健脾和胃之功；疼痛明显者，加乳香、没药；恶风明显者，可加防风，倍黄芪，加强益气固表之力。还可根据不同部位，适当加入引经药，如上肢，可加桑枝；头面部，加蝉蜕；胁部，加柴胡；下半身，加川牛膝。

7. 使用禁忌

疮疡初期，红肿热痛者慎用。

8. 肖定远医案

刘某，男，65岁。2018年9月15日初诊。

头皮疖肿2个月余。患者2个月前过食辛辣刺激食物后，头皮出现毛囊发炎，微痛微痒，未重视治疗。搔抓后，个别化脓呈疖肿，且疖肿数量渐增多，部分脓液渗出，部分毛发脱落。自行服用抗生素（具体用药不详），但未治愈。辰下：后头皮偏枕突处可见红色丘疹、脓肿，部分溃破，结黄色脓痂，伴见疼痛，表情痛苦，精神疲乏，寐纳差，二便尚调。

查体：表情痛苦，精神疲乏，面色苍黄，后头皮偏枕突处可见大小不等的丘疹、脓肿数个，直径1~3cm，个别有波动感。挤压时有脓液溢出，相互窜痛，并见多数毛孔有脓液溢出。局部毛发稀少、脱落，且毛发易被拔除。

脉象：细弱。

舌象：舌质淡，苔薄白。

西医诊断：化脓性穿掘性头部毛囊周围炎。

中医诊断：疖病。

中医辨证：气血两虚，毒邪内蕴。

治则：补气养血，清热解毒。

处方：托里消毒饮加减。党参15g、茯苓15g、黄芪15g、白术9g、川芎6g、当归6g、白芍12g、金银花15g、蒲公英15g、白芷6g、浙贝母6g、皂角刺6g、桔梗12g、葛根15g、甘草3g。

外用大成膏。脓肿予火针处理。

二诊：服上方 7 剂后，脓肿基本消失，结痂未脱落，痛感已减轻，可以入睡。效不更方，予前方去蒲公英、皂角刺，继续服用 2 周。服药后炎症基本消失，遗留数个瘢痕性秃发斑。为巩固疗效，防止复发，予八珍汤加减，连服 2 周。随访 1 个月，未见复发。

第二节 流派经验方

一、祛湿方

（一）祛疣软坚汤

1. 组成

板蓝根、木贼、薏苡仁、蒲公英、赤芍、丹参、紫草、蜂房、牡蛎、乌梅、莪术、三棱。

2. 功效

解毒祛疣，活血软坚。

3. 主治

各类疣，如扁平疣、寻常疣、尖锐湿疣等。

4. 组方特色

本方为闽医萧氏中医皮肤科学术流派经验方，主要用于疣的治疗。方中的板蓝根、蒲公英清热解毒。板蓝根味苦，性寒，现代药理研究表明其有抗细菌、抗病毒、提高免疫力、抗肿瘤等作用，《滇南本草》载："敷诸疮肿毒，疥癞癣疮；祛风，消诸疮毒，散瘰疬结核"。木贼善疏风热，《玉楸药解》载："平疮疡肿硬，吐风狂痰涎。治痈疽瘰疬，疔毒，疖肿，汗斑，粉渣，崩中赤白诸证。"现代药理研究表明其具有抑菌、改善循环、镇静等作用。薏苡仁有利水渗透湿、除痹、排脓、解毒散结等作用，《本草纲目》载："薏苡仁阳明药也，能健脾，益胃。虚则补其母，故肺痿肺痈用之。筋骨之病，以治阳明为本，故拘挛筋急，风痹者用之。土能生水除湿，故泄痢水肿用之。"现代药理研究认为薏苡仁具有调节免疫、抗炎镇痛、抗肿瘤等作用。丹参、赤芍、紫草凉血解毒，活血化瘀。蜂房以毒攻毒、祛风止痒，与蒲公英等清热解毒药配伍，药力剧增，并可助防风止痒，缓解症状。煅牡蛎具有收敛固涩、制酸止痛、重镇安神、软坚散结功效；乌梅味酸，生津、敛肺、涩肠。牡蛎和乌梅合用，能加强软坚散结作用。三棱、莪术行气活血散瘀，现代药理研究表明其具有调节免疫、抗炎抗菌、抗凝等作用。方中重用薏苡仁以健脾渗湿，且有透表作用，可引药直达肌肤。凉血与活血合用，能散血而不耗血，牡蛎、乌梅与三棱、莪术合用，酸入肝经，能加强活血止痛、软坚散结之功效。合方既可清热解毒、利湿散风，又能软坚散结、活血化瘀，而达结散聚消之功。

5. 方证要点

皮疹以丘疹为主，有颜色皮色、淡红或者灰褐色，质或软或硬之特点。具体方证要点如下。

（1）丘疹皮损为主。

（2）皮损颜色皮色、淡红或者灰褐色。

（3）舌红或淡红，苔薄黄，脉弦。

6. 加减变化

肝火炽盛者，可加马齿苋、夏枯草，清肝泻火、软坚散结；瘊子色灰褐，质硬而难消者，可加郁金，行气活血、化瘀散结；瘊子皮色、质软者，可加生牡蛎、磁石软坚化积，重镇平肝潜阳。

7. 使用禁忌

脾胃虚弱，气血不足者慎用。

8. 肖定远医案

吴某，女，20岁。2018年5月20日初诊。

面部扁平丘疹1年余。患者1年前无明显诱因额头出现芝麻大小扁平丘疹，皮色，无瘙痒，未重视治疗，逐渐增多，额头、面颊亦出现扁平丘疹，如芝麻大小，皮色，个别有轻度瘙痒。自行外涂干扰素后，症状未改善，且有增多趋势，遂来我科求诊。辰下：额头、面颊两侧均有皮色扁平丘疹，轻度瘙痒，夜寐安宁，纳可，二便调。

查体：额头，面颊两侧均见扁平丘疹，如芝麻大小，皮色，散在分布，部分抓后同形反应，无抓破。

脉象：弦。

舌象：舌淡红，苔薄白。

西医诊断：扁平疣。

中医诊断：扁瘊

中医辨证：湿热毒结。

治则：清热利湿，解毒散结。

处方：板蓝根 12g、木贼 12g、薏苡仁 30g、蒲公英 15g、赤芍 15g、丹参 15g、紫草 15g、蜂房 3g、生煅牡蛎 30g（先煎）、乌梅 9g、莪术 9g、三棱 9g、刺蒺藜 9g、郁金 12g、甘草 3g。

二诊：服上方 14 剂后，皮损部分干瘪结痂，少部分脱落，痒感基本消失。纳眠可，效不更方。继予前方加减治疗近 2 个月，皮疹消失，瘙痒消失，未见瘢痕，诸证皆除，临床告愈。随访 1 年，无复发。

（二）健脾除湿汤

1. 组成

厚朴、苍术、薏苡仁、枳壳、鸡内金、防风、蝉蜕、地肤子、白鲜皮、土茯苓、槐花、紫草。

2. 功效

健脾和胃，清热利湿，疏风止痒。

3. 主治

用于治疗奶癣，乃胃强脾弱、湿热蕴蒸、复感风热邪毒、浸淫肌肤而成。

4. 组方特色

本方为四妙散加减而来。方中以厚朴、苍术、枳壳理气健脾，利湿和胃而导滞；薏苡仁健脾渗湿利水；鸡内金消食健胃化积，可使滞热得去，湿热得解；防风、蝉蜕、地肤子、白鲜皮祛风胜湿止痒；紫草凉血活血解毒；土茯苓、槐花清热利湿解毒。诸药合用，共奏健脾和胃、清热利湿、疏风止痒之功。奶癣患儿常胃肠积滞、湿热内蕴，故常以此方治疗。

5. 方证要点

奶癣如红斑、丘疹、水疱，或有糜烂、渗出湿热内蕴证、湿热下注证，兼有胃肠积滞之特点，多见腹胀纳差等。具体方证要点如下。

（1）小儿发病。

（2）胃强脾弱。

（3）腹胀纳差。

（4）舌红或淡红，苔薄黄腻，脉细。

6. 加减变化

奶癣皮损色红，滋流黄水者，可重用生地黄、牡丹皮，加金银花、黄芩，抗炎清热，凉血解毒；夜间吵闹不安者，可加夜交藤，宁心安神止痒；喜伏睡、磨牙者，可加白芍、地龙，养血柔肝兼清肝热；便秘不通者，可加瓜蒌，润肠通便。

7. 使用禁忌

脓疱疮之热毒炽盛者慎用。

8. 肖定远医案

廖某，男，2岁5个月。2019年6月15日初诊。

面部红斑、丘疹、糜烂伴瘙痒1年，加重1个月。患者1年前添加辅食时，误食海鲜，脸颊出现红色斑疹、丘疹，伴瘙痒，于社区门诊，予抗过敏及外涂激素类药膏，症状有改善，但家属担心西药副作用，自行停用后，症状反复发作。1个月前无明显诱因额头、头皮、面颊等处泛发红色丘疹、水疱，瘙痒明显，抓破后渗液，结浆液痂，遂来求诊我科。患儿母亲有过敏性鼻炎史。辰下：面部、头皮红色丘疹、水疱，抓破后糜烂，渗液，结浆液痂，瘙痒明显，夜间吵闹不安，纳可，大便不成形，每日2次。

查体：躁动不安，额头、头皮、面颊均见红色丘疹、水疱，部分抓破，糜烂、渗出，结浆液痂和血痂，有明显抓痕。

脉象：细弦。

舌象：舌淡红，苔薄白。

西医诊断：特应性皮炎。

中医诊断：奶癣

中医辨证：湿热内蕴。

治则：胃强脾弱，湿热蕴蒸。

处方：厚朴 3g、苍术 3g、薏苡仁 5g、枳壳 3g、鸡内金 6g、刺蒺藜 3g、蝉蜕 2g、白鲜皮 3g、土茯苓 5g、金银花 3g、紫草 3g、白芍 3g、地龙 2g、夜交藤 5g、甘草 1g。

嘱绿茶叶水加少许食盐外洗患处，每晚 1 次。外用复方紫草油。

二诊：服上方 7 剂后，瘙痒减轻，皮损颜色转淡，渗出液减少，可以入睡，纳可，大便不成形，每日 2 次。予前方，去金银花、枳壳，加神曲 3g、牡丹皮 3g。药后局部皮损明显减轻，瘙痒亦明显减轻，痂皮脱落。前后共计治疗 2 个月余，痒感消失，局部皮肤已基本正常。

（三）土槐止痒汤

1. 组成

土茯苓、槐花、萆薢、生地黄、赤芍、忍冬藤、白鲜皮、刺蒺藜、地肤子、甘草。

2. 功效

清热利湿，疏风止痒。

3. 主治

用于治疗湿疹、特应性皮炎、药物性皮炎、荨麻疹、丘疹性荨麻疹、脚癣、癣菌疹等。

4. 组方特色

本方为闽医萧氏中医皮肤科学术流派经验方。方中的土茯苓味甘、淡，性平，有解毒除湿、通利关节之功效，如《本草正义》载："土茯苓，利湿去热，能入络，搜剔湿热之蕴毒。"萆薢味苦，性平，归肝、胃、膀胱经，功能利湿去浊、祛风除湿，如《本草纲目》载："萆薢之功，长于祛风湿，所以能治缓弱顽痹、遗浊、恶疮诸病之属风湿者。"槐花苦，微寒，归肝、大肠经，入血敛降，体轻微散，具有凉血止血、清肝泻火之功效；生地黄具有清热滋阴、凉血养血之功效；赤芍苦，微寒，归肝经，具有清热凉血、活血祛瘀之功效；忍冬藤甘，寒，能通经活络、清热解毒。槐花、生地黄、赤芍、忍冬藤相伍，能血凉而不瘀，血行而不伤。白鲜皮、刺蒺藜、地肤子疏风止痒，利湿通络。甘草能调和诸药。合方具有清热利湿、疏风止痒之功效。

5. 方证要点

皮肤病如红斑、丘疹、水疱、风团，或有糜烂、渗出湿热内蕴证、湿热下注证等。具体方证要点如下。

（1）体格壮实。

（2）皮损糜烂或者有渗出。

（3）瘙痒。

（4）舌红或淡红，苔薄黄腻，脉滑。

6. 加减变化

阴囊湿疹、阴癣者，可加茵陈、川牛膝，清热利湿解毒，引药下行；瘙痒明显者，可加苦参、海桐皮，燥湿杀虫止痒；睡眠差，可加夜交藤宁心安神，或加珍珠母，重镇安神。红肿疼痛者，可加栀子、黄柏，增清热解毒之功；湿热下注，痔疮发作，肿痛出血者，可加胡黄连，清热利湿、凉血止血；创面晦暗、渗液糜烂者，可加泽兰、毛冬青、茵陈等利湿解毒，活血散血。本方还可煎汤外洗。

7. 使用禁忌

脾胃虚寒，泄泻不止者禁用。

8. 肖定远医案

刘某，男，35岁。2019年7月15日初诊。

双侧腹股沟皮疹伴瘙痒1年。患者1年前无明显诱因腹股沟处出现红色斑疹、丘疹，瘙痒明显，波及阴囊，抓破后少许渗液，自觉阴部潮湿。曾自行外用"皮炎平"软膏，症状未改善，且有扩大趋势。就诊外院，诊断为股癣，予"美克"治疗，症状缓解，但反复发作，遂来求诊。辰下：双侧腹股沟见暗红色斑疹、丘疹，表面覆少许鳞屑，瘙痒，夜间明显，无糜烂、渗液，寐安，纳可，二便调。

查体：形体偏胖，双侧腹股沟见暗红色斑疹、丘疹，沿边界扩大，下沿明显，中央色素沉着，表面覆少许糠秕样鳞屑，少量抓痕，无糜烂渗出。

真菌镜检提示：可见菌丝及孢子。

脉象：弦。

舌象：舌淡红，苔薄黄微腻。

西医诊断：股癣。

中医诊断：阴癣。

中医辨证：湿热下注。

治则：清热利湿，疏风止痒。

处方：土茯苓30g、槐花15g、萆薢12g、生地黄15g、赤芍15g、忍冬藤15g、白鲜皮12g、刺蒺藜9g、海桐皮15g、川牛膝12g、苍术12g、甘草3g。

外用咪康唑软膏。嘱洗完澡后及时擦干或电风吹吹干。

二诊：服上方7剂后，皮损颜色转淡，痒感减轻。续服前方7剂，皮疹减轻，遗留色素沉着，瘙痒消失，且无潮湿感。嘱继续外用咪康唑软膏2周。如有复发，予前方续服。随访3个月，无复发。

二、清热解毒方

皮炎合剂

1. 组成

金银花、连翘、紫草、赤小豆、生地黄、牡丹皮、赤芍、防风、蝉蜕、蒺藜、知母、生石膏、甘草。

2. 功效

清热凉血，疏风止痒，解毒消斑。

3. 主治

用于治疗风热疮，乃外感风热、内蕴血热、凝滞腠理所致。

4. 组方特色

本方为萧氏中医皮肤科学术流派常用经验方。方中金银花、连翘辛凉解表，清热解毒而不伤阴；紫草凉血解毒消肿；赤小豆解毒利水消肿；生地黄、赤芍、牡丹皮清热凉血，活血散瘀，解毒化斑；知母、生石膏清肺胃与肌肤之热，泻火除烦而不伤胃气；防风、蝉蜕、蒺藜清热祛风，胜湿止痒；甘草泻火解毒，调和诸药。合方共奏清热凉血、解毒消斑、疏风止痒之效。

5. 方证要点

皮肤病如红斑、丘疹、脱屑，伴有皮肤灼热、微痒微痛，或肿或不肿的风热外袭，内有蕴热、血热之特点。具体方证要点如下。

（1）实证热证。

（2）皮损红、热感。

（3）发病早期。

（4）舌红或淡红，苔薄黄，脉弦近数。

6. 加减变化

邪热炽盛，小便不利者，可加黄芩、淡竹叶，清热透散，祛湿解毒，除烦热利尿；皮损色暗，瘙痒无度者，可加苦参、地肤子、白鲜皮，加强消疹止痒之功。

7. 使用禁忌

素体虚寒，气血不足者禁用。

8. 肖定远医案

吴某，女，42岁。2019年10月14日初诊。

面部红色斑疹伴痒1个月，加重3天。患者1个月前换用新款洗面奶后，出现面部红色皮疹，灼热伴痒，局部有少许渗出。外院予激素口服，及抗过敏等对症处理后，症状基本消失。但自觉皮肤变得敏感，外洗或外涂以前常用产品后，容易出现红斑、丘疹及瘙痒等症状。3天前症状反复，遂来我院求中医治疗。辰下：前额、面颊红色斑疹、丘疹，少许脱屑，瘙痒，纳可，寐差，便干，溲调。

查体：前额、面颊等处可见红色斑疹、丘疹，表面脱细屑，部分融合成片，局部皮温升高，无抓痕、糜烂、渗液。

脉象：弦。

舌象：舌淡红，苔薄黄。

西医诊断：接触性皮炎。

中医诊断：面游风。

中医辨证：风热血热证。

治则：疏风清热，凉血解毒，疏风止痒。

处方：金银花15g、连翘12g、紫草15g、赤小豆30g、生地黄15g、牡丹皮12g、赤芍12g、防风5g、蝉蜕5g、蒺藜9g、酒大黄6g、生石膏12g、夜交藤15g、地骨皮12g、甘草3g。

外用加味白玉膏。照射红黄光1次（20min）。

二诊：服上方7剂后，皮损颜色转淡，部分消退，少许脱屑，痒感减轻，可以入睡。续服前方加减7剂后，皮疹消失，无瘙痒、脱屑。外用加味白玉膏。前后用药14剂诸症皆除，局部皮肤已基本正常。随访1个月无复发。

三、祛风方

（一）祛风止痒汤

1. 组成

桑叶、菊花、蝉蜕、刺蒺藜、白僵蚕、蜂房、生地黄、赤芍、牡丹皮、甘草。

2. 功效

疏风止痒。

3. 主治

发生于头面部的皮肤疾病，如脂溢性皮炎、过敏性皮炎、激素依赖性皮炎、头皮银屑病、颈部神经性皮炎等。

4. 组方特色

本方为经验方。桑叶归肺、肝经，能疏散风热，清肺润燥，清肝凉血，如《本草从新》载："滋燥，凉血，止血。"菊花归肺、肝经，善散风清热，平肝明目，《日华子本草》载："利血脉，治四肢游风，心烦，胸膈壅闷，并痛毒，头痛。"桑叶和菊花为常用对药，皆入肺、肝经，能疏风清热，平肝凉血。蝉蜕归肺、肝经，散风除热，利咽，透疹，解痉。刺蒺藜归肺、肝经，《本草再新》载："镇肝风，泻肝火，益气化痰，散湿破血，消痈疽，散疮毒。"白僵蚕归肺、肝经，善祛风定惊，化痰散结。蜂房具有祛风、攻毒、杀虫、止痛之功效。蝉蜕、白僵蚕、蜂房合用，增强祛风止痒、清热解毒之功效。生地黄清热滋阴、凉血养血。赤芍苦，微寒，归肝经，有清热凉血、活血祛瘀之功效。牡丹皮清热凉血，活血化瘀，功善治血中伏火，清血分之热。甘草调和诸药。合方能疏风通络止痒，清热凉血解毒。

5. 方证要点

以风热、血热为主证，发生于头面颈部，可见红色斑疹、丘疹、干燥、脱屑、瘙痒等。具体方证要点如下。

（1）体质壮实。

（2）发于上焦为主。

（3）风热血热为主证。

（4）舌红或淡红，苔薄黄，脉弦。

6. 加减变化

头发油腻者，可加荷叶、焦山楂；瘙痒明显者，可加白鲜皮、苦参、地肤子，燥湿杀虫止痒；红疹化脓者，可加金银花、连翘、蒲公英，增清热解毒之功；面部红焮热者，可加石膏、知母，加强清热养阴泻火；面部干燥绷紧感者，可加太子参、麦冬、五味子，加强养阴清热润燥之功。本方还可煎汤外洗。

7. 使用禁忌

气血亏虚，脾胃虚弱者慎用。

8. 肖定远医案

高某，男，33 岁。2018 年 5 月 15 日初诊。

头皮脱屑伴痒 3 年余。患者 3 年前过食肥甘厚味，生活无规律，出现头发易油，头皮屑增多，偶有红色疹子，伴瘙痒，无化脓，无脱发。曾经外院诊断为脂溢性皮炎，予"采乐"外洗，症状反复发作，停药后症状又恢复。辰下：头皮红色丘疹，糠秕状鳞屑，头发偏油，瘙痒；鼻翼两侧亦见红色斑疹和皮屑。伴大便不成形，每日 2~3 次，无便前腹痛，口干，寐安，小便调。

查体：头皮可见糠秕状鳞屑，个别红色丘疹，头发油，无脓点，无脱发；鼻翼两侧亦见红色斑疹，上覆糠秕样皮屑。

脉象：弦。

舌象：舌淡红，苔薄黄。

西医诊断：脂溢性皮炎。

中医诊断：白屑风。

中医辨证：风湿热证。

治则：疏风清热，利湿止痒。

处方：桑叶 15g、菊花 12g、蝉蜕 6g、刺蒺藜 9g、白僵蚕 5g、蜂房 5g、生地黄 15g、赤芍 15g、牡丹皮 12g、荷叶 15g、焦山楂 30g、蒲公英 15g、神曲 12g、槟榔 6g、甘草 3g。

外用复方白鲜皮酊。

二诊：服上方 14 剂后，头皮屑变少，红色丘疹基本消失，瘙痒明显减轻，大便成形，每日 1~2 次。前方去蒲公英、槟榔，加山药 30g，续服 14 剂，自觉头皮油脂减少，脱屑明显减轻，无瘙痒，无红色丘疹。外用复方白鲜皮酊。前后共计治疗 1 个月余，痒感消失，局部皮肤已基本正常。

（二）五毒散

1. 组成

蕲蛇、蜈蚣、全蝎、蜂房、蟾酥。

2. 功效

搜风通络，攻毒散结。

3. 主治

顽固性皮肤病，如慢性湿疹、皮肤淀粉样变、掌趾角化病、牛皮癣等。

4. 组方特色

蕲蛇味甘、咸，性温，善祛风湿、散风寒、舒筋活络。蜈蚣性温，味辛，有毒，具有息风镇痉、攻毒散结、通络止痛之功能。《本草纲目》载蜈蚣："治小儿惊痫风搐，脐风口噤，丹毒，秃疮，瘰疬，便毒，痔漏，蛇瘕、蛇瘴、蛇伤。"全蝎辛，平，息风镇痉，通络止痛，攻毒散结，正如张寿颐曰："其能治风者，盖亦以善于走窜之故，则风淫可祛，而湿痹可利。"全蝎、蜈蚣相须为用，息风解毒，通络散结，功效倍增。《医学衷中参西录》载："蝎子，善入肝经，搜风发汗……其性虽毒，转善解毒，消除一切疮疡，为蜈蚣之伍药，其力相得益彰也。"蜂房甘，平，善祛风、攻毒、杀虫、止痛，多用于疮疡肿毒、乳痈、瘰疬、皮肤顽癣、鹅掌风、牙痛、风湿痹痛诸病，与蕲蛇相配伍能增强祛风、攻毒、杀虫、通络之力。蟾酥味甘、辛，性温，具有解毒、消肿、强心、止痛之功效，如《本草纲目》记载："治发背疗疮，一切恶肿。"五种药物皆有毒性，然亦为血肉有情之品，唐容川《本草问答》谓"动物之功利，尤甚于植物"。清代吴鞠通说："以食血之虫，飞者走络中气分，走者走络中血分，可谓无微不入，无坚不破。"合方共奏搜风通络、攻毒散结之效，有"追拔沉混气血之邪"之疗效。

5. 方证要点

顽固性皮肤病，病程长，具有皮损肥厚、干燥、皲裂、瘙痒明显等表现。具体方证要点如下。

（1）病程长。

（2）顽固性皮肤疾病。

（3）皮损肥厚、顽固性结节。

（4）舌红或淡红，苔薄黄腻，脉弦。

6. 加减变化

病发上肢者，可加桑枝、防己；瘙痒明显者，可加白鲜皮、苦参，燥湿止痒；红肿疼痛者，可加栀子、黄柏，增清热解毒之功；皮损干燥、皲裂者，可加四物汤、何首乌等，养血润燥。还可根据不同部位，适当加入引经药，如发于肩背者，可加葛根；下肢者，可加川牛膝。本方虫类药有毒，使用注意中病即止，必要时查肝肾功能。

7. 使用禁忌

对虫类药过敏者慎用。

8. 肖定远医案

郑某，男，65 岁。2018 年 5 月 18 日初诊。

手指掌皮肤肥厚、干燥伴瘙痒 5 年。患者为建筑工人，平素常接触水泥等建筑材料，5 年前双侧手掌指出现红色丘疹、水疱，瘙痒明显，自行外用"派瑞松"等药膏后，症状无明显改善，病情逐渐加重，手掌指皮肤由丘疹、水疱、渗液逐渐变为干燥、脱屑、肥厚、皲裂，又痒又痛，手握冰块方可暂时改善，影响生活，苦不堪言，遂来我科求诊中医治疗。辰下：双手指掌皮肤干燥、粗糙、肥厚，部分裂开，又痒又痛，夜寐差，食纳可，二便自调。

查体：双手指掌皮肤色暗、干燥、脱屑，抚之肥厚、粗糙，部分裂开，无水疱，无糜烂渗液。

真菌镜检：未见菌丝及孢子。

脉象：弦。

舌象：舌淡红，苔薄黄腻。

西医诊断：慢性湿疹。

中医诊断：鹅掌风。

中医辨证：湿毒蕴肤。

治则：搜风通络止痒，清热利湿解毒。

处方：蕲蛇 6g、蜈蚣 1 条、全蝎 3g、蜂房 3g、桑枝 15g、土茯苓 30g、白鲜皮 12g、海桐皮 15g、苦参 15g、连翘 9g、赤小豆 30g、首乌藤 18g、珍珠母 30g（先煎）、牡蛎 30g（先煎）、牡丹皮 12g、甘草 3g。

外用加味疯油膏。

二诊：服上方 5 剂后，瘙痒减轻，痛感仍有，皮损较前稍好转，裂口减少。续服前方，外涂除加味疯油膏外，加用百多邦涂裂口。又 5 剂，局部皮损明显减轻，裂口消失，皮肤较前滋润，瘙痛不明显，能入睡。停用五毒散，改丹元饮加减，养血润燥，疏风止痒。继续外用加味疯油膏，裂口已愈合，加徐长卿醋泡合剂浸泡双手，每晚 1 次，每次 30min。随证加减，调治 3 个月，皮肤基本恢复正常。随访半年，无复发。

四、理血方

（一）活血散瘀汤

1. 组成

当归、赤芍、桃仁、牡丹皮、枳壳、苏木、酒大黄、丹参、泽兰、毛冬青。

2. 功效

活血，通络，逐瘀。

3. 主治

丹毒、结节性红斑、静脉炎、脉管炎、带状疱疹后神经痛、皮下瘀血、跌扑损伤、瘀血胀痛等。

4. 组方特色

本方是以明代陈实功《外科正宗》活血散瘀汤为借鉴而化裁的经验方。功在活血通络逐瘀。当归善活血通络，补血调经；赤芍清热凉血，活血祛瘀。二者合用能清热凉血，活血消肿，行瘀止痛。枳壳能理气行滞。桃仁能破血行瘀止痛，解毒杀虫，《本草秘录》载："桃仁活血通经之痛。"苏木有活血祛瘀通经功效，《日华子本草》载苏木："治妇人血气心腹痛……排脓止痛，消痈肿，烫伤疼痛，及积聚、瘿瘤等。"牡丹皮具有清热凉血、活血化瘀、退虚热等功效，正如《本经疏证》载："牡丹皮入心，通血脉中壅滞与桂枝颇同，特桂枝气温，故所通者血脉中寒滞，牡丹皮气寒，故所通者血脉中热结。"酒制大黄泻下力缓，能泻火解毒，行瘀通经。丹参具有活血祛瘀、通经止痛、清心除烦、凉血消痈之功效。泽兰能活血通经，利水消肿。毛冬青有清热解毒、活血通脉之功效，善治血栓闭塞性脉管炎、丹毒、烫伤。本方以活血通络为主导，牡丹皮、丹参、酒大黄、毛冬青又能清热解毒，如《深师方》载："用牡丹皮，同当归、熟地黄则补血；同桃仁则破血。"诸药合用，活血而不耗血，凉血而不致瘀；古语有云："治血先理气，气通则血行。"方中枳壳理气行滞蕴含此意，合方共奏活血逐瘀、通络止痛之效，而针对血热、瘀毒之证。

5. 方证要点

皮肤病如红、肿、热、痛、瘀等血热瘀阻、瘀血内停等证。具体方证要点如下。

（1）体格壮实。

（2）红、肿、热、痛、瘀等。

（3）舌红或暗红，苔薄黄，脉弦涩。

6. 加减变化

疼痛发于头面者，可加川芎；发于上肢者，可加桑枝；发于下腹部者，可加延胡索、青皮；发于下肢者，可加川牛膝。气滞者，可加郁金、香附；热毒盛者，可加金银花、连翘；血热盛者，可加水牛角。

7. 使用禁忌

风热表证者慎用。

8. 肖定远医案

胡某，女，22岁。2017年6月20日初诊。

双下肢红色结节伴疼痛1年，加重5天。患者于1年前因雨天外出，回家后出现双下肢红色结节、压痛，无内脓，无破溃。于外院诊断结节性红斑，予抗炎、抗感染等治疗，症状缓解，但停药后，症状反复发作，甚为痛苦，遂来求诊中医治疗。现见双下肢红色结节边界清楚、压痛、无溃破，纳寐差，二便调。

查体：双下肢可见红色、暗红色结节隆起，如花生至鸽蛋大小，边界清楚，抚之突起皮面，质硬，压痛明显，无波动感，无破溃。

脉象：弦涩。

舌象：舌暗红，苔薄黄。

西医诊断：结节性红斑。

中医诊断：瓜藤缠。

中医辨证：湿热瘀阻。

治则：清热利湿，活血化瘀，通络止痛。

处方：土茯苓30g、当归尾6g、赤芍15g、桃仁12g、牡丹皮12g、枳壳9g、苏木3g、丹参15g、泽兰12g、毛冬青12g、川牛膝12g、连翘9g、赤小豆30g、槟榔9g、鸡内金12g、甘草3g。

外用加味金黄散（调白米醋），每晚1次。

二诊：服上方5剂后，皮损颜色转淡，疼痛减轻，部分留下色沉，食纳可，夜安眠。续服前方加减治疗，皮损基本消退。外用加味金黄散，白米醋改为葱酒（福建老酒加连根葱炖后而成）。前后共计治疗近 3 个月余，局部皮肤已基本正常，无反复。

（二）养血止痒汤

1. 组成

白芍、熟地黄、制首乌、当归、大血藤、刺蒺藜、地肤子、白鲜皮、甘草。

2. 功效

养血，润燥，止痒。

3. 主治

用于治疗血虚风燥所致的皮肤疾病，如慢性湿疹、特应性皮炎、脂溢性皮炎、老年瘙痒症、局限性和泛发性神经性皮炎、银屑病、冬季瘙痒、脱发等。

4. 组方特色

本方为四物汤基础上，化裁而来的经验方。方中白芍养血调经，敛阴止汗，柔肝止痛，平抑肝阳；熟地黄善滋阴，补血；制首乌补益精血，乌须发，强筋骨，补肝肾；当归补气和血，调经止痛，润燥滑肠。四药合用能养血活血、通络和营，取"治风先治血，血行风自灭"之意。大血藤通经活络，散瘀痛，理气行血；刺蒺藜散风，行血，止痒；地肤子祛风止痒，清热利湿；白鲜皮清热燥湿、祛风解毒；甘草调和诸药。合方共奏养血润燥，祛风止痒之功。

5. 方证要点

以血虚风燥为主的皮肤疾病，皮肤呈现干燥不润泽、粗糙、肥厚、苔藓样变，或肤表干枯似鱼鳞，上覆糠秕状鳞屑，伴见瘙痒，夜间尤重等状。具体方证要点如下。

（1）神情倦怠。

（2）皮肤干燥、脱屑。

（3）瘙痒夜间明显。

（4）舌质淡红有裂纹，苔少，脉虚细数。

6. 加减变化

皮肤粗糙顽厚，久病不愈者，可加乌梢蛇、蝉蜕祛风通络止痛，内走脏腑，外彻皮肤，能收一切皮肤风邪；伴气虚者，可加党参、黄芪，健脾益气；大便秘结者，可加酒大黄攻下通便、散瘀通络；烦躁不能眠者，可加夜交藤、合欢皮宁心安神、息风除烦，合欢皮又能以皮达皮，具引药表达之功；情志抑郁者，可加柴胡疏肝理气。

7. 使用禁忌

湿热内蕴者应禁用。

8. 肖定远医案

侯某，男，75岁。2019年11月20日初诊。

全身皮肤瘙痒3年，加重1个月。患者3年前无明显诱因出现躯干、四肢等处皮肤瘙痒，未见皮损。曾经外院诊断为老年瘙痒症，予抗炎、抗过敏等治疗，外用卤米松软膏，症状能缓解，但停药后症状反复。每年秋冬发病，春夏缓解。1个月前症状又发作，瘙痒明显，影响睡眠，遂来门诊就诊。辰下：躯干、四肢皮肤干燥，瘙痒，抓痕明显，余未见异常。寐差，纳尚可，大便干，小便调。

查体：躯干、四肢均见皮肤干燥、脱细屑，明显抓痕，结血痂。

脉象：细弦。

舌象：舌淡暗红，苔薄。

西医诊断：老年性瘙痒。

中医诊断：风瘙痒。

中医辨证：血虚风燥。

治则：养血润燥，疏风止痒。

处方：白芍15g、熟地黄15g、制首乌15g、当归6g、黄芪15g、大血藤15g、刺蒺藜9g、地肤子15g、白鲜皮12g、夜交藤18g、仙鹤草15g、白茅根15g、酒大黄6g、甘草3g。

外用复方紫草油。

二诊：服上方 7 剂后，皮肤瘙痒减轻，可以入睡，大便通畅。予前方去酒大黄，加赤芍加强清热凉血，活血祛瘀之作用。前后共计治疗 2 个月余，瘙痒消失，皮肤已基本正常。

（三）丹元饮

1. 组成

丹参、元参、当归、赤芍、益母草、鸡血藤、牡丹皮、甘草。

2. 功效

养血润燥，活血通络，凉血解毒。

3. 主治

老年瘙痒症、脂溢性皮炎、玫瑰糠疹、银屑病、神经性皮炎、鱼鳞病等。

4. 组方特色

本方为经验方。方中丹参具有养血活血通络、凉血清心除烦、消痈等功效，据《别录》中载丹参"养血，去心腹痼疾结气，腰脊强脚痹，除风邪留热。久服利人"，故古有"一味丹参，功同四物"的谚语；当归补气和血，调经止痛，润燥滑肠；元参能补肾滋阴益精，凉血泻火解毒，如《本草新编》载元参："入肺、肾、胃三经，强阴益精，补肾明目。"赤芍有清热凉血、活血祛瘀的功效。丹参、当归、元参、赤芍合用能养血滋阴而润燥，凉血解毒而消痈，活血通络而治风。益母草具有活血调经、清热解毒、利尿消肿之功效；鸡血藤则能活血补血，调经止痛，舒筋活络。丹参、益母草、鸡血藤合用，能养血活血止痒，使粗糙肥厚之皮损，得以润薄软柔，并共奏"治风先治血，血行风自灭"之效。牡丹皮具有清热凉血、活血化瘀、退虚热等功效；甘草调和诸药。故合方能奏养血润燥、活血通络、凉血解毒之功效。

5. 方证要点

皮肤病中以干燥、脱屑为主的，如老年瘙痒症、脂溢性皮炎、玫瑰糠疹、银屑病、神经性皮炎等。具体方证要点如下。

（1）素体血虚。

（2）皮肤干燥、脱屑。

（3）无渗出、糜烂。

（4）舌红或淡红，苔薄，脉细。

6. 加减变化

瘙痒明显者，可加全蝎，善能走窜，消肿散结，止痛止痒；伴有热者，可加金银花、紫草，清热泻火解毒；纳差，乏味者，可加陈皮、茯苓，理气健脾，燥湿调中；食积者，可加鸡内金，消食健胃化积；大便秘结者，可加酒大黄攻下通便，同时活血通瘀，解毒泄热，具有釜底抽薪之妙；寐差者，可加夜交藤，养血安神止痒。

7. 使用禁忌

湿热内蕴者慎用。

8. 肖定远医案

郑某，男，48 岁。2018 年 10 月 5 日初诊。

躯干部暗红色皮疹、脱屑伴微痒 2 个月。患者 2 个月前无意中发现左侧腋下起 2 块淡红色斑片，无自觉症状，未重视。过 3 天后发现原先见到的淡红色斑片逐渐增大成椭圆形大斑疹，边缘微高起，中央有糠秕样细屑，微痒感。7 天后又发现前胸后背密布形态相似的皮损，微痒，伴口干，夜寐一般，纳可，便调，遂来我院就诊。

查体：左侧腋下 2 块椭圆形，直径 2~3cm 皮疹，暗红色，边缘微突起，上有薄鳞屑，其长轴与肋骨方向平行排列。附近亦见形态相似暗红斑，大小不一，呈椭圆形或圆形，斑片上亦可见到少量细薄皱纹、纸状鳞屑，散在分布，互不融合，发生于胸背腋下及肋骨的皮疹其长轴亦是多见与肋骨方向平行排列，皮疹之间可见正常皮肤。

脉象：细弦。

舌象：舌淡红，苔薄白。

西医诊断：玫瑰糠疹。

中医诊断：风热疮。

中医辨证：血燥生风。

治则：养血润燥，疏风止痒，清热凉血。

处方：丹参 15g、元参 15g、当归 6g、赤芍 15g、鸡血藤 15g、生地黄 15g、牡丹皮 12g、连翘 9g、紫草 12g、刺蒺藜 9g、地肤子 12g、石斛 15g、甘草 3g。

外用加味白玉膏。

二诊：服上方 7 剂后，皮损颜色转淡，部分消退，痒感、口干消失，可以入睡。效不更方，予上方 7 剂续服后，皮疹基本消失，无脱屑，部分遗留色沉。外用加味白玉膏。予丹元饮原方巩固疗效，前后共计治疗 1 个月余，皮肤已基本正常。

（四）凉血解毒汤

1. 组成

土茯苓、槐花、紫草、生地黄、牡丹皮、赤芍、忍冬藤、白鲜皮、刺蒺藜、乌梢蛇、甘草。

2. 功效

清热凉血，解毒祛瘀，疏风止痒。

3. 主治

用于治疗银屑病、玫瑰糠疹、脂溢性皮炎、药疹、湿疹等。

4. 组方特色

本方为经验方。方中土茯苓善解毒，除湿，通利关节，《本草正》载："疗痈肿、喉痹，除周身寒湿、恶疮。"槐花具有凉血止血、清肝泻火之作用，为凉血要药，《本草正》载："凉大肠，杀疳虫。治痈疽疮毒，阴疮湿痒，痔漏，解杨梅恶疮，下疳伏毒。"紫草清热解毒，除湿利湿，凉血化斑，《本草纲目》载："治斑疹、痘毒，活血凉血，利大肠。"土茯苓、槐花、紫草合用具有清热解毒、除湿利湿、凉血化斑之功效。生地黄清热凉血，养阴生津，故生地黄凉血能润肤而去燥，养阴能滋肾而固本；赤芍主入肝经，是血分要药，可清热凉血，散瘀止痛，血行则热自止；牡丹皮能清热凉血，活血化瘀，善去血中之火，又可破血行血。三者合用能清热凉血，活血化瘀，养血和血。忍冬藤具有清热解毒、疏风通络之功，如《本草纲目》载："治一切风湿气及诸肿毒，痈疽疥癣，杨梅恶疮，散热解毒。"白鲜皮、蒺藜疏风清热，胜湿止痒。乌梢蛇祛风通络，解毒止痒，《药性论》载："治热毒风，皮肤生疮，眉须脱落，瘑痒疥等。"甘草解毒和中，调和诸药。合方共奏清热凉血、解毒祛瘀、疏风止痒之功效。

5. 方证要点

皮肤病如红斑、丘疹、脱屑、瘙痒、血痂等风热毒蕴之证，或有渗出湿热内蕴证等。具体方证要点如下。

（1）体格壮实。

（2）风热毒蕴证。

（3）湿热内蕴证。

（4）舌红或淡红，苔薄黄腻，脉滑。

6. 加减变化

大便干结者，可加酒大黄，通便泻火，活血散瘀，达釜底抽薪之功，助邪毒从大便走；小溲不利，溺时灼热者，可加车前草，清热利湿通淋，使邪毒从小便出；痒者，可加全蝎、蜂房、僵蚕，增强乌梢蛇祛风解毒止痒之力；久病伤津耗血，见皮损肥厚，干燥脱屑者，可加当归、白芍，养血滋阴。

7. 使用禁忌

气血亏虚，脾胃虚弱者慎用。

8. 肖定远医案

张某，男，25 岁。2019 年 8 月 20 日初诊。

全身红色斑疹，伴鳞屑半个月。患者半个月前因扁桃体发炎后，出现躯干、四肢红色丘疹、斑疹，上有鳞屑覆盖，呈点滴状。自行外用卤米松软膏，症状能改善。今为求进一步诊治，遂来门诊求诊。辰下：躯干、大腿可见红色丘疹、斑疹，上面覆银白色鳞屑，微痒，口干，寐安，纳可，二便尚调。

查体：前胸、后背、腹部、大腿均见红色丘疹、斑疹，零星散在，不融合，上面覆盖鳞屑，刮之可见薄膜现象及点状出血。

脉象：弦。

舌象：舌红，苔薄黄。

西医诊断：点滴状银屑病。

中医诊断：白疕。

中医辨证：风热血热证。

治则：清热凉血，疏风止痒。

处方：土茯苓 15g、槐花 15g、紫草 15g、生地黄 15g、牡丹皮 12g、赤芍 15g、忍冬藤 15g、白鲜皮 12g、刺蒺藜 9g、仙鹤草 15g、白茅根 15g、甘草 3g。

外用复方紫草油。

二诊：服上方 14 剂后，皮损颜色转淡，鳞屑减少，痒感消失。效不更方，予上方继续服用 14 剂，外用复方紫草油。前后治疗 1 个月皮肤症状均消失。

（五）养血祛斑汤

1. 组成

制首乌、墨旱莲、桑椹、灵芝、淫羊藿、菟丝子、补骨脂、白芷、白及、白蒺藜、山楂、木贼、薏苡仁、蒲公英、赤芍、丹参、紫草。

2. 功效

养血，滋肾，祛斑。

3. 主治

用于治疗面部斑，如黄褐斑、雀斑等。

4. 组方特色

方中制首乌善益精血，补益肝肾，又可乌须发，强筋骨；墨旱莲能滋补肝肾，凉血止血；桑椹具有补肝、滋肾、息风、滋液之功效；灵芝为滋补强壮要药，能补肾、健脑、消炎。制首乌、墨旱莲、桑椹、灵芝四药合用，补血滋阴，补肝益肾。淫羊藿善补肾阳，强筋骨，祛风湿；菟丝子具有滋补肝肾、固精缩尿之功效；补骨脂温肾助阳，纳气，止泻。淫羊藿、菟丝子、补骨脂合用补益肾阳，强筋健体。以上诸药主要从肾入手，既能补益肝肾、滋阴养血，又可温肾助阳，强筋健体，达到阴阳双补，固先天之本，益后天之虚。白芷能散风除湿、通窍止痛、消肿排脓，《神农本草经》中说能"长肌肤、润泽颜色"。白及入肺经，能补肺、止血、消肿、生肌、敛疮，美容作用能润泽肌肤；白蒺藜入肝经，具有平肝解郁、活血祛风等作用。白芷、白及、白蒺藜均能入肺、肝二经，为美容要药，可散风通络、润泽肌肤，而取之"白"。山楂能入肝经，行气散瘀，消食健胃；木贼入肺、肝二经，主散风热，退目翳；薏苡仁能走肺经，渗湿除痹，健脾止泻，清热排脓；蒲公英清热解毒，消肿止痛；赤芍、丹参、紫草凉血活血，散瘀祛斑。合方具有补益肝肾、养血活血、散瘀祛斑之功效。方中"白"与"黑"相伍为用，内可达先天之本，外可走肌腠之表，补泻兼并，合用则固本治标，而具有祛斑之功；养血、凉血和活血并用，使血中之热得去，而不留瘀；瘀斑去，而不动血、伤血和耗血。

5. 方证要点

面部斑，如黄褐斑、雀斑、色素沉着、日晒斑等。具体方证要点如下。

（1）色斑发于面部。

（2）面色黑或者黄。

（3）腰膝酸软。

（4）舌淡红或暗红，苔薄，脉弦涩或细弱。

6. 加减变化

血热炽盛者，可加水牛角，增凉血解毒之力；热毒壅盛，甚则神昏者，可加安宫牛黄丸等，解毒开窍醒神；大便秘结者，可加酒大黄，清热泻火通便，活血散瘀；烦躁不安，夜不能寐者，可加夜交藤，宁心安神；痒甚者，可加全蝎、地龙，平肝疏风止痒。

7. 使用禁忌

热毒炽盛，脾胃虚弱者慎用。

8. 肖定远医案

兰某，女，42 岁。2018 年 9 月 20 日初诊。

面部褐黄色斑疹已 3 年。患者在 3 年前产后 1 个月即出现两颧部浅褐色斑片，表面无鳞屑，无痒感，未重视治疗，斑逐渐扩大、加深，色由初时浅转变为深色斑片，两颧部、鼻根、颞部、额部均有。曾自服"维生素 C""六味地黄丸""逍遥丸"，并定期到中医美容诊所洗脸、祛斑等，改善不明显，遂来我处求诊。辰下：面部深褐色斑片，两侧对称，边界清晰，口干不苦，寐差，头晕，急躁易怒，耳鸣，腰酸膝软，神疲无力，月经尚调，饮食一般，二便尚可。

查体：两颧部、鼻部、颞部、额头均见对称性黄褐色斑片，呈蝶状，边界清晰，以两颧部为主，且斑片深。

脉象：弦。

舌象：舌暗红，苔薄黄。

西医诊断：黄褐斑。

中医诊断：黧黑斑。

中医辨证：肝肾阴虚，气滞血瘀。

治则：滋补肝肾，调和气血，活血祛斑。

处方：制首乌 15g、墨旱莲 15g、桑椹 15g、灵芝 9g、淫羊藿 15g、菟丝子 18g、补骨脂 5g、白芷 6g、白及 6g、白蒺藜 9g、山楂 18g、木贼 9g、薏苡仁 15g、夏枯草 12g、赤芍 12g、丹参 18g、紫草 12g、地龙 6g。

外用喜疗妥软膏。嘱防晒。

二诊：服上方 14 剂后，黄褐斑颜色较前转淡，耳鸣、腰酸痛减轻，可以入睡，月经正常，口不干苦。效不更方，将夏枯草改白茯苓 15g。前后调治 2 个月余，斑片基本消失，神清气爽，神采奕奕，甚是满意。

（六）通络止痛散

1. 组成

川芎、防风、乌梅、续断、木瓜、羌活、天麻、秦艽、威灵仙、红花、茯苓、薏苡仁。

2. 功效

祛风除痹，温阳通络，活血止痛。

3. 主治

风湿痹痛为主症，如系统性红斑狼疮、皮肌炎、硬皮病、干燥综合征等免疫相关疾病及肩周炎、腰腿痛等。

4. 组方特色

本方为经验方。方中川芎辛温香燥，走而不守，既能行散，上行可达巅顶；又入血分，下行可达血海，故川芎善活血行气，祛风止痛。防风味辛、甘，性温，有发汗解表、祛风镇痛作用。乌梅味酸、涩，性平，归肝、脾、肺、大肠经，能祛风湿，利关节，生津，涩肠，如《神农本草经》曰乌梅："其主肢体痛，偏枯不仁者，盖因湿气浸于经络，则筋脉弛纵，或疼痛不仁；肝主筋，酸入肝而养筋，肝得所养，则骨正筋柔，机关通利而前证除矣。"续断性微温，味苦、辛，归肝、肾经，有补肝肾、强筋骨、续折伤、止崩漏的功效，《滇南本草》载："补肝，强筋骨，定经络，止经中（筋骨）酸痛。"木瓜味酸，性温，有舒筋活络、和胃化湿的功效，《食物本草》中载："主利气，散滞血，疗心痛，解热郁。"羌活其性温，解表散寒，祛寒湿。川芎、羌活、防风、乌梅、木瓜合用，解表祛湿，祛风止痛，辅予续断强筋健骨，以固其本。天麻味甘，性平，归肝经，具有息风止痉、平抑肝阳、祛风通络的功效。秦艽味辛、苦，性平，归胃、肝、胆经，善祛风湿，清湿热，止痹痛；威灵仙味辛、咸，性温，归膀胱经，有祛风湿、通经络的作用。秦艽、威灵仙为对药，主祛风湿、通经络、止痹痛。红花活血通经，散瘀止痛。茯苓味甘、淡，性平，归心、肺、脾、肾经，利水渗湿，健脾，宁心，《本草纲目》

载："茯苓气味淡而渗，其性上行，生津液，开腠理，滋水源而下降，利小便，故张洁古谓其属阳，浮而升，言其性也；东垣谓其为阳中之阴，降而下，言其功也。"薏苡仁味甘，性微寒，消水肿，润泽肌肤，利肠胃。茯苓、薏苡仁虽为健脾利水之品，然"诸痉项强，皆属于湿"，顽痹湿阻、利水祛湿之品不可缺也。合方寒温并用，补泻相伍，共奏温经散寒、活血通络、健脾除湿、调和营卫之效，使营卫气血运行通畅，则病邪自除。

5. 方证要点

风湿痹着之症，如有肌肉、筋骨、关节等酸痛、麻木、重着、伸屈不利，甚或关节肿大灼热等。具体方证要点如下。

（1）风湿痹着为主症。

（2）结缔组织相关性疾病。

（3）寒热皆可。

（4）舌淡红，苔薄微腻，脉弦涩。

6. 加减变化

畏寒恶风者，可加玉屏风，健脾益气固表；皮损暗红质硬者，可加苏木、丹参、鸡血藤，活血通络；夜寐不安，烦躁不眠者，可加夜交藤，宁心安神，祛风通络；兼有湿热者，加茵陈、豨莶草、老鹳草等。还可根据不同部位，适当加入引经药，如头部，可加钩藤；上肢，可加桑枝、防己；下肢，可加川牛膝。

7. 使用禁忌

气血两虚，热毒炽盛者慎用。

8. 肖定远医案

吴某，女，48 岁。2017 年 4 月 22 日初诊。

面部、双手足红斑、丘疹伴痛半年。患者于半年前右手指指尖出现红斑、丘疹，自觉疼痛。随后双手手指及手背出现类似皮疹，指尖较为密集，自觉疼痛，伴见出现四肢关节疼痛，晨起明显。患者就诊当地医院，考虑为真菌性感染，予抗真菌外用药物治疗，病情无缓解，后就诊我院风湿科门诊。

查自免全套：抗核抗体（antinuchear antibody，ANA），抗 SSA 抗体（anti-SSA antibody），抗 SM 抗体（anti-SM antibody）均阳性。抗链球菌溶血素 O 试验（anti-streptolysin O test）、类风湿因子（rheumatoid factor，RF）无异常。

诊断为系统红斑狼疮。予抗炎、抗感染、保胃等治疗，症状有改善，但皮疹无明显消退。为求进一步治疗，转诊我科。辰下：双手足散见红斑、丘疹，自觉疼痛，双肩关节、膝关节疼痛，早晨明显，偶有腰酸痛，口干，纳可，寐差，二便调。

查体：神清，精神尚可，双手足散见暗红色斑疹、丘疹，密集散在，无脓疱、溃破，无口腔溃疡，无明显网状青斑，雷诺综合征阴性。

脉象：弦。

舌象：舌淡红，苔薄白。

西医诊断：系统性红斑狼疮。

中医诊断：红蝴蝶疮。

中医辨证：风湿痹阻证。

治则：祛风利湿除痹。

处方：川芎 9g、防风 6g、乌梅 9g、续断 15g、木瓜 15g、羌活 9g、天麻 12g、秦艽 9g、威灵仙 9g、茯苓 15g、薏苡仁 18g、青蒿 12g、茵陈 12g、连翘 12g、赤小豆 30g、首乌藤 18g。

外用大成膏。

二诊：服上方 14 剂后，皮损红斑转淡，丘疹变少，疼痛亦减轻，可以入睡。前方去首乌藤，改忍冬藤 18g，薏苡仁改 30g，续服用 28 剂，大部分皮疹转淡，局部遗留色沉，关节疼痛、腰疼均明显减轻。其间辨证使用补气、益肾与清热、解毒、活血等药物加减，前后共计治疗 3 个月余，皮疹完全消退，疼痛消失，精神状态明显改善。

（七）养阴凉血汤

1. 组成

仙鹤草、白茅根、生地黄、牡丹皮、赤芍、太子参、麦冬、五味子。

2. 功效

养阴，清热，凉血。

3. 主治

血热证、银屑病。

4. 组方特色

方中仙鹤草、白茅根清热凉血止血；生地黄、牡丹皮养阴清热，解毒散瘀；赤芍清热凉血，活血祛瘀；太子参益气健脾养血，养阴生津润肺；麦冬养阴生津，润肺清心；五味子养阴生津，敛肺收汗，滋肾涩精；太子参、麦冬、五味子3药合用，取生脉饮方意，方中将红参改为太子参，因太子参更善养阴生津。合方以清热凉血为主，兼以养阴生津润燥、活血行血祛风、清热解毒等为辅，既能釜底抽薪，消其气焰，又可使人沉静稳固，使火毒、风燥、血热、血瘀之势偃旗息鼓。

5. 方证要点

血热证、银屑病。具体方证要点如下。

（1）体格壮实。

（2）皮损色红，鳞屑肥厚。

（3）干燥脱屑。

（4）舌红或淡红，苔薄黄，脉滑。

6. 加减变化

热毒炽盛者，可加金银花、蒲公英、白花蛇舌草等，加强清热解毒之功效；伴有湿热毒结者，可加土茯苓、槐花、紫草，清热凉血，利湿解毒，可使热毒从气血两分而解；瘙痒明显者，可加白鲜皮、苦参、地肤子，燥湿解毒止痒；关节痛者，可加海风藤、络石藤、鸡血藤等疏风通络，利湿止痛；风邪盛者，可加全蝎、蜈蚣，祛风通络止痒。还可根据不同部位，适当加入引经药，如发于上肢，可加桑枝、防己；下肢，可加川牛膝、薏苡仁。本方可煎汤外洗。

7.使用禁忌

气血亏虚，脾胃虚弱者慎用。

8.肖定远医案

邹某，男，42 岁。2019 年 10 月 15 日初诊。

全身红色斑疹伴鳞屑 1 年余。患者 1 年前无明显诱因躯干、四肢等处出现红色斑疹，部分融合成片，上有鳞屑。外院曾经诊断为"银屑病"，经过中西医治疗后症状反复。辰下：前胸、后背、四肢可见红色斑疹，部分融合成片，上覆银白色鳞屑，伴瘙痒，口干，纳可，寐差，二便尚调。

查体：前胸、后背、四肢均见红色斑疹，部分斑疹融合成片，上面覆盖银白色鳞屑，刮之可见薄膜现象及点状出血。

脉象：弦。

舌象：舌红，苔薄黄。

西医诊断：寻常型银屑病。

中医诊断：白疕。

中医辨证：血热内蕴。

治则：清热凉血解毒，养阴润燥止痒。

处方：仙鹤草 15g、白茅根 15g、蒲公英 15g、生地黄 15g、牡丹皮 12g、赤芍 15g、忍冬藤 15g、太子参 15g、麦冬 12g、五味子 12g、白鲜皮 12g、刺蒺藜 9g、地肤子 12g、夜交藤 18g、甘草 5g。

外用复方紫草油。

二诊：服上方 14 剂后，皮损颜色转淡，鳞屑减少，痒感已减轻，可以入睡，但大便次数增多，质偏稀。予上方，去蒲公英、夜交藤，改神曲、槟榔，健脾和胃，消食化积，行气导滞。14 剂后复诊，皮疹较前减轻，部分皮损消退，遗留色沉，瘙痒不明显。继续外用复方紫草油。随证加减，前后共计治疗 3 个月余，痒感消失，局部皮肤已基本正常。

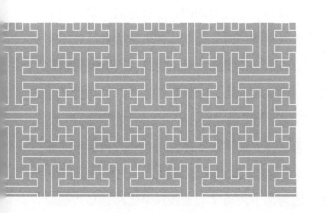

第五章

特别技法

第一节 制药技术

中医药学中积累了很多外治药的制备经验，并创造了丰富的药物剂型。但在古代，对药剂的命名并不是完全从药剂学的角度来考虑的。习惯上常联系药剂在临床应用时形态、制备方法、给药途径，生药学、生物学、物理或化学性质、基质与赋型剂，以及药效等各个方面的因素加以命名，缺乏一个明确统一的标准，因而在历代有关医籍中，对外治剂型的名称含意往往不够明确。例如同一种药方因制法上的区别，时称为丸、时称为饼、时称为药捻等，《外科正宗》中的蟾酥丸即是如此。有时本属同一种剂型，但在甲处称之为散，而在乙处又名之为膏，如冲和膏与如意金黄散，二者完全是同一类型的药剂，而前者称膏，后者称散，类似现象不少。从这里不难看出，中医药学中的外治剂型需要规范化，但在短期内不可能做到。作为一种过渡，一方面，吸取、引进现代药学的剂型分类方法，因为在中医药学与现代药学之间，某些剂型是相同的，有些是近似的，通过梳理，在很大程度上就可减少其含糊不清；另一方面，中医药学中又有一些独特的剂型，如捻剂等，无疑要加以保存。就临床而言，以药剂临床使用的形态作为分型的标准，大家都比较容易接受，而且有益于提高临床治疗效果。现将常用的外治剂型及其制备分述如下。

一、膏药

膏药古代称薄贴，现称硬膏。膏药是按配方将若干药物浸于植物油中煎熬去渣，存油加入铅丹再煎，利用铅丹在高热下的物理变化凝结而成的制剂，俗称药肉，再用竹签将药肉摊在纸或布上而成，但也有不用煎熬，经捣烂而成的膏药制剂。膏药因其富有黏性，敷贴患处，能固定患部，使患部减少活动；可以保护溃疡疮面，避免外来刺激和细菌感染；在使用前加温软化，趁热敷贴患部,可以使患部得到较长时间的热疗,改善局部血液循环,增加抗病能力。至于膏药的具体功用,则依据所选药物的功用不同,可以消肿定痛、提脓祛腐、生肌收口。

适应证:一切外科病初起、已成、溃后各个阶段均可应用。

用法:由于膏药方剂的组成不同,运用的药物有温、凉之差别,所以在应用时就有各种不同的适应证。

(一)疔臁膏(祖传验方)

1. 组成

麻油 1000g、铅丹 60g、蜂蜡 150g、净轻粉 15g、真铜绿 9g、冰片 20g、血竭 20g、黄连 30g、黄柏 30g、大黄 30g、黄芩 30g、赤芍 20g、公丁香 20g、乳香 20g、没药 20g、白芷 30g、天花粉 30g、血余炭 50g。

2. 制作

先把黄连、大黄、黄柏、黄芩、赤芍、公丁香、天花粉浸于麻油中(以春天 5 天、冬天 10 天为度)。以文火熬煎至药焦枯,但勿化炭。离火稍冷后,用纱布 2 层滤净药渣,再将药油放于锅中,再加入血余炭 50g(净水洗清后晒干)。火势逐渐加猛,并取 33.3cm 长新柳枝回旋搅拌,以防包烟着火,待血余炭炸至白丝线状,其血汁已化,油色也变暗红,即捞除血余炭,熬至"滴水成珠"。再将药锅离火置于地上。趁热把已割成小块蜂蜡放入药油中,溶解后下乳香、没药、血竭、冰片、铜绿(均宜先研极细末),搅匀待冷成膏。若膏稍稀,还可再放少许溶化后的蜂蜡,用指取之搓转,硬软适中为止。即可放置冷水中凝膏 3 天后取出备用。

3. 用法

先用 75% 乙醇溶液棉球、或温水、或艾叶煎水消毒,洗净污秽,再按患处部位大小将膏药捻成圆形,敷贴于患处。

4. 适应证

疔疮疖肿及臁疮(下肢溃疡)浸淫不愈,甚至溃烂见骨、腥臭难闻。皮色乌黑者,一般 7 天左右即可收效。

5. 功效

清热托毒，活血化瘀，消肿通络，生肌止痛。

6. 注意事项

在使用疔臁膏的过程中，个别患者疮口周围皮肤出现皮疹伴痒，不必过虑，待停药 1~2 天即可消失，待皮疹消退后可继续使用。敷药后宜安静坐卧，不要随便走动，否则会影响疮口的愈合。敷药期间，忌食腥辣、刺激食品，愈后需休息一段时间，并忌房事 1~2 个月。

7. 方解

祖传疔臁膏方中黄芩、黄连、黄柏清热；大黄、赤芍、天花粉消肿；白芷、血竭、血余炭、公丁香、冰片通络、活血、散瘀；乳香、没药定痛、生肌；铅丹、真铜绿杀虫解毒；蜂蜡、麻油生肌润肌。合而用之，对治疗疔疮疖肿及臁疮等溃脓后久不愈合等，以及慢性溃疡均能取得较满意的效果。

8. 临床体会

（1）疔臁膏可用于治疗疮疡的各个阶段，疗效较为满意，尤其用在成脓期，若脓尚未完全成熟，则外用疔臁膏可促其消散，若消之不应，又能促其溃破，使毒邪随脓出而解。

（2）疔臁膏在临床中不但可用于治疗疮疡，而且可以用于治疗软组织损伤、皮下瘀血、肱骨外踝炎、腰部损伤等，亦可用于治疗因痹证引起的关节疼痛，也能收到较满意的疗效。

（3）局部疼痛是因为气血壅滞、阻塞不通，即"不通则痛，通则不痛"。而疔臁膏本身具备了活血散瘀的功效，能促使局部气血流畅，壅去滞消，则痛亦随之而止。所以我们在临床中用疔臁膏治疗各种原因引起的局部疼痛，亦能收到较满意的效果。

（4）治疗前的病程越短，治疗效果越好，反之治疗效果较差，而且肿疡易溃，疗程就相应延长。

（二）软坚化核膏（祖传验方）

1. 组成

制甘遂 30g、大戟 45g、夏枯草 30g、白僵蚕 24g、白芥子 24g、姜半夏 24g、生南星 24g、芒硝 30g、全蝎 18g、桃红 24g、血竭 20g、儿茶 20g、琥珀 18g、硇砂 12g、麝香 6g、冰（梅）片 18g、茶油 500g、大田螺 30 粒、炒铅丹随加。

2. 制作

调制本膏前先把大田螺连壳烧存性，研为细末备用。把制甘遂、生南星、夏枯草、桃红先投入茶油中以文火熬煎至药焦枯，捞出；次下白僵蚕、血竭；三下大戟、白芥子逐次熬枯，先后捞出；四下芒硝、田螺煅后细粉末，熬至不爆，用纱布数重将油滤净；再下锅煎滚，徐徐投入铅丹，随熬随搅，下丹之多少视膏之老嫩而定，夏宜稍老，冬宜稍嫩；收成膏，离火至微温再入下列研细粉末，儿茶、血竭、冰（梅）片、琥珀、硇砂、麝香和透，不住手搅匀，收罐备用。

3. 用法

隔水炖烊摊贴患处，宜厚勿薄，隔日一换。

4. 适应证

痈疽、发背、项疽、痰毒、痰核、瘰疬、乳疖、流注、便毒、横痃、无名肿毒等。

5. 功效

化痰散结，收核止痛，祛瘀软坚，消肿拔毒，蚀恶肉。

6. 注意事项

在疮疡或损伤后使用本膏药，个别患者有时可能引起皮肤焮红或瘙痒不已，或丘疹、水疱等多因皮肤过敏而致的接触性皮炎。另外，由于膏药不能吸收脓水，而易引起湿疮，又因不能吸收汗水而常易脱落，凡见此况，可改用油膏或其他药物。此外，膏药不可去之过早，否则疮面不慎受伤，再次感染，复致溃腐垢变，或疮面形成红色瘢疤，不易消退，有损美观。

7. 方解

祖传软坚化核膏方中甘遂、大戟、白芥子、夏枯草、桃红等消肿化痰，轻坚散结；姜半夏通经络中之痰结，其效更佳；南星消肿止痛，燥湿通络；全蝎、僵蚕祛风痰，散热结；芒硝性咸以软坚；田螺有清热解毒、消肿等功效，经煅后有生肌收敛作用，治疗疬类未破者如神，百药不应者累效；儿茶、琥珀有消肿散结、活血化解瘀功效；血竭敛疮生肌防腐，与冰（梅）片同用，有消火消肿、止痛之作用；炒铅丹辛微寒，有毒，外用，有祛腐提脓拔毒生肌之作用；硇砂咸苦辛温，软坚消肿，清火拔毒，祛腐蚀恶肉；麝香辛香走窜，开窍提神，通经达络，行走血脉，活血散结止血，更能引上药，直达病所发挥内功之作用；茶油生肌润肤。诸药合用，共奏化痰消核、软坚散结、消肿止痛、祛腐生新、拔毒蚀恶肉之功效。

（三）阳和解凝膏（《外科正宗》方）

1. 组成

鲜牛蒡子（根、叶、梗）1500g、鲜白凤仙梗 120g、川芎 120g、川附子 60g、桂枝 60g、大黄 60g、当归 60g、肉桂 60g、草乌 60g、地龙 60g、白僵蚕 60g、赤芍 60g、白芷 60g、白蔹 60g、白及 60g、乳香 60g、没药 60g、续断 60g、防风 60g、荆芥 60g、五灵脂 60g、木香 60g、香橼 60g、陈皮 60g、麝香 30g、苏合油 120mL、菜籽油 1500mL，铅丹随药油克数酌加。

2. 制作

先将鲜牛蒡、白凤仙入锅中，加入菜籽油，熬枯去渣；次日除乳香、没药、麝香、苏合油外，余药俱入锅中煎枯，去渣滤净，秤准重量；每 500g 油加铅丹（炒透）210g，熬至滴水成珠、不黏指为度；再将乳香、没药、麝香、苏合油入膏搅和，半个月后可用。

3. 用法

隔水炖烊，摊于厚纸上或布裱的纸上，随患处大小敷贴。

4. 适应证

一切阴证。如贴于背脊上第三脊骨处，可治疟疾。

5. 功效

温经和阳，驱风散寒，调气活血，化痰通络。

6. 临床体会

本方乃治阴疽证硬膏之代表方。凡局部具有色白漫肿，不热或微热，或溃后疮久不收敛，脓水清稀，疮色紫暗等状均可采用。

此外，膏药摊制的形式有厚薄之分，在具体运用上也各有所宜。如薄型的膏药多适用于溃疡，宜勤换；厚型的膏药多适用于肿痛，宜少换，一般5~7天调换1次。上述介绍祖传疗臁膏和软坚化核膏在膏药摊制的形式上有厚薄之分，亦可参照运用。

附：熬煎膏药的经验

熬煎膏药的方法多种多样，此处仅简单介绍"武火炼膏法"。

（一）基本原料

1. 油

麻油、茶油、菜籽油、花生油、豆油、桐油皆可使用，以麻油和茶油最适合。菜籽油、豆油、花生油含有水分，在熬煎时泡沫较多；桐油熬膏容易太老。但这些缺点掌握得法，都可克服。

2. 丹

有广丹、红丹、漳丹、铅丹、东丹等。熬膏首先要选择上品的丹，就是颜色红活如丹而光泽者佳，色如土而不红活者劣。丹的优劣对熬膏的质量好坏起决定性作用，因此必须选择质量好的丹，用前过细箩或经水飞更佳。

（二）准备工作

所需要的一切原料，包括丹、药物、人发等，按分量称准配齐，凡属于不易熬透的药物，要预先加工好，提前几天浸入油内，一般为夏3天、春5天、秋7天、冬10天，当然浸的时间久些效果更佳，但不能把全部的药物同时浸入，应根据药物的不同性质，按序入油，如属于膏内细药，留待膏成后处理。

（三）操作程序

1. 熬药

连油带药倾入锅内，开始熬煎后只用文火。如有药物浮于油面不易沉没，可多搅动数下使其沉没，直熬至药物焦枯为度（勿令枯黑），立即滤去药渣。

2. 过滤

连油带药倾于盆内，盆口预先铺好大的棕片五六重，棕片上面再铺上纱布三四重，将药滤净去渣。

3. 入发

将熬好的净油，按斤两称准，倾于熬膏的锅内，再投入壮年乱发一团（约20g），此时可加旺火力，直熬至头发开始溶化，表示已可下丹，再用干的柳棍或槐棍蘸些油滴于水面试验，以滴水成珠不散为度，即可下丹。

4. 下丹

下丹时不能把火力减弱，以免惊丹，使丹油不能匀合。将炒好研细的丹，置于筛上，徐徐筛下，再用小棕扫在筛内搅动，把丹粉扫下；另一人用铁构不停地在锅内搅动，使丹油匀合；此时锅内的油突然沸腾，由原来的油位上升至1倍以上，这个阶段是熬膏的最关键时刻，不但在片刻中决定膏药的成败，若稍掌握不得法，就会外溢着火，甚至引起火患等意外事故。遇此，必须沉着，切勿惊慌，应一边用铁杓不停地向锅内搅动，一边用扇子把锅中的浓烟扇去，使热气飞散，沸腾就会逐渐平定，恢复原来的油位，此时可用文火但仍不停搅动，再看膏药已经转成黑色，取些油滴于水面试验，待稍冷取起，不粘指而又有韧性、硬软适度表示膏已熬成，应立即关火，但仍继续搅动。熬煎优质膏药主要掌握3个细节，即丹要细、搅动要多、熬的时间要久。故前人有"黑之功在久熬，亮之功在多搅，光之功在丹细"之说。

（四）膏成后的处理

1. 退火毒法

膏药退火毒工作很重要，如火毒未尽，贴于皮肤，轻者发疹瘙痒或糜烂，重者导致全身皮肤过敏等。当膏药熬成后，倾于搪瓷罐内，装置半罐，趁热倾入井水满罐，不断提拨，时时换水，至膏凝为止，再换新水，放于地上，每日换水1次，连浸7天，久则更佳。

2. 炖熔法

膏药使用时宜隔水炖熔，不可再用火烤熔，以免又产生火毒或变质，炖的时间愈久愈佳。

3. 撒药末法

膏药内的细药末应在膏药熬炖熔化时加入搅匀，或将药末撒于摊好的膏药中心敷贴患处。

4. 贮存方法

膏药装入罐内，要盖密封固，摊好的膏药用塑料袋或蜡纸包装好，放于阴凉通风处，不可放在高温或潮湿之处，以免变质失效。

5. 用纸问题

大膏药贴的时间较久，纸宜厚而有韧性，可用牛皮纸、布褙的纸、兽皮等；小膏药贴的时间较短，遇脓液易于腐烂，纸宜薄而有根，可用厚棉纸、白关纸、油纸等。

6. 摊膏药方法

大膏药要摊厚些，中心略比外边厚些，使药力集中中心，更好发挥药效；小膏药宜摊薄些，外边要比中心略厚些，使其能伏贴疮部，又不压迫疮面发生疼痛，密着又能防御感染。

7. 敷贴方法

贴膏药须按部位及疮形不同而定。例如肩、肘、膝、踝等关节部位，或有隆起的痈、疖、疔等，应先剪去膏药外的余纸，但要留些边，再向膏药剪

1 裂痕，约占膏药直径的 1/3。贴时把两边裂痕重叠如斗笠样，使膏药能伏贴于疮部。此外，还可按部位和疮形之不同，临时摊贴，如长方形、椭圆形等，可摊多种样式。如有毫毛处，应先剃净，消毒干净后敷贴，这样既能伏贴患部，又使换药时揭下不痛。

（五）丹油分量标准

丹油分量的标准可依据季节和地区的气候不同而定，一般夏季量宜多，约每 500g 油配 250~300g 丹。冬季则少用些，约 500g 油配 190~200g 丹。此外可按气候变化增减。

此外尚有多种炼法，可参考各条。

二、油膏

油膏是将药物和油类熬煎或捣匀成膏的制剂，现称软膏。目前，油膏的调剂有猪脂、羊脂、松脂、麻油、蜂蜡、白蜡及凡士林等不同。在应用上，其优点有柔软、滑润、无板、无黏着不舒的感觉，尤其对于病灶凹陷折缝之处，或大面积的溃疡，使用油膏更为适宜，故如今医者常用油膏来代替膏药。

适应证：适用于肿疡、溃疡，以及皮肤病的糜烂结痂渗液不多者。肛门病等也可应用。

用法：由于油膏方剂的组成不同，针对疾病的不同阶段和疾病性质也各异，其具体运用也有所不同。

（一）大成膏

大成膏系萧氏中医皮肤科学术流派祖传七代中医外治的经效之方，经过近 200 年临床验证，根据留下的案例记载，对皮肤化脓性感染和各种溃疡，以及烫火烧伤、冻伤等确有极高的疗效；对部分体表恶性肿瘤之溃烂翻花疮面亦有一定的止痛和控制感染的作用。肖定远通过 20 余年临床广泛应用观察，证明此药膏有提脓祛腐、燥湿解毒、消肿止痛、收敛生肌等作用，较之化学药品如磺胺软膏、青霉素软膏等的功能可能有过之而无不及，而其使用范围之广，涉及大多数的外科疾患。为了发扬祖国医学宝贵遗产，发掘有效方剂，以更好地为人民服务，故将原方公开，并建议各医疗单位，尤其中医院，可以依法煎制，在外科外治上重点试用，通过系统性的临床实践和科学整理，肯定疗效，再行推广，这样做对继承和发扬祖国医学遗产，使之更好地为人民保健事业服务是有一定价值的。故特作介绍如下，供同道参考。

1. 组成

煅石膏 1000g、炉甘石 250g、飞滑石 250g、赤石脂 250g、煅龙骨 125g、煅月石 125g、白芷 125g、大黄 60g、黄连 60g、黄芩 60g、儿茶 60g、铅丹 60g、琥珀 60g、制乳香 45g、制没药 45g、血竭 45g、朱砂 18g、梅片 18g、麻油 2500g（其他食用植物油如茶油、花生油、菜籽油等亦可代替）、蜂蜡 150g。

2. 制作

将煅石膏、炉甘石、飞滑石、煅龙骨、煅月石、儿茶、铅丹、琥珀、制乳香、制没药等上述各药去杂质，分别研成细末，过 100 目筛后，按处方中规定的剂量称好后混匀备用；将血竭、朱砂、梅片另外放在乳钵中研磨（研磨用的乳钵在使用前应用酒精消毒），研磨梅片时应加少许其他药粉一起研，以免梅片黏于器皿上难于取下，研好后 3 味药粉按处方剂量称好，混匀密闭贮藏备用；将白芷、大黄、黄连、黄芩放入麻油内，使药物浸透为度，然后置铜锅内（无铜锅可用铝、铁等锅代用）；文火煎熬焦枯，用 5 层纱布过滤去渣，再行煮沸，入蜂蜡熔化后，离火趁热再过滤去除蜂蜡中的杂质，倒入事先准备好的消毒带盖容器内，边搅拌边兑入煅石膏等混匀的药粉细末，并继续搅拌勿令沉淀，待冷却至 40~50℃时，再将已研好的梅片等 3 味混匀药粉取出，用 60 目筛缓缓筛入，避免直接倒入，否则冰片、血竭等易黏成粒状，难以调匀，搅拌至冷却成膏，即可收贮备用。成品为橘红色细腻油膏，有浓郁的梅片气味，配制时应根据冬夏气候变化，适当加减蜂蜡用量，冬季寒冷可适当减少，夏季天热可适当增加，以保持油膏稀稠软硬适度。肖定远在应用此药膏时，如在调制时加入无名异粉末 30g，就会使药膏中镇痛止痒生肌之力更强，无名异系生肌镇痛之良药。

3. 用法

将药膏摊敷创面，上敷纱布或将药膏摊在纱布上贴于创面。若患处起水疱，宜先刺破使疱内液体流出，再用消毒药棉轻轻拭净，然后敷膏。一般每天换药 1 次，创面脓多时可每天换药 2 次，甚至 3 次。若患处在眼角、鼻腔、口腔等部位可用棉花棒醮药涂擦。

4. 适应证

皮肤化脓性传染，如各种溃疡、烫火烧伤、冻伤等，对部分体外恶性肿瘤之溃疡面有一定的镇痛和控制感染作用。

5. 功效

提脓祛腐，燥湿解毒，消肿止痛，收敛生肌。

6. 注意事项

（1）药膏要紧贴患处，使之与病灶紧密贴合，方可发挥作用。敷药的范围一定要超过病灶范围，药膏宜摊薄些，脓液多时须勤换，每次换药时，应排出脓液，以消毒花生油或 3% 硼酸水清洗周缘皮肤，以免发生传染性湿疹样皮炎，影响治疗。如因脓腔过大而有蓄脓现象，敷膏后宜外加棉布。疮势将愈时，患处多有作痒，切忌用手抓搔。

（2）敷膏治疗期间，应多饮水，多吃易消化而富有营养的食品，适当减轻劳动，如有发热等全身症状出现，除对症配合内服治疗外，应卧床休息，并忌食辛辣肥腻、膏粱厚味、醇酒等刺激的食品，忌房事，戒愤怒和过度思考，只有这样才可缩短疗程。

7. 方解

方中煅石膏、炉甘石、赤石脂、煅龙骨、煅月石具有清热泻火、软坚消肿、燥湿收敛之功效；大黄、黄连、黄芩具有散热消肿、杀菌防腐之功效。以现代药理学证实，大黄、黄连、黄芩对金黄色葡萄球菌、溶血性链球菌、大肠杆菌等有直接抑菌消炎收敛之功效；白芷、儿茶合用能增强收湿止痛、敛疮生新之功效；血竭与铅丹并用可加强拔脓祛腐、活血生肌之功效；乳香、没药具有活血散瘀、消肿镇痛之功效，与血竭、梅片为伍其生肌镇痛作用更强；朱砂配琥珀具有燥湿解毒、化瘀止痛、防腐生肌之功效；梅片香窜通窍，引诸药直达病所发挥作用，且有杀虫防腐、消肿止痛之功效；麻油有养血润燥、消炎止痛、调和药性之功效；蜂蜡有凝血作用，并能防腐杀菌，帮助创面愈合。由此可见，本药膏实集古今治外科化脓性疾病重要药品之大成，而又配合得宜，故能临床历试，每获捷效，合方配用可拔脓祛腐、燥湿解毒、消肿止痛、收敛生肌，处处周到，诚为疮家良便之方也，故称大成膏。

8. 临床体会

（1）敷膏后，由于药膏的油质成分和拔脓作用，能较长时间地保持创面湿润，同时敷料容易拉下，换药速度较快，因此大多能减少因创面干裂和敷料黏拉疮口所引起的疼痛，感觉轻松。

（2）敷膏后，由于提脓祛腐作用，对正常组织和新生的上皮组织无损害，而对炎性腐烂组织能液化清除，加速腐烂组织脱落，使脓栓拔出，脓流通畅，从而使部分患者免去手术之痛苦，也避免了手术时损伤的健康组织。

（3）敷膏后，由于局部组织的活化，患处创面初时往往呈分泌性，脓液反而增多，烫火烧伤或皮肤溃疡等现象较为常见。中医认为此乃"煨脓长肉"之征，经过数次换药后，水肿即消退，分泌物就逐渐减少，原来暗红、污秽或苍白的创面会变成红润的创面，进而促使肉芽上皮生长，使创面早日得到愈合。若无明显全身症状，在外科化脓性疾病中可以单独使用此药，无须内服，同样能取得满意的疗效。一般轻证者3~5日可以痊愈，重证者2周左右亦可痊愈。

（4）此外，本药膏在临床上对已无炎症、疮口较深、半阳半阴的溃疡及流溢脓少者，敷膏10天至1月，亦能逐步促使其干燥与愈合。用于治疗骨结核溃疡时，本药膏能逐渐自动缩小突出的胬肉，溃孔深处，用探针测之，能渐觉移浅，溃疡四周坚肿消退，肌肉凹下，触诊有结实感，无疼痛，同时还会促使患处疮口自动从骨膜深处向外吸着性愈合。

（5）此药膏的青草药源充足，取材方便，煎制简单，容易保存，不受冷热气候的影响，也无过期失效等限制。此药膏疗效可靠，适应范围广泛，使用简便安全，没有任何不良副作用，患者易掌握使用。无需任何设备，不但适合医院使用，卫生基层单位或农林医疗单位均可使用。药膏的方剂组成结构具有重要的研究意义。

（二）生肌紫红膏（经验方）

1. 组成

丹参50g、当归50g、大黄18g、地榆18g、白及18g、紫草20g、白芷20g、煅龙骨20g、熟石膏20g、制没药15g、血竭15g、轻粉15g、蜈蚣15g、甘草15g、枯矾5g、冰片3g、珍珠粉3g、白蜡120g、茶油1000g。

2. 制作

先将当归、丹参、大黄、地榆、白及、紫草、白芷、甘草8味药在茶油中浸泡3日后，倾入锅内以文火煎熬至药有焦枯微黄色，离火，待冷，用纱布3层滤清去渣，再将药油复入锅内熬滚，下白蜡至泡沫褪尽，离火待温度降至30℃左右再徐徐加入研细的没药、血竭、轻粉、蜈蚣、枯矾、冰片、珍珠粉，时时搅拌，隔水冷却成稀薄糊状紫红色软膏后，置于水中浸泡1天以去火毒，合装备用。放置时间愈久愈佳。

3. 用法

先将溃疡面以棉签蘸少许紫草油或隔年茶油洗去污秽，也可用生理盐水洗净，视其范围大小，将药膏摊于纱布上敷贴，每天早晚各换药1次。

4. 适应证

一切痈疽溃烂、脓腐不去、新肉不长（慢性溃疡）、水火烫伤、痔疮发炎等均可应用。对于病毒感染所致的，发病迅速、疮疹密集的急性炎症皮肤病，用之亦有一定的镇痛、消炎、收药、祛湿和控制感染作用。

5. 功效

活血凉血，消肿行湿，提脓祛瘀，清火解毒，化腐生肌，收敛止痛。对水火烫伤亦佳。

6. 注意事项

（1）患处不管是溃疡久不收口之疮口或疮面，还是呈现疮疹、密集溃烂、渗液的急性炎症皮肤病，都不能用 75% 乙醇溶液、2% 碘酒或过氧化氢液来洗涤疮面、疮口、溃烂渗液面，以免因刺激，加重局部红肿疼痛等不良症状发生。

（2）在治疗期间应注意休息，心情要舒畅，忌急躁，且在饮食上须忌食荤腥、动风、醇酒、辛辣之品，忌房事 1~2 月为好。

7. 方解

生肌紫红膏实质是在明代陈实功所创生肌玉红膏的基础上加味制成。虽然玉红膏有"外科收敛药中之神药"的美称，生肌敛疮力强，但去腐（瘀）力薄，酌增去腐与活血化瘀之品，寓于生新之中，使其具有双向调节的性质，有腐则去，无腐可生，生新不恋邪，去腐不伤正，防止虚虚实实之弊。方中重用丹参、当归等活血通脉，使血行脉通、瘀腐自去。据文献报道，丹参中的丹参素具有改善微循环障碍和细胞缺血缺氧的代谢作用。药理试验表明，丹参在体外对金黄色葡萄球菌、溶血性链球菌等有一定的抑制作用，故对实验性炎症有抗炎作用。尤其是脂溶性成分总丹参酮，对金黄色葡萄球菌及其耐药株有较强的抑菌作用。紫草、大黄、地榆、白及 4 味药有凉血止血、去热消肿、祛湿解毒、化腐生肌之功用，且消炎收敛作用较强。蜈蚣可去风毒、化瘀腐，《玉楸药解》云其可"拔脓消肿"，其又为《外科正宗》中蜈蚣为治臁疮之主药。蜈蚣主要含组胺样物质、溶血性蛋白、脂肪油及多种氨基酸类等成分，具有抗肿瘤、抑杀细菌与真菌的作用。配轻粉可去腐生新，游离的微量汞离子可以和病原菌呼吸酶中的硫氢基结合，使抑菌杀菌作用增强，可能有助于减轻或消除局部炎症反应。另一方面，低浓度汞化合物能刺激病灶肉芽组织，促使结缔组织增生，而利于溃疡愈合。没药增散瘀血，消肿毒，并可定痛生肌。《疡医大全》载此药"毒未尽则提脓外出，如毒已尽则收口"。枯矾在低浓度时（本方含0.4%），有消炎、收敛、止血、去腐防腐的作用。熟石膏、煅龙骨可减少组织渗出，促使组织修复（即护膜制泌，生肌长皮）。珍珠粉为解毒生肌要药，其生肌之功居诸药之首。据报道，其可治外伤性、炎症性及营养不良性溃疡。以茶油为赋形剂，可润肤解毒，保护肉芽组织，促进上皮细胞再生。因此，本方具有活血散瘀、去腐解毒、生肌敛疮之功，经培养无细菌性生长。溃疡污秽、肉芽不健、脓腐较多时，作脓培养有变形杆菌、绿脓杆菌等，经用药后疮面腐去脓尽，肉芽鲜活，范围日渐缩小，乃至愈合。曾用于体表其他部位的慢性溃疡如乳癌术后疮口不愈等均有良好作用。

（三）加味白玉膏（经验方）

1. 组成

煅石膏50g、炉甘石50g、滑石50g、硼砂30g、氧化锌18g、寒水石30g、人中白24g、枯矾15g、菟丝子30g、白及15g、蒺藜15g、樟脑6g、冰片6g、薄荷脑6g、元明粉15g、大豆油1000g、生理盐水50g、芦荟胶15g、白蜡100g。

2. 制作

先将煅石膏、炉甘石、滑石、硼砂、氧化锌、寒水石、人中白、白及、枯矾、菟丝子、蒺藜等味各研极细过筛后混匀备用。另将大豆油入锅加温，逐渐加入元明粉，边加入边搅拌（当心所起泡沫外溢），然后加入白醋，元明粉溶化后离火，稍冷，加入生理盐水搅匀，再加入研成极细末的樟脑、冰片、薄荷脑搅拌均匀，调和成膏前，最后加入芦荟胶搅和成适当稠度的油膏。

3. 用法

深涂或外擦患处皮损上，每日1~2次。

4. 适应证

湿疹、皮炎、痒风、风热赤肿、白癜风、面肝、热痱、粉刺、肾囊风、新生儿剥脱性皮炎等。

5. 功效

清热消肿，收敛化湿，祛斑退早，驱风杀虫，润肤止痒。

6. 注意事项

（1）疮疡已溃、脓疮久不收口、急性皮炎呈现糜烂渗液、慢性皮肤病、皮损干燥、皮糙肥厚起疙瘩瘢痕者暂不可用。

（2）靠近口腔部位的皮疹疮疖也不可用，毛发部位也最好不用。

（3）用药期间，必须注意劳逸结合，且心情良好、保持舒爽，并忌食辛辣、荤腥、醇酒之类。

7. 方解

方中炉甘石消肿退赤，收敛祛湿，化腐生脓；滑石、氧化锌遂热除湿，润肤止痒，生肌敛疮；煅石膏清热消肿，保湿引流，具有抗菌作用；白及化瘀止血，生肌治疮；寒水石清热降火；枯矾消炎防腐，杀虫止血，定痛收敛；蒺藜去风寒，止瘙痒；人中白清火解毒，消肿吸湿敛疮；元明粉清火消肿；冰片消肿止痛；樟脑杀虫辟秽，镇痛止痒；硼砂清火解毒，防腐消肿止痛；珍珠粉养肤润肤，生肌敛疮，为解毒生肌之要药；菟丝子悦颜色，润肌肤；薄荷脑驱风止痒，去火杀虫；芦荟胶润肤止痒，杀虫驱风；生理盐水清洁皮肤，稀释稠黏；大豆油生肌润肤；白醋保护皮肤，生肌止血。诸药合用就能起到清热消肿、收敛化湿、祛斑退早、驱风杀虫、润肤止痒之功效。

（四）加味疯油膏（经验方）

1. 组成

麻黄 15g、羌活 30g、白檀香 6g、升麻 9g、白及 15g、防风 12g、当归 30g、黄柏 15g、生地黄 30g、轻粉 6g、铅丹 9g、飞辰砂 6g、白鲜皮 15g、蒺藜 15g、地肤子 15g、滑石 45g、茶油 1000g、蜂蜡 120g。

2. 制作

先将麻黄、羌活、升麻、白及、防风、当归、黄柏、生地黄、白鲜皮、地肤子、蒺藜 11 味药倒入茶油中浸泡 3 日后，倾入锅内，以文火煎熬至药有焦味、微黄色后离火，待稍冷，用纱布 3 层滤清去渣，再将药油复入锅内煎滚下蜂蜡至泡沫退尽，完全融于油内后，离火，待温度降至 30℃ 左右再加入已研细末过筛的白檀香、滑石粉、轻粉、铅丹、飞辰砂，必须徐徐加入，并时时搅匀调和成适当稠度的油膏，隔水冷却 1 天后收贮备用。

3. 用法

将油膏薄涂或外擦患处皮损上，每日 1~2 次。

4. 适应证

慢性湿疮、鹅掌风、牛皮癣等皮肤破裂干燥作痒者。

5. 功效

疏风解表，清热消肿，拔毒敛疮，杀虫止痒，润肤生肌。

6. 注意事项

（1）本油膏对破溃、糜烂、渗液之皮损忌用。

（2）本油膏对毛发、口腔之处皮疹、疮疡不能用。

（3）用药忌再外涂擦刺激性软膏或酊剂、醋泡剂。

（4）要注意休息好，少在室外作较强的活动，患处尽量不接触酸性或碱性水溶液，并忌食辛辣、荤腥、醇酒之物。

7. 方解

方中麻黄取其轻扬之性，宣散肌肤郁热，调和血脉；重用羌活，佐以散风胜湿；又配白檀香之辛温，消风热肿毒；升麻解表以散郁火；白及、当归、生地黄凉血而消肿；黄柏燥湿，清热杀虫；滑石逐热除湿，润肤止痒；地肤子、蒺藜除风热，止瘙痒；白鲜皮祛湿消肿，祛风止痒；轻粉杀虫，化腐生肌，薄肤止痒；飞辰砂攻毒防腐，杀虫解毒，生肌长肉；铅丹辛微寒，有毒，外用提毒拔毒；蜂蜡、茶油生肌润肤。综合诸药就能达到疏风解表、清热消肿、拔毒敛疮、杀虫止痒、润肤生肌之效果。

三、箍围药

箍围药又称敷贴、贴熁、围药等，它是将各种药物研制成粉状，借药粉箍集围聚、收束疮毒等作用，达到治疗的目的。《医学源流论》云："外科之法，最重外治，而外治之中，尤当围药。"可见箍围药在外治法中占有重要的地位。

此类药具有截毒、束毒、拔毒、温化、行瘀、清热、定痛、排脓等功效。主要作用于外证的初、成、溃 3 个阶段。凡肿疡初起未成脓者，用以敷贴，可使其消散；成脓阶段，用以围敷，能使疮形缩小，趋于局限，移深居浅，达到早期破溃目的；既溃之后，余肿未消者，用以围敷，能缩小疮根，截其余毒。

箍围药在外科临床上应用甚广，无论疮疡阴证、阳证、寒证、热证、虚证、实证，均可灵活选用。例如，如意金黄散、玉露散药性偏寒凉，功能清热解毒、消肿散瘀、化痰，多用于疮疡红、肿、热、痛的阳证；回阳玉龙膏药性偏温热，功能温经话血、散寒化痰，多用于不红不热的阴证；冲和散药性平和，功能行气疏风、活血定痛、散瘀消肿，用于疮形肿而不高、痛而不甚、微焮微热的半阴半阳证。总之，根据方药的不同功效，临床上可灵活掌握运用。

箍围药的引调方法多种多样，且极其重要，它直接关系到药散的疗效。引调得法不但可以增强疗效，而且还能扩大用途。引调方法是将药粉与液体混合调成稠糊状，现在亦有用凡士林调制，作用各不相同。例如，醋调，取其散瘀解毒作用，多用于肿块坚硬未成脓的疮疡；酒调，取其助行药力，多用于阴证、寒证的疮疡；葱、姜、蒜捣汁调，取其辛香散邪，多用于不红微热的白色肿块；菊花汁、金银花露调，取其清热解毒、消肿止痛，多用于红、肿、热、痛的阳热证；鸡蛋清、蜂蜜调，取其缓和刺激作用，多用于皮肤一切热毒证。此外尚有调盐卤、猪胆汁、茶清、马齿苋汁等，均取其清凉解毒、软坚散结等作用，多用于阳证热毒。古代的外用方剂引调方法极多，难以逐一举例。总之，必须掌握临床辨证，抓住阴阳寒热，进行引调敷贴。由于疮疡性质的不同、阶段的差异，箍围的涂敷方法也不一样。例如，阴证、寒证、半阴半阳证，宜用热敷或温敷；阳证、热证，宜用冷敷；未成脓欲令清散者，宜满敷；已成脓欲使早溃者，宜敷贴疮肿的四周，中间留顶或再盖贴拔毒提脓膏药；溃后余肿未消，敷贴应超出肿势的范围，溃疡面要贴祛腐提脓或生肌药膏；已成脓者勿勉强用消散药，以免造成养痈贻患；热证切忌救热药，以免助张火毒；阴寒证，勿用寒凉药，以免寒凝不化。诸如此类，不胜枚举，贵在临证权时达变，才能收到预期效果。

（一）如意金黄散（《外科正宗》方）

古方今用，改为加味金黄散（经验方）。

1. 组成

天花粉 5000g、黄柏 2500g、大黄 2500g、姜黄 2500g、白芷 2500g、陈皮 1000g、甘草 1000g、苍术 1000g、紫厚朴 1000g、天南星 1000g。

2. 制作

上药切成薄片（黄柏、甘草要横切），晒极干燥，共研细末，再用细箩过筛，瓷器收贮。

3. 用法

痈疽红肿热痛，发热未成脓者，及夏月火令时，用茶汤（即热茶）同蜜调敷；微热微肿及大疮已成欲作脓者，用葱汤（葱泡汤）同蜜调敷；漫肿无头、皮色不变之痈疽、流痰流毒、附骨痈疽、鹤膝风等者，用葱汤或酒调敷；风热恶毒所生，患处皮肤亢热，红色发亮，形状游走不定者，用蜜调敷；天疱、火毒、赤游丹、黄水漆疮、恶血攻注等，用大兰根叶捣汁调敷，加蜜亦可；汤泼火烧、皮肤湿烂等，用麻油调敷。

4. 适应证

痈疽发背、诸般疔疮、跌扑损伤、湿痰流注、大头时肿、漆疮、火丹、风热天疱疮、肌肤赤肿、干湿脚气、乳痈、小儿丹毒。

5. 功效

清热除湿，散瘀化痰，止痛消肿。以上各种药引，可根据病情的寒热虚实，并参考四时气候的寒热变化等，灵活选择应用。肿疡一般 1 天换药 1 次；溃疡 1 天 2 次，早晚各换药 1 次。

6. 方解

加味金黄散系如意金黄散演变而成，为古方今用。如意金黄散计 10 味药，每料重 25000g。其中天花粉、大黄和黄柏，药性寒凉共 12500g；其余 7 味药辛（或苦）温亦 12500g。寒凉药和温热药各占一半。其方凉而不寒，温而不燥。既无苦寒滞毒、冰凝气血之弊，又无温热助火、劫津碍邪之嫌。故《医宗金鉴·外科心法要诀》云："如意金黄敷阳毒，止痛消肿实良方。"自明代以来沿用至今三百余年而不衰，因其疗效卓著而为医家所习用。如意金黄散主要用于红肿热痛之阳证。《外科正宗》所列诸证，除湿痰流毒、附骨疽和鹤膝风为阴证外，其余均为热证、实证和阳证。

《黄帝内经》云："营气不从。逆于内理，乃生痈肿。"《医宗金鉴·外科心法要诀》说："痈疽原是火毒生，经络阻隔气血凝。"痈疽疔疖的病因多由火毒所致。而局部气血凝滞实为疮疡发生的主要病机，因此外敷药主要针对清火解毒、散瘀消肿而设。清其火毒以杜其源为治本之法，散瘀消肿以除积滞为治标之法，标本兼治。解毒散肿，消散疮疡于无形，免除刀溃之苦，此为最理想的治法。我们在临床应用中发现如意金黄散清火解毒之力较为单薄，散瘀消肿之功略显不足。基于上述理由，在原如意金黄散基础上，加入黄连、黄芩、木芙蓉叶、生半夏、牡丹皮、白及等药。《黄帝内经》云："诸痛痒疮皆属于心。"黄连苦寒，清心火、解热毒，为治疮疡的佳品。配黄芩、黄柏、大黄和木芙蓉叶，其泻火解毒之力更强。牡丹皮辛苦微寒，善清血热而又活血，有凉血散瘀之功，使血流畅而不留瘀，瘀滞散而痈肿消。姜黄辛苦而温，辛散苦泄温能通，有破血行气止痛的功效。牡丹皮配姜黄可增强散瘀消肿之力。同时，牡丹皮可减姜黄之温，姜黄能缓牡丹皮之寒，消痈肿而无滞毒助火之弊。半夏辛温有毒，内服燥湿化痰、降逆止呕，外用散结消肿。半夏配天南星外敷，对痈肿、跌扑损伤的消肿散结定痛之力更著。白及苦甘涩微寒，其性黏腻，收敛止血，消肿生肌，对疮疡初期未溃者有消散作用，如疮疡已溃，久不收口，可奏生肌敛疮之功。综观全方，较原如意金黄散清解热毒、散瘀消肿之力增强。疮疡初期外敷，多收消散之功；中期用之，能使热毒局限，早日成脓。

7. 临床体会

加味金黄散外敷，对下列病症疗效较为满意。

（1）对颈痈痰毒、痄腮发颐、臀痈子痈、乳痈等疗效最好。早期使用（越早越好）多能消散。

（2）治疗其他痈疽疗疖。如疮起 3 日以内者，外用消散机会较多；若 3 日以上，毒已结聚者，能使毒邪移深居浅，疮形缩小，趋于局限，达到早日成脓或破溃。

（3）治疗跌扑损伤、瘀血肿痛者。三五日内可收瘀消肿散之功。

（4）治疗一般皮肤病。凡见红肿热痛者皆可用之。如丹毒、结节性红斑、静脉炎、痛风、接触性皮炎、药物性皮炎等，有退热化斑、消肿止痛之效，多在 3 日内见功。

（二）冰黛三黄散（经验方）

1. 组成

青黛 30g、黄芩 90g、黄柏 90g、黄连 60g、海螵蛸末 30g、炉甘石 120g、白矾 15g、荆芥 20g、苦参 45g、生甘草 20g、冰梅片 15g。

2. 制作

先将青黛、黄芩、黄柏、黄连、荆芥、苦参、甘草研细，次加海螵蛸末研和，后加白矾、炉甘石 2 味粉末研和。冰梅片入研钵内轻轻研细，再加入上药少许研和，再加全部药末研和即成。

3. 用法

用麻油或茶油调成糊状外擦患处,若渗水多时用药末直接掺于皮损上。

4. 适应证

湿热型急性湿疹、皮炎、药疹、糜烂型足癣等,患处潮红、肿胀、轻度糜烂,少量渗出或脱屑瘙痒等。

5. 功效

清热燥湿,疏风解毒,杀虫止痒。

6. 方解

方中青黛清热解毒,凉血消肿;黄芩、黄柏、黄连清热燥湿,泻火解毒。4药合用,发挥协同作用,共奏清热燥湿、解毒止痒的功效,为君药。白矾性寒味酸,解毒燥湿,杀虫止痒;荆芥性温味辛,疏风透热、散湿止痒。2药合用,一收一散,一寒一温,共奏疏风解毒、杀虫止痒功效。炉甘石消肿解毒,除烂敛疮,收湿止痒;苦参清热燥湿,杀虫利尿,辅青黛清热,黄芩、黄柏、黄连燥湿,协白矾杀虫,同荆芥疏风收湿相比,尚可利尿排湿,有异曲同工之妙。以上4味共为臣药,其中苦参乃"臣中上臣"。海螵蛸收湿敛疮力强,且性温,可防寒凉药闭门留寇;冰梅片止痒止痛,有"率领群药"的作用。2药共为佐药。方中用生甘草,既泻火解毒,又调和诸药,解诸药之毒;茶油性凉,除解热毒、生肌、润肤外,可以促进其他药物的透皮吸收,可用作透皮增效剂。上2味为使药。诸药合用共奏清热燥湿、疏风解毒、杀虫止痒之功。

7. 临床体会

(1)风、湿、热3邪与正气相搏于肌肤腠理是急性湿疹的主要发病机制,清热燥湿、疏风解毒、杀虫止痒是治疗湿热型急性湿疹的重要外治法。

(2)冰黛三黄散能够明显降低患者血清免疫球蛋白IgE水平。它对湿热型急性湿疹患者的免疫功能有调节作用,参与免疫调节是冰黛三黄散治疗作用的机制之一。

（3）散剂用茶油调擦治疗急性湿疹，可促进药物的透皮吸收，增强疗效。

（三）一效生肌散（经验方）

1. 组成

滑石粉 30g、煅炉甘石 15g、赤石脂 15g、儿茶 9g、珍珠粉 6g、铅粉 4.5g、铅丹 3g、朱砂 3g、冰片 4.5g、血竭 6g、制乳香 6g、制没药 6g、紫河车 15g。另用阿胶烘软外盖贴患处。

2. 制作

先将冰片、朱砂、铅丹、铅粉、血竭研成极细末，过 100 目筛，然后将煅炉甘石、赤石脂已研成的细粉末徐徐兑入，研磨均匀。再用套色混合法将滑石粉、儿茶、乳香、没药、紫河车共研成细粉末，加上珍珠粉兑入，使色泽一致、含量均匀，即得本药散，可收藏置瓷器或玻璃瓶内备用。

3. 用法

将疮面或疮口按常规消毒后，用一效生肌散薄薄掺于疮面或疮口里，然后取阿胶烘软，用于疮面的就压平如钱币厚薄。用剪刀修剪和创面一样大小，盖贴于创面上，外盖纱布，胶布固定，2 日换药 1 次。疮口凹陷，四周皮肤肌肉粘连，按压有脓粒分泌物溢出，探针试探，见有窦道或瘘管者，经常规消毒后，外掺用 1 次生肌散；疮口寒白者，可加肉桂粉少许；疮口虚陷者，可加人参粉少许，仍用阿胶烘软捻成与疮口大小一致的条形钉，蘸外掺一效生肌散，插至窦道或瘘管底部。用药后，个别患者的患处会感觉疼痛，但能忍受，过一会儿就不会痛了。2 天换药 1 次，一般按此换药 3~5 次后，疮面或疮口的窦道或瘘管愈合而告愈。

4. 适应证

一切慢性溃疡疮面或疮口久不收口、烧烫伤疮面、各部位瘘管等。

5. 功效

具有防腐提毒、定痛收口、生肌收敛之功能，使新肉旺盛生长，促进溃疡瘘管愈合。

6. 方解

方中滑石粉虽无杀菌之效，但外用治疗肌肤疮疡收效显著，主要起到收敛、祛瘀、防腐作用，佐以珍珠粉，有消肿解毒、生肌敛疮之功能；赤石脂能燥湿止痒，收口生肌；煅炉甘石解毒收湿；儿茶解毒活血生新；朱砂拔毒防腐，杀虫解毒，生肌长肉；乳香、没药活血消肿止痛，且能生肌敛疮；冰片清热消肿止痛，与乳香没药为伍，其止痛作用更强；血竭有活血祛瘀，防腐敛疮生肌作用；铅丹解毒，生肌敛疮；铅粉的消肿解毒敛疮优于铅丹，能使疮面结1层极薄白膜，以助敛疮，与铅丹、朱砂、血竭为伍，其消肿解毒、生肌敛疮作用更佳。配紫河车，血肉有情之品，大补气血，鼓动阳气，使疮面、疮口气血得以充盈，以促进肌肉生长，此即"外治功同内治"；再以阿胶烘软压平成钱币厚薄外贴盖或捻成条形钉掺药散插管外用。阿胶除有补血生血功能外，能"止血祛瘀，除风化痰"。一切慢性溃疡，疮口久不收口或臁疮凛疡，液漏，乳瘘等疾，有风热痰瘀客于局部，及气血亏虚之候，患处组织缺乏营养之共同病机，阿胶外贴于患处，可谓药证相当，且阿胶也为血肉有情之品，具有加速血液中红细胞和血红蛋白生长的作用，局部与一效生肌散一起用药，使药力直接发挥效应，故而生肌促痂迅速。

总之，一效生肌散吸收水分和防止渗出作用较强，适用于慢性溃疡引起的疮口久不收口，大面积疮面或烧烫伤、疮瘘等，有促进干痂形成和生长作用，能防毒邪浸入扩散，使肌易愈，均有满意效果。若属虚寒，疮色白，且呈凹陷之溃疡者，加少许肉桂粉、人参粉于一效生肌散中外掺，再以阿胶烘软外盖贴者更会收到完美疗效。

（四）凤凰散（祖传验方）

1. 组成

黄柏500g、黄芩500g、大黄500g、煅石膏1000g、菖蒲120g、绿豆2000g、苏木120g、江南香120g、重楼250g、白芷120g、人中白250g。

2. 制作

各味先分别研成细粉末，然后按以上克重均匀混合即成本散。

3. 用法

（1）用于红肿痛尚未成脓之阳证时，可用开水，或蜜和开水各半，调拌成糊状，每日敷药 2 次，每次需厚敷至少 8h 后才能拿掉敷药。早晚各换药 1 次。

（2）用于骨折、脱臼、扭挫伤时，用红米酒和开水各半调拌成糊状，每日敷药 2 次，每次需厚敷至少 6h 才能拿掉敷药。

4. 适应证

一切红肿痛，尚未成脓之阳证及骨折、脱臼、扭挫伤。

5. 功效

消炎退肿，活血散结，舒筋止痛。

6. 方解

方中黄柏清火凉血，解毒消肿；大黄清热泻火，活血止痛；黄芩清热消肿，解毒止痛；重楼、绿豆消火，消肿止痛。诸药均是寒凉之品，都有清火、消肿、止痛之功能，其中绿豆、重楼消退红晕更佳，为主药。煅石膏有吸湿生肌、敛疮作用；白芷祛风胜湿，消肿止痛；苏木、江南香有活血化瘀、行血通络、止痛消肿之效；人中白清火解毒，消肿止痛；菖蒲芳香开窍，虽无消肿散结之功，但能引诸药直达病所。合而为用，起到消炎退肿、活血舒筋、散结止痛之功效。

（五）鹅口散（祖传验方）

1. 组成

生石膏 4.5g、元丹 6g、煅人中白 5g、青黛 4.5g、朱砂 4.5g、甘草 3g、梅片 0.5g。

2. 制作

元丹即灯心草炭，取青竹 1 节，去节一端，先用潮湿草纸卷成纸塞塞紧，用竹筷敲实，隔以竹片，将灯心草浸潮塞入竹筒内，用竹筷边塞边敲结实，再隔以竹片、外用潮湿草纸塞紧（隔竹片的目的是使草纸与灯心草不混合），埋于热炭灰中 3~4h，此时竹节已成红色炭，取出，用湿草纸包裹 0.5h，待炭火熄，轻轻去竹炭分离草纸灰、竹片，即得元丹，研极细粉末备用。朱砂用水飞能去掉杂质，使药物纯净，成为极细粉末，适合外用。其制法为先将朱砂研成粉，再加水研成糊状，继续研，研至无声为度；然后加入糊状物 3 倍量的清水，搅拌成混浊液（粗的沉在下面）；倒出上层混浊液于另一个器皿中澄清，再如前法倒出上层混浊液，如此反复操作，一般 3 次；去除存余的研不细的粗粒杂质，取混浊液，上加纸盖，放置 1 天，使其完全沉淀，小心倒去清水，存余的少许水用吸水纸吸除，取下潮粉晾干再研细贮用，第一次倒出的混浊液叫尖头，最细最佳。煅人中白的制法为取漂净的原药材直接铺放炉火上煅，使其煅透，煅至外层灰色，折断面中心黑色，质脆易碎为度，研细为灰色粉末，煅后易于粉碎，去其秽浊之气，减少刺激。梅片取原药材研末，其他取原药材研细过筛，按配药克数均匀调和混合即成。

3. 用法

用吸酸乳时使用的细小塑料吸管的尖头一端，装上少许鹅口散，对准患处，由另一个人从没有装上药散的塑料吸管口轻轻吹出药散，每 2~4h 1 次。

4. 适应证

口舌齿龈糜烂及齿龈出血、口糜等。

5. 功效

清火，解毒，止烂。

6. 方解

生石膏、元丹以清心胃之火；青黛、人中白清热解毒，吸湿敛疮，止血；朱砂、甘草解毒；梅片消肿止痛。合而用之，共奏清心胃之火、解毒祛腐、止血定痛之效。

（六）加味冲和散（经验方）

1. 组成

肉桂 30g、制南星 15g、草乌 15g、独活 45g、炒紫荆皮 60g、赤芍 30g、白芷 18g、石菖蒲 18g、制乳香 9g、制没药 9g。

2. 制作

将肉桂、制南星、草乌、独活、炒紫荆皮、赤芍、白芷、石菖蒲原药材晒干、击碎或去皮，碾研过 80 目筛，制乳香、制没药研细末，按处方克数搅拌调和均匀即成本散，收贮瓷器或玻璃瓶内备用。

3. 用法

用葱汁或黄酒调成糊状外敷患处，亦可用麻油或茶油和 80% 凡士林调成软膏敷贴。每日换药 1 次，个别患者亦可将本药散均匀掺在膏药上或入膏药中贴敷患处，可 3~5 天换药 1 次。

4. 适应证

痈疽发背，冷热相凝适用于治疗，介于阴证、阳证之间的半阴半阳之证。表现为肿块木硬、平塌酸痛，或肿块微有红晕，或皮肤白嫩者，个别患者还伴怕冷，亦适用于痹痛、乳疬等。

5. 功效

活血行瘀，疏风定痛，消肿散结，温通经络。

6. 方解

方中肉桂辛甘大热，辛热消沉寒，又能温经络、通血脉；制南星辛温有毒，辛散行血以消肿定痛；草乌辛温大热，有毒，搜风除湿，祛寒止痛；独活、紫荆皮发散风寒，祛风化湿，止痛解表；赤芍活血散瘀止血，消肿止痛；白芷解表散寒，祛风胜湿；制乳香、制没药有活血散瘀、消肿止痛、生肌敛疮之功效；石菖蒲化湿和中，开窍除痰，虽无消肿散结之功，但亦能引诸药直达病所。合而为用起到活血化瘀、疏风定痛、消肿散结、燥湿和中、温通经络之功效。

7. 临床体会

（1）风寒型乳痈：用本药散调葱酒汤（即连根葱 1 株卷成小圆形放杯内，加红米酒微炖热后，拿掉葱，即为葱酒汤）调成糊状外敷贴患处，每日换药 2 次，早晚各 1 次，有时间在第二次换药前，用陈皮与朴硝煎汤热敷患处 10min 左右，再敷药能达到事半功倍之疗效。

（2）乳房结核或梗块：属于寒痰凝结者，采用外治风寒型乳痈方法，同样也会达到满意疗效。也可把本药散外掺于阳和解凝膏中，均匀薄布后敷贴患处，每 3~5 日换药 1 次，亦可收到显效。

（3）痹证：属于风寒湿痹的关节或腰部等处酸楚疼痛，用本药散与川芎末各等量，装入预制好的药袋，长期缚敷患处能有效改善症状。

（4）痈疽发背：属于阴证或介于阴证、阳证之间者，或鹤膝风、流痰皮色不变，漫肿不热或微热者，将本药散用温酒调敷，每日换药 1 次，每次需敷贴 6~8h 后方可拿掉外用药。

（5）陈旧外伤作痛：于药散内加少许白芥子末、江南香末，调高粱酒敷贴至皮肤有灼热感时揭下，可获得满意疗效。

（6）冻疮肿痛：可用药散加 80% 凡士林配成软膏敷贴。

（七）二味拔毒散（《医宗金鉴·外科心法要诀》方）

1. 组成

明雄黄、白矾各等量。

2. 制作

上 2 味共研细末，用 100 目细箩过筛，收贮备用。

3. 用法

用茶油外涂或用凡士林配成 20% 的软膏敷贴。临床用药散同麻油或茶油调匀涂敷，可治疗带状疱疹，极效；用米醋或凉开水调成糊状外敷，可治疗乳痈恶疮；用少许药散吹喉，可治疗喉闭。

4. 适应证

热疖痈痤、疥疹、风湿痒疮。

5. 功效

止痒定痛，清热解毒。

6. 方解

雄黄辛温，有毒，燥湿止痒，消火解毒，消肿散结；明矾酸涩寒，收敛消炎，润燥止痒。2 味合用，其奏止痒定痛、清热解毒之效。

7. 临床体会

本方是编者平时临床常用方，具有清热散肿、消炎、燥湿、止痒、定痛解毒等功效，用途较广泛，尤其是可治疗一切皮肤热毒，如急性湿疹及皮肤炎等，均有很好的疗效。但用于治疗疥疮与慢性湿疹时，其杀虫止痒之力太薄。

（八）平胬散（经验方）

1. 组成

乌梅肉 30g、熟地黄炭 10g。

2. 制作

乌梅肉，将原药材剥去核，切成小块，置于铁锅中文火拌炒，至有爆裂声，稍有膨起，呈焦黑色，质松易碎为度，折断面全部焦黑，部分乌梅肉外层起泡，潮湿处起泡更多，若外层灰白无泽，则太过，影响药效；熟地黄炭，将原药材剪成蚕豆大小，入铁锅中，用猛火不断翻炒，先慢后快，炒至外层焦黑质松，折断面中心乌黑为度，若外层灰白无泽，如草灰样，则太过，影响疗效。炒后立即研细，2 味药混匀，放入石灰缸中以免受潮，也可置于有色磨口小玻璃瓶内收贮备用。

3. 用法

每天掺疮口外盖薄贴，早晚各换药 1 次。

4. 适应证

用于痈疽溃后胬肉外翻。

5. 功效

收敛，蚀恶肉。

6. 方解

乌梅味酸涩，功能收敛，蚀恶肉；熟地黄滋润，炒成炭，增强敛性，使高突胬肉收缩变平。确实可使胬肉平复，疗效满意。

四、掺药

将各种不同的药物研成粉末，根据制方规律，并按其不同的作用，配制成方，用时掺布于膏药或油膏上或直接掺布于病变部位，故谓之掺药，即古称散剂，现称粉剂。

掺药的种类很多，用来治疗外科疾患，范围很广，治疗溃疡和肿疡、消散、提脓、收口等均可应用，其他如皮肤病、肛门病等也同样可以施用。但由于疾病的性质和阶段不同，故需在应用时根据具体情况进行选择，它可掺布于膏药上、油膏上，或直接掺布于疮面上，或黏附于纸捻上再插入疮口内，或将药粉时时扑于病变部位，也可预先将药物浸泡于75%乙醇溶液中制成酊剂，便于应用。掺药可达到活血消肿、软坚散瘀、提脓祛腐、疏风逐寒、腐蚀平胬、生肌收口、定痛止血、收涩止痒、清热解毒等目的。

注意事项：掺药配制时应研制极细，研至无声为度。植物类药品宜另研筛过；矿物类药品宜水飞；麝香、樟脑、冰片 朱砂、牛黄等香料费重药品宜另研后下。各药研制后再与其他药物和匀，使之成为散剂后方可应用，否则用于肿疡，药性不易渗透，用于溃疡，容易引起疼痛弊端。至于有香料的药粉，宜以瓷瓶贮藏，塞紧瓶益，以免香气走散。

掺药的具体临床应用简介如下。

（1）疮疡：阳毒内消散、红灵丹等有活血消肿、止痛、化痰解毒之功能，适用于治疗阳证肿疡；桂麝散、丁桂散有温化痰湿、消肿止痛、祛风散寒、温经通络之功能，适用于治疗阴证肿疡未溃者；九一丹有提脓祛腐之功能，适用于治疗溃疡流肤未尽者；生肌散有生肌收口之功能，适用于痈疽溃后、脓水将尽者；白降丹、平胬丹有腐蚀、平胬之功能，适用于溃疡脓腐难去，或已成瘘管，肿疡成脓不能自溃，及赘疣、瘰疬等。

（2）止血收口：桃花散，如圣金刀散等有止血、收敛、燥湿之功能，适用于治疗创口出血，或疮口溃烂流脓。

（一）阳毒内消散（《药奁启秘》方）

1. 组成

麝香 60g、冰片 60g、青黛 60g、炒穿甲片 12g、姜黄 12g、白及 12g、制南星 12g、香樟冰片 12g、铜绿 12g、轻粉 9g、胆矾 9g。

2. 制作

上药各研极细末，再混合研匀，收贮备用。

3. 用法

掺于膏内敷贴。

4. 功效

活血止痛，解毒消肿，化痰。

5. 主治

一切阳证肿疡。

（二）红灵丹（《外科学》方）

1. 组成

雄黄 18g、乳香 18g、没药 18g、火硝 18g、煅硼砂 30g、青礞石 9g、三梅 9g、朱砂 60g、麝香 3g。

2. 制作

除三梅、麝香外，共研细末，最后加三梅和麝香调和均匀后瓶装封固，不出气，备用。

3. 用法

将药粉放膏药上敷贴患处。

4. 功效

活血止痛，消坚化痰。

5. 主治

痛疽未溃，初、中期阴茎癌。

（三）桂麝散（《药奁启秘》方）

1. 组成

麻黄 15g、细辛 15g、肉桂 30g、丁香 30g、猪牙皂 9g、生半夏 24g、生南星 24g、麝香 1.8g、冰片 1.2g。

2. 制作

共研细末，用细箩过筛，收贮备用。

3. 用法

掺于膏药内敷贴。

4. 功效

温化痰湿，消肿止痛，软坚散结。

5. 主治

一切阴疽未溃。

6. 临床体会

《外科全生集》云："白疽乃阴虚之证，气血寒而毒滞。"阴疽即无头疽，其毒深沉，非麻黄、肉桂、细辛、丁香之辛温，不能开其腠里，以温经通阳；又兼南星、半夏、皂角之化痰攻坚，麝香、冰片之辛香走窜，使阴凝之毒得以化解，从而达到温化痰湿、消肿止痛、软坚散结的目的，此乃制方要妙之处。

（四）丁桂散（经验方）

1. 组成

公丁香 30g、肉桂 30g。

2. 制作

上 2 味药各研成极细粉末，过 100 目筛后，混合研匀，收贮备用。

3. 用法

将药粉掺于膏药或粉膏上敷贴患处。

4. 功效

温化痰湿，散寒止痛。

（五）九一丹（《医宗金鉴》方）

1. 组成

熟石膏 27g、升丹 3g。

2. 制作

共研极细末，混合即成，收贮备用。

3. 用法

将药粉掺于疮面，或用药线插入疮口或瘘管。

4. 功效

提脓祛腐。

5. 主治

溃疡、瘘管流脓未尽。

6. 临床体会

方中丹与石膏的比例，可根据疮口程度不同而定，如八二、七三或五五等，灵活掌握。

（六）生肌散

1. 组成

制炉甘石 15g、滑石 30g、朱砂 3g、冰片 0.3g、钟乳石 9g、琥珀 9g。

2. 制作

上药共研细末，研至乳钵无沙声为度，收瓶备用。

3. 用法

掺于疮面，或用凡士林配成软膏敷贴。

4. 功效

祛腐生肌，止痛收口。

5. 主治

痈疽溃后，脓水将尽。

（七）白降丹（《医宗金鉴》方）

1. 组成

朱砂 6g、雄黄 6g、水银 30g、硼砂 15g、火硝 45g、食盐 45g。

2. 制作

将朱砂、雄黄、硼砂 3 味研细，再入诸药共研匀，至水银不见为度，共入阳城罐内，罐口向上，置于初燃的炭炉上，微火徐徐加热，使罐内的药物溶化成液体，继续微火加热，需 15~25min，如罐内有白烟起时，立即用竹刀在起白烟处扒塞，直至罐内药物成为固体，四周现淡黄色，中央如盐屑白色的粉状即可取出，此为"结胎"。在这个过程中要注意保持火力均匀，若火力太猛，则药太干，汞走；若火不及，在炼时药倒下则无用，其难处也就在此。因此，这个阶段是炼制白降丹的最重要环节。

用光底的瓷碗 1 个（比阳城罐略大些，以能套住罐颈为宜），将阳城罐（已结胎的药罐）轻轻地覆在碗内，以寸许宽的棉纸条填塞罐口周围（交接处），用细铁丝"十"字形扎紧，再于罐的腰部并接口处横扎二三道，然后在接口处涂上盐水泥（或腌萝卜的黄泥亦可），一层泥、一层纸，约四五重（要涂满整个药罐），一指厚，阴干待用，如有裂纹，应予补密。

地下挖一小潭，用碗盛水放于潭底，将已处理完毕的罐与碗放于盛水的碗内（罐在上碗在下），以瓦挨潭口，四边齐地，用泥沙将缝补密，再用铁盘 1 个（约 50cm 宽），中央凿一圆孔，正好套住阳城罐的颈部，四周再用泥沙封密，然后在外围用砖砌成多眼的圆炉，高约 60cm，上下口径相称，内径宽约 50cm，正好能套住火盘外环即可，然后堆满木炭待炼。

开始燃烧后要时时添炭，并要将炭灰清理出炉外，但勿让罐底暴露，要时刻保持堆满炭火，第一、二炷香可用文火（每炷香约 1h），第三炷香可用武火，用扇子扇之，要时刻转换方向，使力均匀，约炼 3 炷香（约 3h）即可将火熄退，冷定开看，瓷碗内约有洁白如雪的结晶粉状的白降丹一两许(30g)，刮下装入有色瓶内，用蜡封口，理于地下或放于阴处，以退燥性（火毒），时间愈久愈佳。

3. 用法

以纯丹或配成九一、八二、七三丹等，点于疮顶或薄撒疮面，或制成药线条插入脓腔或窦道，或制成小丸子放在病核顶上。

4. 功效

腐蚀平胬，软坚，提毒，枯管。

5. 主治

一切溃疡脓腐难脱，或已形成瘘管，肿疡成脓不溃，以及赘疣、瘰病等。

6. 注意事项

白降丹的纯丹腐蚀性很强，头面、颈项部位或迫近内脏器官等处，绝对禁用纯丹；对于神经血管较丰富的部位，也应注意使用。

疣是生长于体表的一种赘生物。又称赘疣，俗称千日疮、瘊子、饭蕊等。本病多发于手背、手指或头面部。患部赘生物初起小如黍米，大如黄豆，突出表面，其表面粗糙。状如花蕊，灰白或污黄色。疣的数目多少无定，一般无自觉症状，用力压按时略有痛感，碰伤或摩擦后易出血。

瘰病主要指颈部淋巴结核。又名疬子颈、颈疬或鼠疮。小者为瘰，大者为病。多发于颈项及耳的前后，病变可限于一侧，也可两侧同时发生，也有延及颔下、胸锁乳突肌前后和腋下等处的。以其形状累累如珠，历历可数，故名。

7. 临床体会

（1）若用于顽深的瘘管，可用纯丹，以厚糊调稠搓成线条，插入管道，外盖贴膏药。

（2）若用于顽固的疮面，可用纯丹少许，薄撒疮面，外盖贴膏药。

（3）若用于脓液不尽的空脱，可用九一丹（详见九一丹方），以棉纸卷药插入，或用厚糊调稠搓成线条插入，外盖贴膏药。

（4）若用于瘰疬，可用纯丹配厚糊调稠搓成绿豆大的丸子，先将疮顶挑破，用小丸粒放于疮顶，贴上神效千捶膏。

（5）若用于顽癣，可用九一丹软膏薄涂疮面，或用冷水化开涂抹疮上。

（6）白降丹的丹底（即丹渣）可用猪板油同捣如泥，擦涂疥疮、顽癣极效。

8. 参考

《外科正宗》记载此方，制法、功用、主治大数相同，唯多白砒。此外其他外科著作亦均有收载，唯药味分量略有出入。

（八）平胬丹（《外科诊疗学》方）

1. 组成

乌梅肉（煅存性）4.5g、硼砂 4.5g、轻粉 1.5g、冰片 0.9g。

2. 制作

共研极细末，收贮备用。

3. 功效

腐蚀平胬。

4. 主治

溃疡面胬肉突起、降碍排脓，用之可使胬肉平复。

5. 用法

掺于疮上，外盖贴膏药。

6. 方解

乌梅味酸，性收敛，能收缩胬肉，配轻粉、冰片共具祛腐解毒、消炎镇痛之功，从而使胬肉平复、疮口收敛。

7. 临床体会

甲沟炎未成形、指甲坏死而胬肉突出者，用此丹少许，外贴拔毒提脓膏药，可使胬肉平复。

8. 参考

《证治准绳》载："白丁香、霜梅等分研末，治痈疽死肉。"

《疮疡外用本草》载轻梅散："乌梅炭、轻粉等分研末。治溃疡肉芽组织过度生长。"

《外科概要》载乌龙散："炙乌梅、炙熟地黄各等分。治胬肉外突。"

（九）桃花散（《医宗金鉴》方）

1. 组成

白石灰 250g、大黄 45g。

2. 制作

先将石灰用水泼成粉末，大黄切成薄片，2 味同放入铁锅内炒，至石灰变成红色，去掉大黄，将石灰筛细，收贮备用。

3. 功效

止血，生肌，收敛。

4. 主治

外伤出血及术后疮面不收。

5. 用法

将疮口按常规消毒后，用粉掺于疮面，纱布盖密固定，或绷带扎紧。

6. 临床体会

本方不但有止血和愈合疮口的作用，而且能杀菌消炎，防止感染，因此手术后用之效果较好，一般浅小的疮口，敷药 1 次，就能愈合结痂。

（十）如圣金刀散（《外科正宗》方）

1. 组成

老松香（净末）220g、枯矾 45g、生矾 45g。

2. 制作

先将松香置瓦上，文火熔化，拨去渣滓，滴入水中，待凝固后取起，再将水分处理干净，同二矾研极细末，收罐备用。

3. 功效

收敛收涩，止血，愈合痔口。

4. 主治

外伤出血或术后疮口不收。

5. 用法

先将疮口按常规消毒干净后，用粉掺于疮面，纱布盖密固定，或绷带扎紧。

6. 主治

酒渣鼻、粉刺及一切皮肤热毒湿疹。

7. 用法

凉水调敷患处，亦可调净茶油或麻油擦抹。

8. 临床体会

本方原系治疗酒渣鼻的外涂药，由于大黄有清热解毒作用，硫黄有杀虫止痒作用，故对一切皮肤热毒湿疹亦有疗效。

酒渣鼻，又名鼻赤或鼻渣，系由脾胃湿热上熏于肺，血瘀凝滞而引起的病症。主要症状是鼻头血管扩张，局部发红，病久则呈紫红色，皮肤变厚，鼻头变大，表面隆起，高低不平，状如赘瘤。

粉刺，又名酒刺，即痤疮，多由肺胃蕴热，上熏颜面，血热郁滞而成。亦与过食膏粱厚味有关。发于颜面或延及前胸、肩背部，皮疹如粟，或见黑头，甚则色赤肿痛，挤破出白粉汁，抠后脓疱可形成疖肿及皮脂瘤。

五、酊剂类

酊剂是把药物制成粗末，浸入酒精度 52 度以上的白酒或 75% 乙醇溶液中（一般用药 200g，配白酒或酒精 1000mL，可根据病情需要增减），浸渍若干天后去渣即成。酊剂具有制作简单、使用方便、保存时间长、吸收好、功效突出等优点。

此类药可用于癣或其他各种慢性皮肤病及功能障碍、关节痛风等。

用于皮肤病的，可视病情新久等程度，一般每日外涂 1~2 次，如用于活血舒筋方面的，须用软棉蘸药涂擦患部，每次时间须 10~20min。此类均作为外涂剂，不可内服。

（一）姜柏酊（经验方）

1. 组成

侧柏叶 30g、附子 9g、干姜 18g、肉桂 12g、花椒 9g、桑白皮 15g、五倍子 9g、白芷 9g、菊花 9g。

2. 制作

将上药浸入酒精度 52 度以上二锅头或高粱酒中，也可用 75% 乙醇溶液 250mL，置 3 天 2 夜后即成，过滤装瓶备用，其药渣仍可再浸泡 1 次，但浸泡时间需延长至 1 周，去药渣后装瓶备用。

3. 功效

祛风润燥，温经活血，补肾生发。

4. 适应证

斑秃，脂溢性皮炎。

5. 用法

每日用棉花蘸药酒在患处揉擦 2 次，每次 10min 以上。

6. 方解

"外治之理，即内治之理；外治之药，即内治之药，所异者法也。"方中附子温肾散寒，补火助阳乌发；侧柏叶乌发生发，二者相辅相成共为君。花椒开腠理、通血脉、坚发；肉桂、干姜温肾散寒、通血脉、长毛发；桑白皮养阴生发。上共为臣药，以助君力。《本草经疏》载，附子无干姜不热，得肉桂则补命门之火。干姜、肉桂更助附子温阳散寒。五倍子收敛固脱，白芷行气散血，治一切头面诸疾，共为佐。干姜还可佐制附子之毒。菊花亦为佐药，与桑白皮同用，尤宜头目风火之疾（《神农本草经百种录》），且可佐制诸药之燥热。酒精其性善行，能渗透发层，以为使药。全方标本兼治，共奏祛风润燥、温经活血、补肾生发之功效。

7. 临床体会

中医学认为，肾主藏精，其华在发。《黄帝内经》中关于肾与毛发关系的论述较多，如"丈夫八岁，肾气实，发长齿更""女子七岁，肾气盛，齿更发长"。男子"五八肾气衰，发堕齿槁；六八阳气衰竭于上，面焦，发鬓斑白"。女子"五七阳明脉衰，面始焦，发始堕；六七三阳脉衰于上，面皆焦，发始白"。皮肤科常见的脱发性疾病包括斑秃、脂溢性脱发等均与肾有关。

斑秃是一种头部毛发突然发生斑块状脱落的慢性皮肤病，属于中医学油风之范畴。其发病常因过食辛辣炙煿、醇甘厚味；或情志抑郁化火，损阴耗血，血热生风，风热上窜巅顶，毛发失于阴血濡养而突然脱落；或跌扑损伤，瘀血阻络，血不畅达，清窍失养，发脱不生；或久病致气血两虚，肝肾不足，精不化血，血不养发，肌腠失润，发无生长之源，毛根空虚而发落成片。

斑秃临床表现为头发突然成片脱落，脱发区皮肤光滑，边缘的头发松动，很易拔出，拔出时可见头发近端萎缩，呈上粗下细的"感叹号"样。脱发区呈圆形、椭圆形或不规则形。数目不等，大小不一，可相互连接成片，或头发全部脱光，而呈全秃。严重者，眉毛、胡须、腋毛、阴毛甚至毳毛等全身毛发脱落，而呈普秃。一般无自觉症状，多在无意中发现。常在过度劳累、睡眠不足、精神紧张或受刺激后发生。病程较长，可持续数月或数年，多数能自愈，但也有反复发作或边长边脱者，开始长新发时，往往纤细柔软，呈灰白色，类似毫毛，以后逐渐变粗变黑，最后恢复正常。

萧氏医家认为脱发性疾病与肾关系密切，结合自己数十年的临床经验，以"补肾生发"为基本治法，自拟姜柏酊外涂，并内服祛风养发汤，治疗斑秃、脂溢性秃发等，常收到较好的疗效。

（二）复方补骨脂酊（自拟经验方）

1. 组成

补骨脂 60g、肉桂 15g、菟丝子 18g、蒺藜 12g。

2. 制作

将以上 4 味药物加入 75% 乙醇溶液或酒精度 52 度以上二锅头或高粱酒 150mL 内，浸泡 3 天 3 夜后滤过，药酒装瓶备用，其药渣还可以按前法再浸泡，但时间需延长浸泡 1 周后，方可过滤去药渣，药酒装入瓶内备用。

3. 功效

温经络，通血脉，生色素，悦颜色，润肌肤。

4. 适应证

白驳风。

5. 用法

用棉签蘸药酒少许涂擦患处，从中间开始涂擦，慢慢向外，快到正常皮肤边缘则停，否则会使正常皮肤变暗黑色，每日 1 次。

6. 方解

方中补骨脂味辛大温，有生色素、润肌肤之功；肉桂味辛大热，温肾散寒又能温经络，通血脉；菟丝子味甘辛温，悦颜色，润肌肤；蒺藜味苦湿，去风热，止瘙痒。4 味合而为方，发挥相辅相成的作用，引药直达病所，起到温经脉、通血脉、生色素、悦颜色、润肌肤之功效。

六、醋泡剂

醋的主要成分是醋酸，醋酸对皮肤、头发能起到很好的抗菌、软化、保护作用，用加醋的水洗皮肤，能使皮肤吸收到一些十分需要的营养素，从而起到松软皮肤、增强皮肤活力的作用。同时，用醋作为外治方中的引药，可增加药物渗透力，使药物的有效成分充分浸出。

徐长卿醋泡剂（自拟经验方）

1. 组成

荆芥 18g、防风 18g、地骨皮 18g、明矾 18g、皂角刺 30g、大枫子仁 30g、桃仁 12g、徐长卿 18g、红花 12g、花椒 9g、藿香 12g、百部 18g、苦参 24g。

2. 制作

将上药装入开口、大号、厚的塑料袋内，倒入白米醋 1500mL 后，把塑料袋开口处用 1 条 0.5m 长的绷带或塑料线条绑紧做到不漏气，不流出，让塑料袋内诸药都浸泡在白米醋内，1 天后就可以用来浸泡患处。

3. 功效

祛风杀菌，祛湿止痒，清热解毒。

4. 适应证

鹅掌风（手癣），脚癣。只能用于鳞屑角化型、水疱型，以及水疱未皮的癣疮。

5. 用法

装药物与醋的塑料袋先放入盆内，然后把绑紧塑料袋口的纱布（或塑料线条）解开。把患手（足）伸入药液中浸泡，1 次 0.5~1h，浸泡时间越长越好，以无不适感为佳，每日浸泡 1 次，可连续浸泡 1 周。每次使用完毕后，把塑料袋开口处再用绷带或塑料带绑紧，准备续泡时用之，每剂醋泡剂可连续浸泡 1 周，若浸泡数天后醋量减少不足时，可适量添加白米醋。如有皲裂者暂缓使用。

七、熏洗剂

熏洗疗法历史悠久，在外治法中占有重要地位。广义的熏洗疗法包括烟熏、蒸汽熏和药物熏洗 3 种，狭义的熏洗疗法是指药物熏洗法，即在中医理论的指导下，将中药煎煮后，先用蒸汽熏蒸，再用药液淋洗或坐浴或浸泡局部患处的一种治疗方法。通过借助药力和热力，使药物通过皮肤孔窍、腧穴等部位，深入腠理、脏腑，吸收后运输分布于全身以发挥作用，产生诸如疏通经络肌理、调和气血、散风除湿、解毒消肿、止痛止痒等方面的治疗效应。现代研究认为，皮肤湿度越高，它的渗透和吸收能力也越强，此方法通过温度、药物和机体作用，使皮肤毛细血管扩张，进而促进局部血液、淋巴循环，增强皮肤的新陈代谢，能改善局部组织营养和全身功能。《诸病源候论》载："凡瘙痒者，是体虚受风，风入腠理，与气血相搏，而往来于皮肤之间，邪风微，不能冲击为痛，故但瘙痒也。"所以在治疗皮肤病瘙痒时，要配合适量祛风药。寒性瘙痒者，可加荆芥、防风祛风散寒；风热型瘙痒者，可加桑叶、薄荷、牛蒡子、白鲜皮等祛风清热；瘙痒游走不定者，可加适量蝉蜕、刺蒺藜等。治疗妇女阴痒、湿疹等，可加土茯苓、百部燥湿杀虫。

（一）桑艾清湿洗方

1. 组成

桑白皮 30g、艾叶 15g、鱼腥草 30g、黄柏 15g、川花椒 9g、蝉蜕 9g、五倍子 12g、红花 12g、苦参 18g、百部 15g、蛇床子 18g、芒硝 15g。

2. 制作

将中药放入砂锅内，加清水 2000mL 浸泡 2h 后，用武火烧开后，再用文火煎熬 0.5h，使药液煎出，气味尽出，然后连渣倒入盆内后就可熏洗了。

3. 功效

清热燥湿，泻火解毒，祛风止痒。

4. 适应证

湿疹、皮炎、糜烂型足癣等多因素体不耐风、湿、热之邪，留于肌肤所致。多见多湿瘙痒，病程缠绵难愈、反复发作等特点，间有轻度糜烂，红肿发斑，少量渗出等。

5. 用法

将煎熬药物连渣倒入盆内，趁热熏蒸患部，待温度降至 40℃ 左右时，就把患处浸入药液洗浴并按摩，药液在患处保留 10~15min 后冲掉药渣擦干。每天 1 次，7 天为 1 个疗程，治疗期间停用其他药物。

6. 方解

方中桑白皮外用能滋润皮毛，养阴清热；艾叶外用祛湿止痒；鱼腥草外用消毒祛湿热；苦参、黄柏、蛇床子清热燥温，泻火解毒，祛风止痒；花椒外用可除湿散风，杀虫止痒；蝉蜕疏风散热，止痒；五倍子降火收湿；百部杀虫灭虱；红花活血养血，养血以制燥，辛温以佐诸药寒凉之性；芒硝泻热通便，润燥软坚，清火消肿。诸药合用，共奏清热燥湿、泻火解毒、祛风止痒之功效。

（二）养血润肤洗方

1. 组成

当归 12g、何首乌 15g、黑豆 30g、大风子 30g、金银花 24g、黄芩 15g、白鲜皮 18g、地肤子 24g、大胡麻 15g、地骨皮 15g、红花 12g、六一散 30g。

2. 制作

将中药放入砂锅内用 2000mL 清水先浸泡 2h 后，用武火煎开，然后改用文火煎熬 0.5h，过滤后复煎 1 次，2 次煎液混合倒入盆内，即成熏洗剂。

3. 功效

养血润燥，清热祛风，利湿解毒，杀虫止痒。

4. 适应证

各种慢性皮肤病，症见斑疹、鳞屑、干燥、肥厚、皲裂、自觉瘙痒等。

5. 用法

将煎熬好的 2 次煎液混合倒入盆内熏洗患处，并适当按摩，药汁在患处保留 10~15min 后就可以擦干，涂抹相应软膏，每日 1 次。

6. 方解

方中当归、何首乌养血润燥；黑豆养血润肤，祛风解毒；大风子祛风杀虫；金银花清热祛风，解毒；黄芩清热燥湿，凉血解毒；白鲜皮清热解毒，祛风止痒；地肤子清热利湿止痒；大胡麻养血祛风；红花活血祛瘀；地骨皮清火凉血；六一散清热利湿。诸药合成熏洗剂，外用于熏洗时就能共奏养血润燥、清热祛风、利湿解毒、杀虫止痒之功效。

（三）复方刘寄奴洗剂

1. 组成

刘寄奴 60g、地胆草 45g、地榆 45g、艾叶 15g、蒜秸 5 根、绿茶 15g、食盐少许、朴硝 30g（后冲入）。

2. 制作

以上诸药加清水 2000mL 浸泡 0.5h 后，倒入砂锅内，先用武火煮沸后，改用文火再熬煎 0.5h 后，倒入盆内熏洗时，再冲入朴硝，拌匀溶化后即成熏洗剂。

3. 功效

清热解毒，行瘀消肿，燥湿杀虫，收敛生肌。

4. 适应证

手足癣（指趾间糜烂型）。

5. 用法

将患处放在盆上方离熏洗剂 5cm 处先熏到温度降至 40℃ 左右后，再泡入药液内 10~15min 擦干，薄薄涂抹相应软膏，每日熏洗 1 次。

6. 方解

方中刘寄奴活血消肿，行瘀解毒；地胆草清热解毒，利湿消肿；地榆味苦微寒，凉血消肿，止血祛湿；艾叶祛湿止痒杀虫行瘀；蒜秸辛温杀虫，解毒；绿茶消肿收湿；食盐清洁杀菌。诸药合用就能达到清热解毒、行瘀消肿、燥湿杀虫、收敛生肌之功效。

第二节 治疗技术

一、火针烙法

古称燔针焠刺，是用一种特制的针具烧红后刺入人体腧穴或病变部位的一种针灸治疗方法，以达到消散、排脓、止血、去除赘生物等目的的一种方法。常用的有平头、尖头、带刃等粗细不同的多种铁针。

1. 作用

在临床应用上，火针通过温热刺激相应的穴位或者部位发挥助阳补虚、消癥散结、生肌排脓、散寒除湿、祛风止痒等诸多作用，进而治疗多种疾病。

2. 操作

包括消毒、烧针、进针、行针、留针、出针。

确定好穴位或针刺部位后，以 0.5% 碘伏局部消毒，以点燃的酒精灯或止血钳夹持 95% 乙醇棉球为火源，左手将火源移近针刺的穴位或部位，右手以握笔式持针，将针尖、针体伸入火焰的外层，根据针刺的深度，确定针体烧红的长度。将针烧至通红时，迅速准确地将针刺入穴位，并迅速将针拔出，这过程不超过 1 秒。一般情况下不留针，特殊情况需要留针时，可以配合行针手法。出针后需要用干棉球按压针孔片刻。

火针的进针角度以直刺为多，对于疣、赘生物等可以采取斜刺法。进针深度由针刺部位、疾病、体质等因素决定。胸背部一般不超过 3mm，四肢可刺入超过 10mm。

3. 技术要领

治疗前，做好患者思想工作，取得患者配合，采取舒适体位，充分暴露治疗部位，方可进行治疗。使用火针时，细心慎重，动作敏捷、准确，避开血管、肌腱、神经干及内脏器官，以防止损伤。施术过程的基本要领总结为"红、准、快"3个环节。红，即将针体、针尖烧至通红，穿透力强、疗效好；准，即进针时必须准确，一般在针刺前可在要针刺的部位做个"十"字标志，这样有助于准确进针；快，即进针要快，动作快可使患者不受痛苦或少受痛苦。有效火针针刺，施术时应注意安全使用火源，防止烧伤或者火灾等情况的发生。

4. 适应证

火针疗法治疗的病种多样，包括内、外、妇、儿及五官等各科，中医皮肤外科主要用于治疗痹证、经筋病、痈疽、瘰疬痰核、囊肿、结节、窦道、淋巴结核、下肢静脉曲张、痣、疣、带状疱疹、白癜风等。

5. 禁忌证

（1）精神过于紧张、过饥、过饱、过劳，以及晕血者和醉酒者。

（2）严重高血压、冠心病、精神障碍、大失血及凝血机制障碍者禁用。

（3）糖尿病患者根据病情禁用或慎用。

（4）孕妇、婴幼儿禁用。

（5）大血管和神经分布部位禁用。

6. 环境条件

一般的诊室条件即可，但需要注意的是一定要避风，在有空气流动的情况下，烧针的火焰不稳定，很难烧红针体，从而既影响针刺效果，又因烧针时间过长而易引起患者的心理压力。另外就是保护好患者的隐私。

7. 材料

火针、0.5%碘伏、酒精灯、治疗盘、消毒棉球、免洗消毒液、打火机等。

（1）火针材质的选择：多次使用的火针，应选择耐高温性能较好的材料，根据经验，可用钨基高密度硬质合金；一次性使用火针，可用不锈钢或普通碳钢材料。

（2）火针规格的选择：火针规格是指火针针体的粗细、长短和数量。

针具规格的选择应根据具体患者及病情合理选择。针体的长度决定针刺的深度，针体的粗细决定针刺的刺激强度。

二、熏洗疗法

熏洗疗法是在中医理论的指导下，将中药煎煮后，先用蒸汽熏蒸，再用药液淋洗、或坐浴、或浸泡局部患处的一种治疗方法。以中药蒸汽为载体，辅于温度、湿度、力度的作用，促进局部的血液及淋巴循环，有利于局部水肿及炎症的吸收，消除局部肌纤维的紧张和痉挛。

1. 作用

熏洗疗法是一种中医外治疗法，均以中医整体观念和辨证论治为指导思想，具有疏通经络、调和气血、解毒化瘀、扶正祛邪的功效，可使失去平衡的脏腑阴阳重新调整和改善，促进机体的恢复，达到治病保健的目的。

（1）清热解毒，凉血消肿：急性化脓性感染性疾病的初期，局部红肿热痛，炎症浸润比较明显，热毒壅盛，可用金银花、蒲公英、野菊花、马齿苋、紫花地丁、青黛、贯众、大青叶、土茯苓、鱼腥草、大黄等具有清热解毒功效的药物进行熏洗，控制局部炎症。热毒较甚，兼有血瘀证时，还可配伍生大黄、赤芍、牡丹皮等凉血活血药物，加强疗效，促进局部炎症渗出物的早日吸收而散瘀消肿。

（2）活血排脓，敛疮生肌：若肿疡已成，脓成尚未破溃或正气亏虚不能托毒外出者，可配伍黄芪、当归、川芎、穿山甲、皂角刺等透脓托毒药，以达到促进患处早日液化成脓、脓出毒泄、肿痛消退的目的。对急性化脓性感染疾病已溃脓、烫伤感染或慢性溃疡等，可用苦参、黄柏、金银花、黄芩、生甘草等清热解毒药物，同时配伍乳香、没药、当归、黄芪活血生肌收口药物煎汤趁热浸泡患处，既能杀菌消炎，清洁创面减轻感染，又能使患部充血，血流加速，改善血液循环和组织营养状况，有助于伤口愈合。

（3）活血通络，行气止痛：软组织损伤时，因瘀血积聚，常有肿胀、疼痛和关节运动功能障碍，或骨折愈合，遗留关节僵硬、肌腱粘连、肌肉萎缩，关节及机体功能障碍时，可使用威灵仙、独活、川乌、草乌、伸筋草、当归、红花、川芎、赤芍、乳香、没药等祛风除湿、舒筋活络、活血化瘀、行气止痛的药物熏洗，改善患部血液及淋巴循环，减轻局部组织的紧张压力，同时缓解皮肤、肌肉、肌腱及韧带的紧张或强直，早日恢复功能。

（4）祛风燥湿，杀虫止痒：对神经性皮炎、银屑病、荨麻疹、皮肤瘙痒等疾患，可用荆芥、防风、浮萍、蝉蜕、地肤子、白鲜皮等祛风止痒药熏洗，使瘙痒减轻，皮肤肥厚变软，皮疹或增厚病变消散脱落，使皮肤逐渐恢复正常。对真菌引起的皮肤病（如手足癣、体癣、股癣等），还可配合野菊花、苦参、百部、黄芩、土荆皮、黄柏、土茯苓、蛇床子等清热解毒、燥湿止痒、增强疗效。

2. 操作

根据具体实施部位不同，可将熏洗法分为全身熏洗法和局部熏洗法。

（1）全身熏洗法：用较多的中草药煎汤制成水剂，将药液倒入浴缸、浴桶或专门器械中，将身体置于药物蒸汽上直接熏蒸。为了保持疗效，多在熏蒸部位之外加上塑料薄膜或布单，以避免药物蒸汽散失和温度降低过快导致的熏蒸效果降低。待药液温度降低（以不烫为度）时，患者浸于药液内，再淋洗、浸渍全身，以汗出为度。熏洗疗法多用于全身疾病的治疗。熏洗完毕后，迅速用干毛巾拭去身体或患部的药液或汗液，用适宜物品盖住患部或身体。

（2）局部熏洗疗法：根据熏洗部位的不同，可将局部熏洗分为头面熏洗法、眼熏洗法、手足熏洗法、坐浴熏洗法。

头面熏洗法：将药液倒入清洁消毒的脸盆中，先俯首与面盆保持一定的距离，趁热熏蒸面部，待药液温度适宜后，进行沐发、洗头、洗面。此法多用于治疗头面疾病，但面部急性炎症性渗出明显的皮肤病应慎用。

眼熏洗法：将所选用药物煎煮滤清后，倒入小杯子中。先俯首，使眼杯与眼窝边缘紧紧贴住，然后仰首，并频频瞬目，进行熏蒸。待药液温度适宜后，用消毒纱布或棉球浸药液，不断淋洗眼部。使用时，洗剂必须过滤，以免药渣进入眼内。一切器皿、纱布、棉球等必须消毒。此法多用于治疗眼科疾病，眼部有新鲜出血和恶疮者忌用。

手足熏洗法：将所选药液加水煎煮，然后将过滤的药液倒入瓷盆或木桶内，外罩布单，将患处手足与容器封严，趁热熏蒸，然后待药液温后浸洗手足，洗足时可以用手摩擦双足穴位。

坐浴熏洗法：将所需药物煎煮后，去渣，趁热将药液倒入瓷盆或木桶内，先熏蒸，待药液温度适宜时，浸洗肛门或阴部。此法多用于治疗肛门及会阴部疾病。对肛门脓肿已化脓者，则应先手术切开引流后，再进行坐浴熏洗疗法。

3. 技术要领

（1）中药熏洗操作过程中，患者在 30min 内应饮用温开水或茶水 300~500mL。有严重心肺功能及肝肾疾病患者饮水不宜超过 150mL。小孩及老年人酌减。

（2）中药熏洗时应注意浸泡温度，另外患者中药熏洗应微微出汗，不可大汗淋漓，以防患者虚脱，即所谓的"气随汗脱"。

（3）熏洗器具注意消毒。

（4）操作过程中，注意患者受寒，以防外邪内侵而致病。

4. 适应证

全身熏洗疗法主要适用于全身性疾病，如皮肤瘙痒症、银屑病、泛发型慢性湿疹、荨麻疹等；局部熏洗主要适用于局限性皮肤病，如掌跖脓疱病、手足癣、外阴瘙痒症，冻疮、手部湿疹等。

5. 禁忌证

（1）急性传染性病、严重心衰、呼吸衰竭等患者，均忌用全身熏洗。

（2）危重外科疾病、严重化脓感染疾病、需要进行抢救、严重骨性病变（如骨结核）等患者，忌用熏洗。

（3）饱食、饥饿，以及过度疲劳时，饭前饭后 0.5h 内，均不宜熏洗。

（4）妊娠期的妇女禁止施用本法，因为血液的再分配有可能导致胎儿供血不足流产。

6. 环境条件

治疗室温度适宜，室温为 26~28℃，注意室内避风，另外注意保护患者隐私。熏洗的器具每日用含氯消毒液擦拭，治疗时熏洗器具使用一次性床单或一次性水疗袋，防止交叉感染。熏洗室每日各用紫外线消毒 1h，治疗结束后开窗通风，防止室内过分潮湿。

7. 材料

木桶、一次性塑料袋、热水器、花洒、中药煎煮机等。

三、葱熨疗法

葱熨疗法是将葱白捣烂加热后，热熨患处，借助药性及温度等物理作用，使气血温通，达到治疗疾病的一种中医外治法。

1. 作用

葱熨疗法通过大葱的药性和温度作用，使腠理开阖，气血通调，散寒止痛，祛风除湿，达到治疗效果。

2. 操作

葱熨疗法必须在伤后 2 天方可使用，情况严重者至少 5 天后方可使用。连根大葱 500mg，切碎，捣烂如泥，将大葱置于纱布内，制成药袋，敷患处，约一指厚，另备 1 个瓦罐或砂锅（有熨斗、神灯更好），中盛炭火。用熨斗或盛炭火瓦罐，熨于离葱上 5 分至 1 寸处，视火力强度而调节之，令葱逐渐发热，以迄全身微汗，特别是患处局部出汗为度。此法可连续使用，以愈为度。

3. 技术要领

（1）此疗法要特别注意葱泥的厚薄、火的强弱和熨时的距离，以免过与不及，影响疗效。

（2）葱熨的温度以患者忍受为度，要避免发生烫伤。对于皮肤感觉迟钝的患者尤需注意。

（3）葱熨后，患者可在室内散步，但暂时不得外出，要注意避风，防止着凉。

4. 适应证

痈疮肿痛。

5. 禁忌证

（1）局部皮肤有创伤、溃疡、感染或有较严重的皮肤病患者应用。

（2）颜面五官部位慎用。

（3）孕妇腹部、腰骶部及某些可以促进宫缩的穴位，如合谷、三阴交等，应禁止葱熨。

（4）糖尿病、血液病、发热、严重心肝肾功能障碍患者慎用。

（5）艾滋病、结核病或其他传染病患者慎用。

（6）肢体感觉障碍者慎用。

6. 环境条件

病室环境保暖避风，必要时屏风遮挡，注意保护患者隐私。

7. 材料

连根大葱、砂锅或瓦罐、炭火或熨斗、毛毯等。

四、敷贴疗法

敷贴疗法是将新鲜药物捣烂或将干药研成细末，加适量辅料，如水、醋、酒、蜜、麻油、姜汁、凡士林等，调和均匀后制成膏药、药饼或直接涂敷于患处或穴位的一种外治方法。

1. 作用

在临床应用上，受选择的药物不同，以及敷贴部位不同等因素的影响，敷贴疗法可起到疏通经络、协调阴阳、调理气血、抵御病邪、清热解毒等不同功效。

2. 操作

（1）体位选择：应用穴位敷贴进行保健时，应根据所选穴位，采取适当体位，使药物能敷贴妥当。

（2）敷贴局部皮肤的固定：敷贴部位要按常规消毒。因为皮肤受药物刺激会产生发红、水疱和破损，容易发生感染。贴药前，定准部位后，通常用0.5%碘伏进行局部消毒，然后敷药。

（3）敷贴药物的固定：为了保证药物疗效的发挥，对于所敷之药，无论是糊剂、膏剂或捣烂的鲜品，均应将其很好地固定，以防止药物移动或脱落。固定方法一般可以直接用胶布固定，也可先将纱布或油纸覆盖其上，再用胶布固定。若敷贴在头面部，外加绷带固定特别重要，还可以防止药物掉入眼内，避免发生意外。目前有专供敷贴的特制敷料，使用、固定都非常方便。如需换药，可用消毒干棉球蘸温水或各种植物油、石蜡油轻轻揩去粘在皮肤上的药物，擦干后再敷药。

3. 技术要领

（1）敷贴期间禁食生冷、海鲜、辛辣刺激性食物。

（2）敷贴药物后注意局部防水。

（3）对胶布过敏者，可选用低过敏胶带或用绷带固定敷贴药物。

（4）小儿皮肤娇嫩，不宜用刺激性太强的药物，敷贴时间不宜太长。

（5）对于残留在皮肤的膏药等，不宜用汽油或肥皂等有刺激性物品擦洗。

4. 适应证

适应证较广，可用于阳证疮疡，外伤浅层出血、毒蛇咬伤、急性化脓性疾病等。

5. 禁忌证

（1）颜面五官部位慎用敷贴，不宜用刺激性太强的药物进行发疱，避免发疱遗留瘢痕，影响容貌活动或功能活动。

（2）孕妇腹部、腰骶部及某些可促进子宫收缩的穴位，如合谷、三阴交等，应禁止敷贴，有些药物如麝香等孕妇禁用，以免引起流产。

（3）糖尿病、血液病、发热、严重心肝肾功能障碍者慎用。

（4）艾滋病、结核病或其他传染病患者慎用。

6. 环境条件

环境温度要适宜，注意患者隐私。

7. 材料

治疗盘、治疗碗里盛配置好的药物、纱布、棉签、0.5%碘伏、弯盘、治疗巾，必要时屏风遮挡。

五、浅针疗法

浅针疗法又称推针疗法、缇针疗法等，是指浅针针尖抵于经脉腧穴皮表上而未刺入皮肤，通过指甲搔爬和推按针柄产生柔和、均匀的震颤刺激，经穴以致其气，从而达到治疗疾病的目的。

1. 作用

浅针作用同针刺，行针手法有补泻之分。

2. 操作

根据患者的疼痛耐受程度和病情，用适量消毒棉花包裹针尖调节刺激强度。令患者取适当体位，使患者舒适，又让术者施术方便。做好患者思想工作，令其不要精神紧张。根据病情选定穴位。医者用左手拇指指甲将穴位处皮肤掐切成"十"字形的指甲印，以宣散气血。以右手食指和中指夹持在针柄靠近顶端1/3处，拇指指腹轻顶住针柄顶端，再用中指指甲搔爬针柄，使针柄快速振动，经针身、针尖传导到经穴所在，产生柔和的刺激，引导针感（酸、麻、胀等）出现。其中，从针柄下端向针柄顶端的搔爬手法称为刮法，反之称为推法。

3. 补泻手法

（1）补法：针体垂直于穴位所在部位平面，轻刮重推，术毕拇指对针尾施以 9 次点按手法。

（2）泻法：针体倾斜于穴位所在部位平面，重刮轻推，术毕以针尖为中心，针体作逆时针弧度旋转 6 次。

4. 技术要领

（1）针尖触按穴位时，若触按处疼痛明显，可将针尖轻移至疼痛不明显且有针感处，再行刮推针柄。

（2）勿将针尖刺入皮下。

（3）在眼周行针时，应用押手轻放于眼球处，防止行针过程中针尖刺伤眼球。

5. 适应证

带状疱疹后遗神经痛。

6. 禁忌证

（1）不要在患者过饥、过饱或过于疲劳时施术。

（2）孕妇的腹部、禁针穴位等处禁用推针。

7. 环境条件

治疗室保暖避风，注意患者隐私。

8. 材料

浅针、消毒棉球等。

六、砭石疗法

砭石疗法，简称"砭术"，是指使用特制的砭具，施以一定手法作用于人体，按照中医经络理论治疗疾病的一类外治方法。

1. 作用

砭石疗法与刮痧类似，具有温助阳气、养筋荣脉、逐寒祛湿、消痹止痛、祛瘀止痛、疏通经络等作用。

2. 操作

根据砭术手法的不同和砭石的物性，砭术疗法的操作手法与针灸、刮痧、推拿有一定的联系，总结为5大类21种方法，包括摩擦类（刮法、推法、抹法、摩法、擦法）、摆动类（揉法、缠法、搓法、划法、拨法）、挤压类（点法、按法、振法、拿法）、叩击类（拍法、叩法、剁法）、熨敷类（温法、清法、佩法）。具体操作如下。

（1）在患部的操作：根据病情和施术部位的不同，在患部施以相应的手法，如银屑病患者，可在皮损肥厚处，施以刮、推、电热砭石温熨法等手法，治疗时间因人而异，一般15~20min。

（2）远处穴位的操作：除在患处操作外，还选择病灶所在经脉通达的远端穴位进行操作。

（3）寻经操作：沿病灶所在经脉上下大范围施以手法，可起到疏通经络的作用。

（4）对侧操作：除在患部的操作外，还应在患部对侧施以手法，可起到沟通气血、整体调节作用。

一般来说，砭石的时间应在30min以内为宜，手法用力适度，由轻渐重。

3. 技术要领

（1）在砭术操作过程中，施术者要认真观察受术者的反应情况，经常询问受术者的感觉，必要时调整手法。

（2）使用拍法和叩法时，力量不要过大，着力点要浅，次数勿多，以防止软组织损伤。

（3）面部有痤疮者或疮疤时，不要使用力度较大的手法，如刮法等。

（4）在颈部等侧面进行点揉按压时要注意此处的颈动脉，不可持续按压。

（5）使用砭具操作前，应检查砭具边缘有无破损、裂痕、以免划伤皮肤，不合格的砭具不能使用。

4. 适应证

银屑病、慢性荨麻疹、瘙痒、带状疱疹后遗神经痛。

5. 禁忌证

（1）某些感染疾病或急性传染病，如急性肝炎、肺结核、骨髓炎患者忌用。

（2）有出血倾向者或血友病或外伤出血者忌用。

（3）手法操作区域有烫伤、皮肤病或化脓性感染的患者忌用。

（4）妊娠妇女的腰骶部、臀部和腹部在怀孕前 3 个月和后 3 个月禁忌使用。

（5）凡遇患者过饥、过饱、醉酒、大怒、大惊、疲劳过度、精神紧张等情况，不宜立即使用砭术。

6. 环境条件

治疗室保暖避风，注意患者隐私。

7. 材料

砭石。

七、埋线疗法

埋线疗法是将羊肠线或生物蛋白线埋入人体穴位内，利用线体对穴位的持续刺激作用治疗疾病的一种治疗方法。

1. 作用

临床运用上，埋线疗法通过穴位的持续刺激作用，具有协调脏腑、平衡阴阳、疏通经络、调和气血、补虚泻实、扶正祛邪等作用。

2. 操作

根据病情需要和操作部位选择不同种类和型号的埋线工具。其中一次性埋线针可由一次性使用无菌注射针配适当粗细、磨平针尖的针灸针改造而成，或用类似于腰椎穿刺针的一次性埋线针，针尖为坡形，较为锐利，常用的针为 7 号、9 号、12 号、16 号。使用前需将相应型号的无菌羊肠线从针头装入针管内备用。

（1）根据中医诊断处方，选择合适体位。

（2）选好穴位，做好标记，进针点一般选在穴位的下方 1cm 处。

（3）皮肤常规消毒。

（4）进针：左手示指和拇指绷紧已消毒的穴位两侧，无名指和小指夹乙醇棉球，右手拇指、示指和中指持针，快速进入皮肤，然后缓慢推针到治疗所需的深度，用右手示指边推针芯边退针，到皮下时快速出针，同时左手用棉球按压针眼。

（5）针眼处理：用 75% 乙醇溶液消毒，然后用棉签按压数分钟不出血即可。

（6）操作要领："两快一慢"操作方法。"两快"为进针时手腕用力，针尖快速刺至皮下；出针时边退针边放线，退至皮下时，快速出针。"一慢"为过皮后缓慢推针至治疗所需的深度。

3. 技术要领

（1）严格无菌操作，防止感染。

（2）埋线时如有羊肠线露出皮肤外，一定要拔出，重新定位、消毒，另选合适的线埋入，以免感染。

（3）埋线后 1 周内如局部出现红、肿、热、痛，说明有感染，轻者热敷即可，重者应做抗感染处理。如已化脓，应放出脓液，再进行抗感染处理。

（4）在胸背部穴位埋线时，应注意针刺的角度、深度，不要伤及内脏、脊髓。在面部和肢体穴位埋线时应注意不要伤及大血管和神经。

（5）在同一个穴位反复多次治疗时，应偏离前次治疗的进针点。

（6）埋线后一般 3h 内避免着水，如果采用敷料覆盖，则针眼处当日应避免着水。

（7）埋线后要留观 30min，如有不良反应须及时处理。

（8）精神紧张、过劳或进食前后 30min 内，一般不做埋线，以免晕针。

（9）埋入线体后如果 2 周左右出现局部红、肿、痒等症状，属羊肠线过敏现象，则停止再次埋线，同时进行抗过敏处理，口服抗过敏药物治疗，病情严重者到皮肤科会诊治疗。

4. 适应证

带状疱疹、慢性荨麻疹、湿疹、黄褐斑、神经性皮炎、痤疮等。

5. 禁忌证

（1）5 岁以下的儿童、孕妇、有出血倾向者及蛋白过敏者忌用。

（2）皮肤破损处、关节腔内忌用。

6. 环境条件

注意环境清洁卫生，避免污染。

7. 材料

无菌剪刀及镊子、可吸收外科缝线、一次性的镊子、一次性使用的埋线针、75% 乙醇溶液、一次性的弯盘、碘伏及无菌棉签等。

八、放血疗法

放血疗法，又称刺络放血，是中医临床常用的治疗方式，是一种采用三棱针或其他针具刺破皮肤，放出适量血液以治疗疾病的方法。放血疗法的适应证十分广泛，可用于多种实证、热证、瘀血、疼痛等，是中医学在长期发展实践中形成的特色治疗手段之一。

1. 作用

临床运用上，放血疗法具有活血化瘀、舒经活络、醒脑开窍、泻火解毒等作用。

2. 操作

（1）点刺法：点刺前，可在被刺部位或其周围采用推、揉、挤、捋等方法，使局部充血。点刺前局部用碘伏消毒。用三棱针或采血针点刺时，用一手固定被刺部位，另一手持针，露出针尖 3~5mm，对准所刺部位快速刺入并迅速出针，进出针时针体应保持在同一轴线上，点刺后可放出适量血液或黏液，以微出血为度。用干棉签擦去血液，针孔再次消毒。点刺次数依皮损范围而定，皮损较大，则点刺次数相应增多，血自然流出为佳。皮损局部放血后再用碘伏消毒，并用干棉球揉去局部血液。

（2）散刺法（围刺法）：可选用皮损部位、腧穴或瘙痒处。用三棱针或其他针具点刺时，用一手固定被刺部位，另一手持针在施术部位点刺多点，点刺后可放出适量血液或黏液，以微出血为度。散刺局部可配合拔罐，可留罐 5min 后，用干棉签擦去血液，针孔再次消毒。散剂范围可依据皮损、腧穴位置及瘙痒范围而定。

（3）梅花针放血：多选阿是穴（病变处），或循经取穴，或寻找病变处或病变部位附近或经络循行部位的结节、索块等。按常规消毒，用弹刺法，以手腕弹力上下叩打，用力宜轻而匀，以不出血或微出血为度，每次 5~10min，每日 1 次。

（4）火针放血：左手拿点燃的酒精灯，右手持针，靠近施术部位，将针置于火焰的上 1/3 处烧灼，针尖烧至白亮，迅速、准确地刺入穴位后快速拔针。

3. 技术要领

（1）严格无菌操作，防止感染。

（2）放血手法依病种和皮损而定，手法应以准、稳、快为佳，尽量减少患者痛苦。

（3）放血量根据病种、病情而定。少则数滴，多则数毫升，每日 1 次或数月 1 次。

（4）针刺不可过浅或过深，过浅则出血量过少影响疗效，过深则易导致刺偏，刺穿或过度损伤正常组织。

（5）放血后一般结合拔罐疗法，在局部负压情况下，血出更为通畅，更好地排除毒、热、瘀、脓。一些不便拔罐的部位，可以采用挤压或反复酒精棉球擦拭的方法促进排血。

（6）放血当日不宜洗澡，局部不可着水，尤其大量放血；面部多处放血后，不宜熬夜或过食辛辣刺激食物，以免加重或诱发局部感染；放血后可贴创可贴，防止感染；放血后瘀斑为正常现象，1周左右可自然吸收。

4. 适应证

痤疮、下肢静脉曲张、带状疱疹等。

5. 禁忌证

（1）体质虚弱、贫血、低血压、孕产经期、传染病、有自发性出血倾向或有严重系统疾病患者过饥、过饱、有晕血晕针倾向，以及有严重创伤、开放性伤口患者不宜放血。

（2）凡皮肤红肿、糜烂、溃疡者不宜用，黏膜部位不宜用。

（3）瘢痕体质者不宜用。

6. 环境条件

注意环境清洁卫生，避免污染。

7. 材料

三棱针、梅花针、火针、手术刀、火罐、0.5% 碘伏、95% 乙醇溶液、一次性的弯盘、碘伏及无菌棉签等。

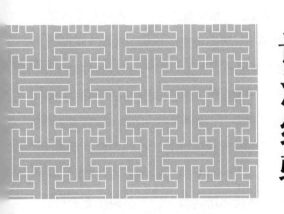

第六章

优势病种诊治经验

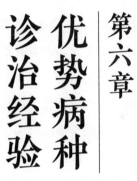

第一节 酒渣鼻

（一）疾病认识

酒渣鼻，是一种好发于面中部，累及面部血管及毛囊皮脂腺单位的慢性炎症性疾病。酒渣鼻出自《魏书·王慧龙传》，古称鼻赤，又名鼻齄、肺风粉刺、赤鼻、酒鼻、齄鼻疮。指鼻准发红，久则呈紫黑色，甚者可延及鼻翼，皮肤变厚，鼻头增大，表面隆起，高低不平，状如赘疣的疾病。酒渣鼻病程长，病因常常不明确且易复发，大多需要长期治疗。

中医多认为该病是以肺、胃、肝、脾为主的脏腑失调，感受外邪，内热上浮，发为红赤，久择热郁化为痰热、血瘀，肉疱发肿。祖国医学对酒渣鼻的认识可以追溯到战国至秦汉时期，《黄帝内经》就有"劳汗当风，寒薄为渣，郁乃痤"的记载，并载其由热所起，"苛轸鼻，索皮于肺，不得索之火，火者心也"，"脾热病者，鼻先赤"。隋代《诸病源候论》是现在文献里第一个记录酒渣鼻证候的医书，言其鼻面生齄、赤疱，"为饮酒，热势冲面，而遇风冷之气相搏所生"。宋代《三因极一病证方论》从内因阐述"酒"为"肺热"至"鼻发赤瘰"，"酒客多有之"。而明代《丹台玉案》言："瘰，皆犹于痰毒风热所致先起之于少阳，因不守禁忌，延及阳明经，缘是食味之浓。郁气之积. 故发此症也。"陈实功亦认为此病不仅与肺相关，与脾也相关，"鼻属脾"，从气血上论述属血热瘀滞不散。《古今医统》言："酒气邪热，熏蒸面鼻，血热壅滞而成。"朱丹溪言酒鼻乃血热入肺所致，非饮酒者亦病之。鼻者肺之窍，而足阳明挟鼻上至目内，其位居面之中，中又属土，为呼吸气息出入之门户。然气血之精明，皆上注于面，入于其窍，是故胃中湿热，与中焦所化之血，上输其肺，随呼吸之息，熏蒸鼻端，凝结皮肤，遂成红赤，甚则盈面不独在鼻也。由历代医书零星记载可窥见本病属起居不慎，素食辛辣，饮酒至脾胃湿热，湿热传导至肺，久则化为痰热、血瘀，而外感风寒，营卫失调，郁于肌肤所致。加之福建地区地处东南亚沿海，部分属盆地，气候湿度大，肖定远认为此病初期多为肺胃热盛、脾胃湿热所致，久则转气滞血瘀、肝郁化火证。

（二）辨证思路

热盛熏蒸面部是酒渣鼻的主要机制。中医认为本病主要由于内热所致，久热伤津耗液，血行不畅，瘀热互结；或多食辛辣油腻，脾受湿困，以致脾失健运，胃肠湿热蕴结，复感风寒外袭，营卫失调，浊气上行，郁于皮毛而形成红斑、丘疹、瘙痒、灼热，邪郁日久，则毒热滞盛，气血阻瘀，导致结节、鼻赘。由脾胃湿热上熏于肺所致，治宜清热、凉血、散结，形成鼻赘可手术。

（三）治疗方案

1. 肺胃热盛证

症状：鼻尖两翼的毛细血管扩张，并且毛孔打开，油腻性粉汁可以挤出，面颊散在红色丘疹、颜面部红斑、丘疹、脓疱，汗多，口渴多饮，口臭，便干，多食易饥，舌质红，舌尖有黄刺，苔黄，脉洪数。

辨证：肺胃热盛，熏蒸面部。

治则：清泻肺胃积热。

处方：枇杷清肺饮加减。桑白皮 15g、枇杷叶 15g、赤芍 15g、黄芩 20g、白花蛇舌草 15g、生甘草 10g、金银花 15g、生地黄 20g、牡丹皮 15g、玄参 20g、陈皮 20g、知母 15g、白茅根 15g。

加减：囊肿结节者，可加连翘、紫花地丁、夏枯草；面色发红者，可加紫草；便秘者，可加瓜蒌、火麻仁。

分析：肺经阳气素盛，易郁而化热，热与血相搏入肺窍，使鼻发红，脉络充盈，禀赋阳盛，血热相搏。肺为娇脏，外合皮毛，主呼吸，邪之首犯，当外邪侵犯，表寒未解，走入燥地，化为燥邪，以次相传及阳明，经气上壅。

2.脾胃湿热证

症状：颜面部淡红，少气懒言，肌肉酸痛，便黏滞不爽，舌质淡红，苔黄腻，脉滑。

辨证：脾虚湿蕴，湿浊化热。

治则：清泻肺热，祛湿化痰。

处方：除湿解毒汤加减。赤芍30g、生石膏30g、知母30g、生地黄15g、当归15g、陈皮15g、柴胡15g、郁金15g、桃仁10g、甘草15g。

加减：大便秘结者，可加大黄；丘疹疱疹明显者，可加金银花、连翘、野菊花、蒲公英清热解毒消炎；伴有腹泻者，可加炒薏苡仁；毛细血管扩张及红斑明显者，可加牡丹皮、紫草；湿热蕴结重者，可加茯苓。

分析：嗜食辛辣肥厚者，或先天脾虚不受，至运化失司。脾之失调，湿浊凝聚，久则化热，湿热熏蒸。阳明胃经挟鼻上至目内，居于面之中，是故脾胃之湿热，与中焦所化之血，熏蒸鼻端，寒邪外束，凝结遂成红赤。此乃脾虚为本，肺胃湿热为标。

3.气滞血瘀证

症状：鼻部组织增生，呈结节状，毛孔扩大，舌质略红、略暗，脉沉缓。

辨证：肝郁气滞，血瘀不行。

治则：行气解郁，活血化瘀。

处方：疏肝活血汤加减。当归6g、川芎6g、赤芍12g、生地黄24g、牡丹皮12g、红花9g、黄芩9g、甘草5g、蒲公英10g、柴胡12g、陈皮6g、莪术9g、黄连9g。

加减：常用治疗药物有当归、赤芍、川芎、红花、苍耳子、重楼、墨旱莲、五灵脂、白茅根、延胡索等。合并出现乳房胀痛者，可加穿山甲、王不留行、瓜蒌等；合并痛经者，可加地鳖虫、三棱、莪术。

分析：久病入络，久病致瘀。多在肺胃热盛、脾胃湿热、痰凝血瘀发展后期出现，病程迁延，病情久病入络，迁延不愈，造成瘀证出现，或者是风寒客于肌肤，寒凝血瘀，舌苔厚腻，舌紫黯，脉弦数。

4. 肝郁火旺证

症状：面部潮红、红斑、丘疹，甚至脓疱等皮损，伴有焦虑、急躁易怒、两胁胀满或窜痛、胸闷不舒，且胁痛常随情绪变化而增减。

辨证：肝郁化火，血热内积上犯。

治则：舒肝行气，凉血泻火。

处方：丹栀逍遥散。柴胡 10g、白芍 15g、当归 10g、茯苓 15g、白术 15g、生姜 3 片、甘草 6g、栀子 15g、牡丹皮 10g、薄荷 3g。

加减：火热明显，伤及阴液者，可加女贞子、旱莲草滋补肝肾、养阴生津，且旱莲草还可加强凉血之功；经前期乳房胀痛，行经不畅，伴有血块者，可加红花、川芎等；面部红斑色红且明显者，可酌情加蒲公英、桔梗等清热解毒且轻清上浮之物载药上行。

分析：肝郁一是脾土虚不能升木，二是血虚不能濡养肝。肝之调达，赖土以滋培，水以灌溉。肺胃热盛，久则伤脾，脾虚生湿，脾之统血、运化之能降低，至肝郁，久则肝郁化；肝病极脾，木横侮土，又可致脾胃湿热证。所以病程久，易反复。

（四）典型医案

郭某，女，42 岁。2005 年 4 月 22 日初诊。

患者 3 年前不明原因，鼻准及鼻翼开始出现粟米粒样皮疹潮红，有皮脂溢出现象，继则出现脓疱，且逐渐发展扩大延至两颊，前额起红色米粒大之丘疹，鼻尖部有红丝，自觉微痒，精神紧张，情绪激动，进餐时潮红更见明显。曾在多家省市医院皮肤科及中医内外科求治。均诊为酒渣鼻、寻常性痤疮，内服中西药，外用洗剂、膏（霜），还用过封闭疗法、针刺疗法，均疗效不显。常伴口干欲饮凉，大便干结，小便赤。辰下：鼻端肥大，毛囊皮脂腺和结缔组织明显增生，鼻翼两旁潮红，皮脂溢出，并有明显的毛细血管扩大及毛囊孔扩大，表面凹凸不平，鼻周面部散在豆粒大小的丘疹和稍大之坚硬结节，舌质红，苔黄厚，少津，脉滑近数。

中医诊断：酒渣鼻（鼻赘期）。

西医诊断：酒渣鼻。

中医辨证：肺胃湿热，熏蒸于肺，蕴结肌肤，气滞血瘀所致。

治则：清肺泻热，祛痰化湿，解毒散结。

处方：方以自拟清利逐瘀汤加减。金银花 18g、蒲公英 18g、紫花地丁 15g、桑白皮 18g、葶苈子 12g、生石膏 24g、栀子 15g、防风 9g、白芷 6g、生地黄 18g、牡丹皮 12g、赤芍 18g、山楂 18g、赤茯苓 18g、车前草 18g。

14 剂清水煎服，每日 1 剂，每剂分 2 次，早晚饭后 1h 左右各送服 1 次。

外用二白二黄散（白芷 30g、百部 30g、大黄 30g、硫黄 30g、丹参 18g、冰片 5g、轻粉 2g 各研细末混匀则成，放入玻璃瓶内，瓶口密封备用），具有清热燥湿、消炎消肿、杀虫止痒、化瘀散结的功能。

用法：每日外涂 2 次，每次均用新鲜的瓜蒂蘸粉剂少许外擦患处 0.5~1min。

二诊：2005 年 5 月 6 日，服药 3 剂后大便通，但欠畅，14 剂后，面赤明显改善，油脂分泌减少，鼻部颜色变淡，鼻赘轻减，鼻尖部弥漫性皮肤潮红及毛细血管扩张亦见改善好转。但大便时仍见隔日一行。效不更方，宜守前方续服追之，照上方续服 14 剂，服法同上，外用照旧。

三诊：2005 年 5 月 20 日，服药 28 剂后，丘疹结节消失，脓疱干燥结痂，鼻尖部弥漫性皮肤潮红及毛细血管扩张均明显改善好转，多年之便秘消失，小便自如。治疗仍守前方化裁追之，照前方去生石膏、栀子、枳实、厚朴、酒大黄、赤茯苓、车前草，加夏枯草 15g、丹参 12g、菊花 12g、毛冬青 12g、三七 3g、元参 15g、麦冬 12g，续服 14 剂，服法同上，外用照旧。

四诊：2005 年 6 月 3 日，来院检查，服药 42 剂后鼻尖部及面部皮肤恢复如常人而告愈。嘱患者平素坚持清淡饮食，戒烟酒，保持大便通畅。

体会：本案例系肺热胃热上攻，血瘀成齄所致。故方中重用金银花、蒲公英、紫花地丁清热解毒，去其热毒以救其急；桑白皮、葶苈子清肺涤痰；生石膏辛寒，栀子苦寒，清降并用，直清肺胃之火热；生地黄、赤芍、牡丹皮凉血活血，化瘀消斑；重用防风，升散脾胃伏火，取其"火郁发之"之意；白芷是手太阴肺经和足阳明胃经的共同引经药，通过白芷的引导作用，清泻肺胃积热的诸药可以直接作用于肺胃二经，同时白芷还有解毒消肿散结的作用；山楂消食化积，有助于调节皮脂的代谢；酒大黄、枳实、厚朴泻热通便，使太阴肺经之热下移于足阳明大肠经，而从后阴而泻；赤茯苓、车前草引热下行。诸药合用共奏清肺泻热、祛痰化湿、因势利导、邪去正安之功效。三诊之时，把方中偏重清肝泻热、苦寒泻下之品删掉，加入鼻赘期必用之丹参、毛冬青、菊花、夏枯草、三七之类活血化瘀、解毒消肿之品。因为从中医学角度来看，痰浊内停日久，可致瘀，故应兼以活血化瘀治疗，从现代医学角度来看，活血化瘀药物可改善微循环，能抑制胶原的成熟和合成，且使胶原降解增加，有利于鼻尖增生、肥大之皮脂腺和结缔组织所形成的结节和肿瘤样隆起的消失；玄参、麦冬甘凉濡润，既能清热泻火，解毒散结，又能滋阴生津。在本病诊治过程中，由于能随证变而用药亦变，丝丝入扣，证药合理配用，故获满意疗效。

（五）临证经验

肖志远教授在长期实践中摸索，发现热是本病的关键病机，内有热邪积聚，外受风寒之邪，风热相搏，郁于肌肤。治疗宜内外兼治，外解表邪，内清热邪。治疗时根据病程特点，有所侧重，早期以去血热症状为主，晚期以化血瘀症状为主。需要注意的是，女性不适合长时间应用苦寒清热制品，合并妇科疾病患者，需要增加补肾益气剂。

肖定远临床治疗方法多样、灵活，疗效显著。治疗可以通过皮疹观察患者病程长久，一般来说红斑鲜红，病程较短，鼻部组织增生，病程长。中医治疗讲究辨证，亦讲究人与自然、人与社会的整体，治疗时以人为中心。现代女性由于生活、工作压力大，外加胎、产、带、经，女性患者常常兼顾养血柔肝。夏湿气重，外加福建地处东南亚亚热带气候，治疗上在辨证施治的基础上，常加车前、白术、薏苡仁等健脾利湿之品。除了汤药治疗，一些中医外治疗效可观。针刺治疗疏泄三经郁热，进而达到清热通络，火针作用于皮损局部，可以借助火力强开外门，以热引热，使郁结之火毒直接外泄，同时温通经脉，促进气血运行。针灸可取患者双侧穴位曲池、列缺、外关、合谷、足三里、太冲、迎香，行毫针泻法；用三棱针散刺鼻赘区，以鼻部出现筛状出血为度，泻热解毒，疏通局部经络，促进局部气血运行，改善局部微循环。

（六）零金碎玉

肖志远对酒渣鼻的治疗有其独到的见解，治疗时讲究药物间的配伍，清热解毒、活血化瘀而不伤阴，标本兼治。这里介绍他临床常用的配伍。

1. 黄芩、桑白皮

（1）单味功用：黄芩，古又名腐肠、空肠、内虚、妒妇、经芩、黄文、印头。味苦，性平，无毒。好古曰："气寒，味微苦而甘，阴中微阳，入手太阴血分"。元素曰："气凉，味苦、甘，气浓味薄，浮而升，阳中阴也，入手少阳、阳明经。酒炒则上行。疗痰热、胃中热，小腹绞痛，消谷，利小肠；凉心，治肺中湿热，泻肺火上逆，疗上热，目中肿赤，瘀血壅盛；黄芩之中枯而飘者，泻肺火，利气，消痰，除风热，清肌表之热；细实而坚者，泻大肠火，养阴退阳，补膀胱寒水，滋其化源。"桑白皮味甘、辛，性寒，主要有泻肺火、降肺气、利小便的作用，入肺经气分，泻肺中实火，兼能利水消肿；蜜炙后，可稍减其寒性，并可有润肺的功用。

（2）配伍经验：黄芩降痰，降火也。凡去上焦湿热，须以酒洗过用；片芩泻肺火，须用桑白皮佐之。在治疗酒渣鼻早期红斑明显时，常常二药相伍，中、上焦之火同泻，同时利水健脾。

2. 桔梗、蒲公英

（1）单味功用：桔梗，又名白药、梗草、荠。味辛，性微温，有小毒，归肺经，清化热痰，治痰热嗽喘、口舌生疮等。蒲公英，又名耨草、金簪草、黄花地丁。味甘，性平，无毒，归肝经、胃经，清热解毒，消痈散结，利湿退黄，通淋止痛，治乳痈红肿、疮疮疔毒。

（2）配伍经验：蒲公英、桔梗二者相伍，共奏清肺胃之热；桔梗、蒲公英又可载药上行，清面部之热毒、痰热、湿热。

3. 槐花、紫草

（1）单味功用：槐花，又称豆槐、金药树、护房树。味苦，性平，无毒，归肝、大肠经，凉血止血，清肝泻火，主治血热证。紫草，又名紫丹、紫夭、地血。味苦，性寒，无毒，凉血，和血，解毒，滑肠，主治婴童疹痘、痈疽便闭、便淋、恶虫咬伤。

（2）配伍经验：酒渣鼻患者血热明显，后期多血热伴血瘀，临床常常以凉血为主，同时又要兼顾止血、和血，二者协同作用，共同凉血、止血、和血，使凉血且血自和，血行通畅，气自行。

第二节 荨麻疹

（一）疾病认识

荨麻疹属中医隐疹、风疹块、鬼风疙瘩等范围，是一种常见的瘙痒性、过敏性、血管反应性皮肤病。临床以皮肤黏膜的局部性、暂时性潮红斑和风团为特征。初起突然发作，发无定处，时隐时见，瘙痒无定，消退后不留任何痕迹。临床根据病程长短，一般把起病骤发速愈，病程在2个月以内者称为急性荨麻疹；风团反复发作，病程超过2个月以上者称为慢性荨麻疹。

中医古籍称本病为隐疹、鬼风疙瘩、赤白游风等。本病任何年龄的人一年四季均可能发生，尤以春季为发病高峰。中医认为发病原因是肌体禀赋不耐、腠理不密，感受风寒、风热或风湿之邪，搏于肌肤，或饮食不节，脾失健运，恣食辛辣肥甘，生湿热，复感于风，风情内伤，郁而化火，血热生风，或冲任不调，营血不足，血虚生风而成。本病急性起病与外风关系密切，其中医病机为卫气失固、风邪侵袭、直中肌肤，导致全身风团瘙痒，如《金匮要略》述："风气相搏风强则为隐疹，身体发痒。"如《诸病源候论》述："人皮肤虚，为风邪所折，则起隐疹，寒多则色赤，风多则色白。甚者痒痛，搔之则成疮。"慢性起病则与脏腑有着密切的关系，如《外科枢要·赤白游风》云："赤白游风属脾肺气虚，腠理不密，风热相搏；或寒闭腠理，内热拂郁；或阴虚火动，外邪所乘；或肝火风热、血热。"《三因极一病证方论·隐疹证治》云："世医论隐疹……内则察其脏腑虚实，外则分寒暑风湿……"其中风为致病的关键，风包括外风和内风，外风为外邪，内风则与脏腑虚实有关，特别是心、肺、脾、胃、肠与本病关系密切。

总之本病的病因是多方面的，部位虽在肌表，但常与心、肺、脾、胃、肠等脏腑病变密切相关。

（二）辨证思路

隐疹多与风邪及脏腑病变有关，风邪或从外感，或有内生。外感者，多因卫外不固，风寒、风热之邪侵袭肌表；内生者，或因阴虚血燥、虚风内动，或因肠胃湿热、郁久化热生风。治疗上应从风、湿、瘀、虚入手。风寒者，治宜祛风散寒；风热者，治宜祛风清热；湿热之邪阻滞肠胃者，治宜清热除湿、祛风止痒；湿热久羁，化燥入血者，治宜养血祛风、化湿止痒；病久风邪入络，瘀滞不通者，治宜养血活血、祛风通络；阴血亏虚，化燥生风者，治宜滋阴养血、祛风止痒；阳气不足，温煦失职，卫外失固者，治宜益气助阳、祛风固表。急性隐疹治在肺，肺主一身之表，是抗御外邪的屏障，风邪夹寒或夹热束肺，壅滞于体表经脉之间，则发生隐疹；胃肠型隐疹治在肝脾，肝气郁滞，失于疏泄，肝气乘犯脾土，内生湿热，郁于腠理，则发生隐疹；慢性隐疹治在肾，肾阳是人体阳气之本，脾依赖肾阳温煦而运化水谷，肾阳虚弱则水谷不能化生精微，营卫不足而发生隐疹；肾阴不足时，精血的供养亦受损。

以肖定远为代表的萧氏中医皮肤科学术流派传人基于以上认识可以制定出扶正或祛邪为主的治疗方案，通过标本兼治取得较为明显的疗效。

（三）治疗方案

1. 风寒证

症状：风团色白或淡红，遇冷风冷水加剧，伴见素体虚弱、乏力、面色苍白、少气懒言，舌淡苔白脉缓。

辨证：气血两虚，卫表不固，风邪侵袭。

治则：益气固表，养血祛风。

处方：黄芪 30g、防风 9g、白术 15g、白芍 12g、何首乌 15g、当归 6g、蒺藜 12g、蝉蜕 6g、桂枝 6g、甘草 3g、地肤子 15g（布包）。

加减：慢性隐疹，久病伤正者，可加党参增益气健脾扶正之功；风团频发，瘙痒明显者，可加白僵蚕、乌梢蛇、全蝎活血化瘀，祛风搜剔，进一步疏泄郁于肌肤之风邪；皮损鲜红者，可加生地黄、牡丹皮凉血清热；风团夜间为甚，寐差者，可加牡蛎重镇安神，养阴固本。

分析：此型多见于冬春季。气血两虚，卫表不固，风邪侵于肌表，故遍身风团瘙痒不止，遇风寒则起甚者加剧。方中重用黄芪益气固表，旨在扶正，防风走表祛风，二者相畏相使，黄芪得防风固表而不稽邪，防风得黄芪祛风而不伤正；配伍白术益气健脾固中，具有益气固表、健脾之功效。诸邪犯病，风邪为首，故在基本方中，加入蝉蜕、蒺藜、地肤子；桂枝开腠理，辛温疏风散邪，透疹止痒；加用当归、白芍、何首乌养血活血，通络和营，取"治风先治血，血行风自灭"之意。合方可益气固表，养血祛风。

2. 心经郁热证

症状：风团色鲜红，夜间尤甚，伴见心烦不寐、小便黄、手足心热，舌尖红苔薄白脉数。

辨证：心经郁热，血热生风。

治则：凉血清热，消风解毒，安神止痒。

处方：生地黄15g、当归9g、蛇床子15g（布包）、赤芍15g、紫草18g、荆芥6g、防风6g、蝉蜕5g、蒺藜12g、车前草15g、甘草3g。

加减：瘙痒明显者，可加苦参、蜂房增疏风止痒之功；大便干结者，可加胡麻仁润肠通便止痒；皮肤瘙痒，夜寐不安者，可加夜交藤、远志养心安神除烦；自觉灼热，抚之肤温升高者，可加知母、石膏清热泻火除烦。

分析：此证系内有血热，外有风邪，二者相搏，蕴郁于肌肤所致。故方中生地黄、当归、赤芍、紫草活血化瘀，凉血解毒；荆芥、防风、蒺藜、蛇床子、蝉蜕祛风止痒。宗"治风先治血，血行风自灭"之说。车前草清热利水；甘草则调和诸药。上述诸药组方共成凉血清热、祛风解毒、安神止痒之功。

3. 风热证

症状：风团色红，自觉灼热瘙痒，遇热加重，遇冷减轻，多伴有恶心、心烦、口渴、咽部肿痛，舌质红苔薄黄脉浮数。

辨证：风热袭表，郁于肌肤。

治则：清热疏风，辛凉透表。

处方：当归6g、生地黄6g、防风6g、蝉蜕6g、知母6g、苦参6g、芝麻6g、荆芥6g、苍术6g、牛蒡子6g、石膏6g、木通3g、甘草3g。

加减：伴咳嗽痰黄者，可加桑白皮、苦杏仁；大便干结者，可加冬瓜仁；心烦者，可加生山栀子；咽痛者，可加板蓝根、山豆根。

分析：此型多见于夏秋季，风热之邪侵袭人体，浸淫血脉，内不得疏泄，外不得透达，郁于肌肤腠理之间所致，故见皮肤瘙痒不绝、疹出色红。治宜清热疏风，辛凉透表。痒自风而来，止痒必先疏风，故以荆芥、防风、牛蒡子、蝉蜕、苍术之辛散透达，疏风散邪，使风去则痒止；配伍苦参、木通、石膏、知母清热泻火，是为热邪而用；然风热内郁，易耗伤阴血，故以当归、生地黄、芝麻养血活血，并寓"治风先治血，血行风自灭"之意；甘草清热解毒，和中调药。

4. 冲任不调证

症状：风团色黯，时轻时重，多在月经前数天出现，随月经干净而缓解，风团出现与月经周期有关，可伴有经期腹痛、月经不调、面色晦黯，舌色黯或有瘀斑脉细涩。

辨证：冲任不调。

治则：调摄冲任，养血祛风。

处方：当归10g、川芎8g、白芍12g、熟地黄12g、仙茅10g、淫羊藿15g、巴戟天12g、盐黄柏12g、盐知母12g、防风10g、白蒺藜12g。

加减：伴有失眠、多梦、健忘者，可加酸枣仁、龙骨、夜交藤；经来腹痛者，可加三七、鸡血藤；月经不调，量少色淡者，可加桑寄生、阿胶。

分析：此型多因胎产、经期失血、冲任不调、失于调理，或情志不畅、肝郁化火、灼伤阴血，致使肝肾不足、肌肤失养、生风生燥，治宜调摄冲任，养血祛风。淫羊藿、仙茅、巴戟天、当归调摄冲任，培补肝肾；盐知母、盐黄柏、熟地黄、白芍益肝肾之阴而抑制上药之燥性；川芎活血行气开郁；防风、蝉蜕、白蒺藜驱在表之风邪以止痒。

（四）典型案例

1. 案例 1

吴某，男，32 岁。2008 年 9 月 12 日初诊。

患者 10 余年来不断见四肢、躯干皮肤瘙痒，时起时落，搔抓后即起成片风团或隆起呈条索状。每早晚发疹较重，无一定部位，遇冷风加重，得热减轻；发作时风团此起彼伏，冬重夏轻。曾采用服中药、抗过敏药、钙剂、自血疗法，针灸等治疗措施，疗效不佳。面色苍白，夜寐一般，饮食自调，口干，大便时溏，小便清长。辰下：四肢躯干散在指盖或铜币大不等呈淡红色之风团。舌质淡红，边有齿痕，苔薄白，脉浮弦。

中医诊断：隐疹。

西医诊断：慢性荨麻疹。

辨证：卫表不固，风邪外袭。

治则：益气固表，养血祛风。

处方：黄芪 30g、防风 9g、白术 15g、党参 18g、白芍 12g、当归 6g、蒺藜 12g、蝉蜕 6g、生地黄 15g、地肤子 15g（布包）、何首乌 l5g、牡丹皮 9g、白僵蚕 6g、乌梢蛇 5g、全蝎 3g、牡蛎 30g（先煎）、桂枝 6g、甘草 3g。

7 剂清水煎服，每日 1 剂，每剂分 2 次，早、晚饭后 0.5~1h 送服 1 次。

二诊：服 7 剂后，皮疹明显减少，仅早上外出后有少数皮疹，晚上已基本不发，且瘙痒大减，见凉仍痒，但已减轻。口干尚可，夜寐、饮食、二便自调，舌红，苔薄，脉弦。效不更方，宜守前法，上方白僵蚕改用 4.5g，乌梢蛇改用 3g，全蝎改用 2g，追服 7 剂，服法同上。

三诊：患者续服上方 7 剂后复诊，皮疹完全不发，瘙痒进一步大减，遇冷风、遇水痒感不甚，其他一切正常。后又重服 5 剂，临床已痊愈。随访半年，今年冬季严寒亦未见复发。

体会：患者慢性起病，全身风团瘙痒，遇冷加重，得热减轻。证属卫表不固，风邪外袭。法当益气固表，养血祛风。一诊治疗后，瘙痒大减，但见凉仍痒，口干仍在，舌红苔薄脉弦，故二诊中宜守前法，但瘙痒大减遂减白僵蚕、乌梢蛇、全蝎之量以免伤正。三诊患者皮疹完全不发，瘙痒进一步大减，遇冷风、遇水痒感不甚，其他一切正常，效不更方，故续服上方以固卫表。

2. 案例 2

陈某，男，45 岁。2010 年 5 月 13 日初诊。

患者 1 年前，无明显诱因全身出现风团，夜晚发作较重，先则皮肤灼热刺痒，搔抓后即随手起风团或条痕隆起，越抓越起，经服抗组胺药等治疗后好转，但在 1~2 天后仍在无任何诱因下，全身频发风团，瘙痒无度，发无虚夕，发时心烦难受，口干思饮，夜寐欠宁，饮食一般，大便偏干，小便黄赤。辰下：风团暗红，皮肤有较多搔抓斑痕，皮肤划痕试验阳性，舌红，苔薄少，脉弦滑近数。

中医诊断：隐疹。

西医诊断：慢性荨麻疹。

辨证：心经郁热，血热生风。

治则：凉血清热，消风解毒，安神止痒。

处方：生地黄 15g、当归 9g、蛇床子 15g（布包）、赤芍 15g、紫草 18g、荆芥 6g、防风 6g、蝉蜕 5g、蒺藜 12g、苦参 12g、蜂房 5g、知母 12g、生石膏 18g、夜交藤 18g、远志 12g、芝麻 15g、车前草 15g、甘草 3g。

7 剂清水煎服，每日 1 剂，每剂分 2 次，早晚饭后 0.5~1h 各分服 1 次。

二诊：服上方 7 剂后，风团大多消退，身痒明显减轻，时尚起隐疹，口干，烦热，睡眠、饮食、二便皆有好转。唯药汁太苦，时胃脘有短暂闷胀不舒感，患者要求去掉太苦之药品，效不更方，故仍守上方，去苦参，加鸡内金 12g，续服 7 剂，服法同上。

三诊：服药 14 剂后，皮肤风团全部消退，部分患处时略有微痒，搔抓几近不起抓痕，口干尚可，夜寐、饮食、二便恢复正常，舌红，苔净，脉弦。为巩固已得之疗效，仍守上方续服 5 剂。3 个月后追踪，病情稳定，风团未见复发而痊愈。

体会：患者慢性起病，全身频发风团，搔痒无度，发无虚夕，发时心烦难受，证属心经郁热，血热生风。法当凉血清热，消风解毒，安神止痒。故方中以生地黄、当归、赤芍、紫草活血化瘀，凉血解毒；荆芥、防风、苦参、蒺藜、地肤子、露蜂房祛风止痒，宗"治风先治血，血行风自灭"之说；知母、石膏意在清热解毒；夜交藤、远志养心安神除烦；芝麻润肠通便；车前草清热利水；甘草则调和诸药。一诊治疗后，风团大都消退，身痒明显减轻，时尚起隐疹，口干，烦热，睡眠、饮食、二便皆有好转，但因苦参苦寒伤胃患者无法耐受，故二诊中宜守前法，易苦参为鸡内金固护脾胃。三诊皮肤风团全部消退，部分患处时略有微痒，搔抓几近不起抓痕，口干尚可，夜寐、饮食、二便恢复正常，舌红，苔净，脉弦，效不更方，故续服上方巩固疗效，加之患者在诊治期间亦能守禁忌，故使皮疹得愈。

（五）临证经验

中医对荨麻疹的诊治过程中，应掌握如下论述的 5 个要点，方可做到章法分明，切中病机，使皮疹得愈。

1. 隐疹与风邪有关

风邪或从外感，或有内生。外感者，多因卫外不固，风寒、风热之邪侵袭肌表；内生者，或因阴虚血燥，虚风内动，或因肠胃湿热，郁久化热生风。治疗上应从风、湿、瘀、虚入手。风寒者，治宜祛风散寒；风热者，治宜祛风清热；湿热之邪阻滞肠胃者，治宜清热除湿，祛风止痒；湿热久羁，化燥入血者，治宜养血祛风，化湿止痒；病久风邪入络，瘀滞不通者，治宜养血活血，祛风通络；阴血亏虚，化燥生风者，治宜滋阴养血，祛风止痒；阳气不足，温煦失职，卫外失固者，治宜益气助阳，祛风固表。

2.隐疹与脏腑功能

隐疹病虽在肌表,但多与脏腑病变有关。急性隐疹治在肺,肺主一身之表,是抗御外邪的屏障,风邪夹寒或夹热束肺,壅滞于体表经脉之间,则发生隐疹;胃肠型隐疹治在肝脾,肝气郁滞,失于疏泄,肝气乘犯脾土,内生湿热,郁于腠理,则发生隐疹;慢性隐疹治在肾,肾阳是人体阳气之本,脾依赖肾阳温煦而运化水谷,肾阳虚弱则水谷不能化生精微,营卫不足而发生隐疹;肾阴不足时,精血的供养亦受损。

3.慢性从湿和虚论治

慢性隐疹之所以反复发作,风邪之所以缠绵难去,关键在于有湿、虚的存在。湿性黏滞,风与湿合,则风邪难去;虚则正不胜邪,风邪稽留。没有湿,则风无所依附;没有虚,则风被正气及时驱除。慢性隐疹虚实夹杂,先实后虚,以虚为主。虚可以表现为卫气虚、血虚、卫阳虚,这些虚的存在,是机体正气不足的表现,也是风邪留恋的根源。风邪致病先伤卫气,渐入营血,最终常阻滞经络,血脉不通则风邪难驱,故早期邪在表易疏易散,但后期则宜活血通络,治风治血。

4.寻找过敏原

避免过敏原接触,去除病因,是防止荨麻疹反复发作的根本方法。但是很多患者不能明确过敏原,或虽然查到了过敏原,注意避免,但病情仍然反复发生,这与患者的自身因素即超敏体质有关。通过中医学辨证论治,去除外邪,调理气血及脏腑功能,可以改善患者机体的超敏状态,从而缓解症状,减少复发。

5.注重标本缓急

皮肤病虽属肌表疾病,但究其病机,多是脏腑病变的外在表现,故以"治外必本诸内"为原则,治疗上多着眼于本。急则治其标,是权宜之计。若标证较急,不及时治疗,可使病情加重,此时应先治其标病,常用清热疏风止痒法;缓则治其本,是根本之图,适用于病势较缓,病程较长的慢性隐疹,针对疾病的本质进行治疗，才能解决根本问题。标本兼顾，旨在扶正祛邪。适用于正气不足，复感外邪，病情较轻者，在标本俱急的情况下根据临床具体情况有所侧重。

（六）零金碎玉

肖定远对荨麻疹的研究颇有造诣，探索出一套中医辨证论治的方法，充分发挥中医中药祛风止痒、固表除湿，兼调脏腑气血的优势，既有效控制病情的发展，又能改善机体超敏状态。这里介绍他治疗本病时使用对药的临床经验及特点。

1. 黄芪、防风

（1）单味功用：黄芪，味甘，性微温，归脾、肺经，能补气固表，托毒排脓，利尿，生肌；防风，味辛、甘，性微温，归膀胱、肺、脾、肝经，能祛风解表，胜湿止痛，止痉。

（2）配伍经验：黄芪益气固表，防风走表祛风。二药伍用，相畏相使。在治疗荨麻疹卫表不固，风邪外袭证型中，黄芪得防风固表而不稽邪，防风得黄芪祛风而不伤正。

2. 夜交藤、远志

（1）单味功用：夜交藤，味甘、微苦，性平，归心、肝经，能养心安神，祛风，通络；远志味苦、辛，性温，归心、肾、肺经，能安神益智，祛痰，消肿。

（2）配伍经验：夜交藤、远志均能养心安神，且夜交藤还可祛风。二药伍用，相得益彰。用于心经郁热，血热生风证型中，共奏安神止痒之功。

3. 紫草、赤芍

（1）单味功用：紫草，味甘、咸，性寒，归心、肝经，既能凉血活血，又能解毒透疹；赤芍，味苦，性微寒，归肝经，有清热凉血、活血祛瘀的功效。

（2）配伍经验：紫草既能凉血、活血，又能解毒透疹；赤芍有清热凉血、活血祛瘀的功效。二药伍用，宗"治风先治血，血行风自灭"之说。用于血热生风证中，起凉血息风之功。

第三节 带状疱疹

（一）疾病认识

带状疱疹是一种皮肤上出现簇集性，沿身体一侧周围神经呈带状分布的小水疱，并常伴有显著神经痛的急性疱疹性皮肤病。西医学认为带状疱疹是由水痘－带状疱疹病毒引起的皮肤病，初次感染后病毒可长期潜伏在脊髓后根神经节或颅神经感觉神经节内，当机体受到某种刺激导致抵抗力下降、免疫功能减弱时，水痘－带状疱疹病毒可被激发活化，沿周围神经活动，波及皮肤，出现皮损。

因其皮损状如蛇行，故中医称之为蛇串疮。根据其发病部位不同名称亦有所不同，如缠腰而发者，称缠腰火丹或缠腰龙；发于胸、腋、背者，称蛇丹；发于头面颈项部者，称蜘蛛疮；发于少腹部者，称蟠蛇串；发于四肢者，称带火疮等。以成簇水疱、沿单侧周围神经作带状分布、痛如火燎为特征。多见于成年人，老年人病情尤重。好发于春秋季节，一般愈后极少复发。其病因病机多因情志内伤，肝气郁结，久而化火致肝胆火盛；或因脾失健运，湿热内蕴，外感毒邪而成。

肝气郁结，久而化火妄动，流窜于肌肤，阻遏经络，气血不通，燔灼肌表，故皮肤灼热疼痛，口苦咽干，心烦易怒，脾虚湿郁，久而化热，复感毒邪，毒邪化火与肝火、湿热搏结，外溢肌肤，湿聚于肤腠故可见水疱累累如串珠。日久则经脉阻塞，气滞血瘀，经络之气不通，故隐痛或刺痛不休。年老体弱者，也常因正气虚衰，抗邪乏力，致病邪缠绵不去，迁延日久，愈后不佳。

总之，本病初起以湿热火毒为主，后期则以气血瘀滞为主要病因。

（二）辨证思路

带状疱疹发病时患处皮肤常先出现片状的红紫色斑丘疹，继而出现成簇疱疹，大小如粟米至绿豆样，累累如串珠，成带状分布，其疱壁紧张发亮，疱液澄清，灼热疼痛，此时多为湿热火毒蕴结于肌表，灼滞肌肤而成，治疗需重视清热、利湿、解毒。数日后疱液变混浊，而后形成干痂，皮疹消退但仍隐痛或刺痛不休者，多由于气血瘀滞，不通则痛；或是耗伤阴液，气阴不足则机体失于濡养，不荣则痛，需兼顾行气化瘀、养血止痛。

肖定远认为，治疗带状疱疹主要是根据病情进行辨证施治，因此针对本病主要是由湿热毒邪蕴结肌肤，经络阻塞所致，以清热、利湿、解毒、化瘀、止痛为法来治疗，常能缩短病程、减轻疼痛，收到满意的疗效。

（三）治疗方案

1. 肝经风火证

症状：皮疹鲜红灼热，疱壁紧张，周围红晕明显，常分布于胸肋、腰背等部，呈单侧性沿神经行走方向分布，灼热刺痛感明显，口苦咽干，心烦易怒，小便黄，大便秘结。舌质红，苔黄，脉弦数。

辨证：肝经风火，外窜肌肤。

治则：清肝泻火，利湿解毒。

处方：龙胆泻肝汤加减。龙胆草 10g、栀子 10g、生地黄 15g、柴胡 10g、赤芍 10g、板蓝根 15g、马齿苋 15g、郁金 10g、茵陈 10g、泽泻 10g、车前草 15g、甘草 6g。

加减：皮疹色红，血热明显者，可加牡丹皮清热凉血活血；皮损潮红，疼痛明显，有便秘者，可加酒大黄清热破瘀，并有釜底抽薪之妙；痛甚彻夜难眠者，可加磁石、珍珠母等重镇女神止痛。

分析：此型见于大多数发病初期者，以皮疹红肿热痛为主要表现。肝气郁结，久而化火，循经上扰，则见皮疹分布于胸胁等部；气机阻滞经络，不通则痛，故见皮肤刺痛；肝经风火上冲咽喉，则口苦咽干，风火下燔，则小便赤黄、大便秘结。方中龙胆草大苦大寒，上泻肝胆实火，下清下焦湿热，为君药；栀子苦寒泻火，与泽泻、茵陈、车前子共奏清热利湿之功；板蓝根、马齿苋清热解毒；郁金凉血化瘀；生地黄清热凉血、养阴生津，既补肝胆实火所伤之阴血，又可防方中苦燥渗利之品损伤阴液；柴胡疏畅肝胆，与生地黄相伍，正和肝脏"体阴用阳"之性，共为佐药；甘草调和诸药。

2. 脾经湿热证

症状：皮损颜色较淡，疱壁松弛，状如绿豆或黄豆大小，排列呈带状，各群疱疹之间夹有正常皮肤，灼热刺痛，或水疱混浊溃破，或伴有脓疱、脓痂。发热，全身不适，口干口苦，大便秘结，小便黄赤。舌红体胖，苔黄，脉滑数。

辨证：脾虚湿蕴，复感毒邪，化热化火。

治则：健脾除湿，清热解毒。

处方：除湿胃苓汤加减。白术 10g、茯苓 15g、陈皮 5g、厚朴 9g、枳壳 6g、薏苡仁 30g、泽泻 12g、金银花 12g、板蓝根 24g、龙胆草 12g、黄芩 12g、赤芍 18g、元胡 9g、川楝子 12g、柴胡 5g、酒大黄 6g、车前草 15g。

加减：小便热、赤痛者，可加萹蓄、白茅根、金钱草；痒感明显者，可加白鲜皮、地肤子祛风止痒；疱疹破溃化脓者，可加丹参、金银花、大青叶。还可根据不同部位，适当加入引经药，头面部，可加牛蒡子、菊花、蝉蜕；腰部，可加杜仲；下半身，可加川牛膝。

分析：素体脾虚湿蕴，湿聚肌肤则形成水疱，颜色浅淡且疱壁松弛；日久湿蕴化热，湿热蕴蒸肌表则疱液浑浊，形成脓疱、脓痂；湿热上蒸则口干口苦，湿热下行则便秘尿赤。方中白术、茯苓、薏苡仁、泽泻共奏健脾祛湿之功；陈皮、厚朴、枳壳理气；龙胆草、黄芩、板蓝根、清热除湿解毒；柴胡疏肝行气解郁；元胡、川楝子行气活血止痛；酒大黄通大便，泄热逐瘀，车前草利小便，助清热利湿，二者相互配合使得湿热之邪得以前后分消。

3. 气滞血瘀证

症状：患处皮损大多消退，水疱已干敛结痂，但疼痛不止，或隐痛绵绵，伴心烦，夜寐不宁。舌质暗紫有瘀点，苔白，脉细涩。

辨证：气滞血瘀，阻滞肌肤。

治则：活血化瘀，行气止痛。

处方：桃红四物汤加减。桃仁 10g、红花 6g、当归 10g、赤芍 10g、川芎 10g、生黄芪 15g、丹参 15g、鸡血藤 15g、郁金 10g、延胡索 15g、龙骨 30g、牡蛎 30g、珍珠母 30g、甘草 6g。

加减：疼痛明显者，可加蒲黄、五灵脂活血破瘀，通经止痛；心烦不寐者，可加酸枣仁、珍珠母；乏力，纳差，仍伴疼痛者，乃正气已虚，余毒未解，可加黄芪益气健脾而能托毒外出；咳嗽者，可加半夏、陈皮、枳壳；口渴者，可加麦冬、天冬；胃腹胀满者，可加厚朴、木香；胁肋及头痛剧烈者，可加吴茱萸、羌活。

分析：此型多见于疾病后期，病程日久则经脉阻塞，气滞血瘀，经络之气不通，故疼痛不休、隐痛绵绵；病久损伤阴液，故心烦不寐；经络受阻，血行不畅，故舌质暗紫有瘀点，苔白，脉细涩。方以四物汤去熟地黄养血活血；加桃仁、红花入血分而逐瘀行血，使瘀血行则经脉以流通；又佐之郁金、延胡索行气解郁止痛，气机舒畅，而疼痛自消；生黄芪补气生津养血；丹参、鸡血藤补血活血，合则润泽肌肤，滋养经脉；龙骨、牡蛎、珍珠母重镇安神；甘草调和诸药为使。

（四）治疗方法

1. 中药外治

初期或水疱未破者，用二味拔毒散加味：雄黄 30g、枯矾 15g、五倍子 15g、青黛 15g、冰片 3g，共研极细末，以 75% 乙醇溶液 150mL 调成稀糊状，再加 2% 普鲁卡因 6mL，混匀用棉签外涂患处，每天 3 次。

皮疹溃破或渗出多时，用青黛散掺在黄连膏上分块敷贴。

若有脓腐未脱，酌用九一丹掺在黄连膏上分块敷贴。

用 0.25%~0.5% 普鲁卡因 10~20mL 在患处周围进行皮下封闭或神经节阻断封闭，有止痛、消炎、缩短病程作用。

2. 针灸疗法

（1）围刺法：在皮疹区四周，用 30~32 号（即 3~4 寸）毫针，呈 15~30° 针刺 4 针，留针 30min，其间捻转 3~5 次。

（2）体针：取穴内关、曲池、阴陵泉、三阴交、足三里、合谷，针刺入后采用提插捻转，留针 30min，一般每日 1 次。

（3）耳针：取穴肝区、神门埋针，每日 1 次，直至疼痛消失为止，有显著的止痛效果。

（4）穴位封闭：可用维生素 B_1 或维生素 B_{12}，或当归液，选穴同上，每穴注射 0.2~0.5mL，每次总量不超过 4mL，每隔 1~2 日 1 次。

（五）典型案例

林某，女，36 岁。2015 年 9 月 20 日初诊。

患者以左侧额部起水疱，伴有疼痛 7 天为主诉求诊。自诉 7 日前无明显诱因左前额出现红色斑疹，偶有瘙痒刺痛感，后逐渐形成簇状小水疱并伴有针刺样疼痛，且皮损向左上眼睑蔓延。于当地医院诊为"面部带状疱疹"，注射维生素 B_{12} 及抗生素等药后，症状无明显改善，遂求诊我院门诊。辰下：患者左侧额部及上眼睑见簇集性小水疱，疱液澄清，患处皮肤灼热肿痛，左目红肿，视物不清，流泪不止，伴口干苦，夜寐不安，饮食不佳，大便秘结，小便短赤。查体可见左额及左上眼睑皮肤潮红肿胀，面积约 6cm×4cm，上有米粒至绿豆大小呈带状排列的簇集样红色丘疱疹。左眼球结膜充血，流泪不止。左颌下可触及肿大的淋巴结。舌质红，苔薄，脉弦滑数。

中医诊断：蜘蛛疮。

西医诊断：面部带状疱疹。

辨证：湿热火毒，上攻头面。

治则：清肝泻火，凉血解毒。

处方：清肝泻火解毒汤加减。龙胆草 15g、黄芩 12g、生地黄 15g、车前草 15g、酒大黄 6g、桑叶 15g、淡竹叶 15g、板蓝根 15g、野菊花 12g、炒栀子 12g、紫花地丁 15g、金银花 12g、赤芍 15g、牡丹皮 12g、天麻 6g、白芍 12g、全蝎 3g、地龙 5g。

7 剂，每日 1 剂，水煎煮 300mL，每剂分 2 次，早晚饭后温服。

同时大成散膏外涂患处，每日 2 次，早晚各 1 次。并以四环素可的松眼膏涂眼睑，阿昔洛韦眼药水滴眼内。

二诊：7 剂后，患处红肿较前消退，疼痛减轻，未见新生皮损，疱液逐渐由澄清转为浑浊，部分皮疹干瘪结痂或破溃露出鲜红色糜烂面，可见少许淡黄色渗出液，大便已解，病情较为稳定。效不更方，原方去酒大黄，续服 7 剂。

三诊：调治 2 周后，左侧额部及左上眼睑红肿已全部消退，疼痛已除，渗液减少，糜烂面逐渐愈合，微有痒感。口干尚可，纳可寐安，二便自调。舌淡，苔薄白，脉滑。患者病情基本稳定，改用香砂六君子汤加橘叶、橘络、青皮健脾和胃，利湿活络；又加徐长卿、秦艽、当归、白芍通络缓急止痛，以防止带状疱疹后遗神经痛。再服 5 剂，外用药改为西药喜疗妥乳膏外搽，每日 2 次。

四诊：药后患者来院复诊，皮损已全部消退，仅遗有少量色素沉着斑，无痛痒。左眼视物清楚，眼睑红肿消退，临床痊愈。

体会：患者急性起病，额部皮肤红肿灼痛，水疱渗出，目赤肿痛。证属湿热火毒，上攻头面，治当以清热解毒为主。故一诊方用龙胆草、黄芩、栀子、淡竹叶、酒大黄、车前草清利肝胆湿热，泻腑去浊；生地黄、牡丹皮、赤芍、紫草凉血解毒，活血化瘀；因其皮损发于头面，故加板蓝根、金银花、野菊花、紫花地丁等轻扬上升，能清上焦毒热。总之先以苦寒之味，直折其热，以防其窜延深入或扩散。然后用蒺藜、蝉蜕、天麻、钩藤、全蝎散风止痒，平肝息风又能通络止痛。二诊，病情明显得到控制，便秘缓解，故去苦寒的酒大黄后守方续服。三诊，患者病情转好，皮损收敛，故不再予苦寒之剂清热解毒，而改用香砂六君子汤加减以健脾和胃，顾护脾胃之气，方中加橘叶、橘络、青皮健脾和胃，利湿活络，又加徐长卿、秦艽、当归、白芍通络缓急止痛，以防止带状疱疹后遗神经痛。肖定远用药紧扣病机，注重病程变化，故仅服 19 剂就收到满意的疗效。

（六）临证经验

肖定远认为蛇串疮的治疗应抓住火毒这一病机要点，同时注重调理肝脾，扶正祛邪，通络镇痛。初起皮损红肿灼热、水疱渗出，法当清热解毒为主，而后病情缓解时，应注重保护脾胃，以防苦寒碍胃，后期皮疹消退，则以行气止痛为主。其中，中医治疗应将发疹期和疹退后的疼痛作为治疗时的重点，以减轻患者之苦。

1. 辨火毒轻重

蛇串疮的发生和火毒侵袭密切相关，但由于体质不同，火毒轻重不同，治疗方法各异。从临床特点来看，火毒重者，皮疹、水疱面积大，血疱或坏死常见，常发于头颈、五官等特殊部位，疼痛较重，病情严重，如大疱型蛇串疮、出血型蛇串疮、坏疽型蛇串疮、泛发型蛇串疮、眼带状疱疹、耳带状疱疹、蛇串疮性脑膜炎等，常有低热、疲乏、全身不适；火毒轻者，多发生于腰肋、胸部，无明显全身症状，皮损面积小，疼痛轻。火毒重者治疗宜重用清热解毒之品，如大青叶、板蓝根、金银花、马齿苋、白花蛇舌草、黄连、黄芩等，必要时应用刺络放血等攻毒祛邪的方法，或中药汤剂配合西黄丸、梅花点舌丹、片仔癀等内服外用，协同作战；火毒较轻者治疗以清热为主，如常用竹叶石膏汤等。

2. 辨皮损部位及特点

皮损发生部位不同，表示火毒所居脏腑经络不同，治疗也有所差异，常在清热解毒方中加引经之品。如发于腰、肋、胸、阴部者，病在肝胆，可加柴胡、龙胆草等；发于头面、颈部者，病在上，可加菊花、牛蒡子等；发于四肢者，病在脾胃，可加苍术、薏苡仁等；发于眼、鼻、口者，病在窍，可加升麻、防风、黄连、密蒙花、藿香等；有血疱者，可加水牛角、赤芍、牡丹皮；水疱大而多者，可加苍术、土茯苓、猪苓。

3. 顾护脾胃阳气

从发病角度看，蛇串疮可由饮食不节，脾失健运，湿邪内生，郁而化热而生。临床多用寒凉之品，但大剂量清热祛火解毒药很容易造成脾胃功能异常，特别是苦寒药物，会造成脾胃阳气损伤，对疾病预后不利。在治疗过程中，一方面寒凉药使用要恰当，中病即止；一方面可在苦寒药中加入香橼、山药、炙甘草等药物，清热同时顾护阳气。

4. 重视止痛

疼痛常伴随带状疱疹出现，并在皮疹消退后仍遗留多年，是患者最感痛苦的症状。多数医家认为其病机是瘀阻经络、经脉失养，故用活血化瘀、通络止痛的方法来治疗本病。而事实上，肖定远通过临床经验发现，单纯的活血化瘀只能暂时缓解疼痛，要针对瘀阻的原因制定治则才能根除疼痛。

5. 及时清除水湿是取得疗效的关键环节

由于疱疹病毒的作用，神经根及皮肤黏膜发生炎性水肿，表现为大小不等的水疱。利湿可以减轻组织和神经的水肿，故清热解毒利湿是治疗本病的关键。临床上运用利湿之法常能减少渗液，促进水疱的吸收消退，加快皮损消退，常用的配伍药物有泽兰、泽泻、土茯苓、车前草等。

（七）零金碎玉

肖定远指出疼痛是蛇串疮最常见的后遗症，彻底解决疼痛问题是治疗该病的主要难点，关键还是辨证论治。临床常用的治疗思路及用药如下。

清火止痛法：常用药物有黄芩、龙胆草、栀子等。

疏肝止痛法：常用药物有柴胡、香附、佛手等。

行气止痛法：常用药物有川楝子、川芎、延胡索。

活血止痛法：常用药物有丹参、红花、桃仁等。

养血止痛法：常用药物有当归、白芍、熟地黄等。

温阳止痛法：常用药物有附子、细辛、生姜等。

祛湿止痛法：常用药物有苍术、黄柏、海桐皮等。

不论辨证如何，修复病损的经络是止痛的重要环节，依据不通则痛的观点，能让经络疏通、气血流畅的方法均是有效的止痛方法。在具体应用时，常常不分证型如何，加入徐长卿、秦艽、当归、白芍等通络、缓急、止痛之品，疗效显著。

（八）专病专方

清利通络止痛汤作为肖定远的自拟经验方，在临床上治疗带状疱疹多有良效。

处方：龙胆草 15g、柴胡 5g、黄芩 12g、栀子 12g、车前草 18g、板蓝根 18g、郁金 12g、香附 6g、当归 6g、赤芍 15g、丹参 18g、夜交藤 18g。

功效：清肝利湿，理气通络止痛。

主治：蛇串疮，乃肝胆湿热，蕴郁肌肤所致。

用法：清水煎服，每日 1 剂，每剂分 2 次，饭后 0.5~1h 送服。

方解：本方乃龙胆泻肝汤加减而得。方中重用龙胆草、板蓝根、黄芩、栀子清肝泻火解毒利湿；车前草清热利湿；夜交藤宁心安神除烦；柴胡味苦性凉、入肝经，能疏肝行气；当归有养血活血之功，丹参、赤芍凉血清热，活血破血，消散血中之浮热，三者合用，既能养血和营，又能凉血活血祛瘀；与柴胡为伍、配以郁金、制香附使肝气得疏，肝血得养，肝气充而不滞，肝结得消。方中活血通络止痛之品与疏肝行气止痛之药合用，既入血分又入气分，使气血流畅，血随气行，开塞通瘀而止痛，所谓"气行则血行，气滞则血瘀"。

加减：疼痛明显者，可加蒲黄、五灵脂活血破瘀，通经止痛；皮疹色红，血热明显者，可加生地黄、牡丹皮清热凉血活血；皮损潮红，疼痛明显，有便秘者，可加酒大黄清热破瘀，并有釜底抽薪之妙；痒感明显者，可加白鲜皮、地肤子祛风止痒；乏力，纳差，仍伴疼痛者，乃正气已虚，余毒未解，可加黄芪益气健脾而托毒外出；夜寐欠安，彻夜不眠者，可加磁石、珍珠母等重镇安神止痛。

第四节 结节性痒疹

（一）疾病认识

结节性痒疹又称结节性苔藓，是一种慢性炎症性、瘙痒性（即神经功能障碍性）皮肤病。其皮损特点为初起淡红色风团样丘疹，迅速变为半球性结节，黄豆至蚕豆大小，高出皮肤，顶端角化明显，成疣状外观，表面粗糙，角质肥厚，呈红褐色或灰褐色，散在孤立，触之有坚实感。周围的皮肤有色素沉着或增厚，呈苔藓样改变，由于剧烈搔抓，发生表皮剥脱，出血及血痂。多见于成年人，尤以中年妇女为多。皮疹数目可由几个逐渐增多至十几个，慢性经过，往往经年累月不愈，甚至久达 1~20 年。

本病于中医属马疥、痒风、顽湿积聚范畴，好发于四肢，尤以小腿伸侧最常见，表现为淡红色或褐色黄豆大小坚实结节，表面粗糙，高低不平，根硬结而剧痒，顽固难消。其病因病机多为体内蕴湿，兼感外邪风毒，结聚肌肤而成；或昆虫叮咬，毒汁内侵，湿邪风毒凝聚，经络阻隔，气血凝滞，形成结节；或妇女由于忧思郁怒，七情所伤，冲任不调，营血不足，脉络瘀阻，肌肤失养所致。

体内湿蕴，兼外邪风毒结聚肌肤，阻于经络肌表，可见皮肤出现坚实状结节，皮疹呈红褐色或灰褐色，角质肥厚，触之有坚实感。风邪甚者，"风盛则痒"，故瘙痒明显，粗糙脱屑；湿邪甚者，瘙痒尤剧，渗出明显，大便溏泄不畅，病情缠绵；邪毒壅滞，燥热内生者，可见肌肤脱屑明显，大便干结，舌红，苔黄，脉数；肝主疏泄，情志致病，肝气郁滞者，气滞则血瘀，或久病不愈，亦气滞血瘀，脉络瘀阻，则肌肤失养，皮损色暗，周围皮肤出现色素沉着或增厚，呈苔藓样改变。

总之，本病初起多由湿热风毒聚结皮肤，日久造成气滞血瘀痰结。

（二）辨证思路

结节性痒疹早期，皮疹初起常表现为淡红色风团样小丘疹，瘙痒明显而脱屑不多，为外感风毒邪气，内与湿邪相搏结，壅聚于肌肤，化热生风。其病程较短，治疗以祛风清热、化湿止痒为主，以免病情拖延。若病情失治误治，迁延至晚期，皮疹日久不愈，呈坚实结节，褐黑色或灰褐色，表皮粗糙，脱屑，奇痒难忍，此为邪气久稽，阻滞经络肌肤，使气机停滞、血流不畅、瘀阻肌肤所致，治需行气活血化瘀，配合软坚散结，更需注意养血润燥，滋养肌肤。

肖定远指出，结节性痒疹的治疗以止痒消肿为目的，需注重中西医结合，内外合治的原则。疾病早期或稳定期，以中药对证论治同时配合外治疗法为主，有助于缩短病程，促进皮疹消退，并且选择膏药外贴，有助于防止搔抓引起的皮损抓破、粗糙肥厚等；若出现皮损范围较大，泛发全身，瘙痒剧烈时，需及时配合西药系统治疗，病情较重时可短期使用糖皮质激素类药物，快速有效控制病情。

（三）治疗方案

1. 风湿热聚证

症状：病程较短，皮疹初起，色淡红或暗红，呈黄豆大小半球形结节，剧烈瘙痒，脱屑不多，伴有纳呆腹胀，烦躁失眠，小便色黄，大便溏泄不畅。舌质红，苔黄，脉数。

辨证：风湿热聚，生风化火。

治则：祛风化湿，清热止痒。

处方：清风散加减。防风15g、蒺藜15g、白鲜皮15g、生地黄15g、白僵蚕12g、赤芍12g、土茯苓20g、茵陈20g、苦参10g、荆芥10g、黄柏10g、苍术10g、甘草6g。

加减：瘙痒剧者，可加地肤子等止痒；难以入眠者，可加龙骨、牡蛎、夜交藤、珍珠母等；纳呆腹胀者，可加陈皮、厚朴；大便溏泄者，可加山药、白术；结节难消者，可加莪术、三棱等。

分析：此型多见于发病早期，体内湿蕴，兼外邪风毒结聚肌肤，阻于经络肌表，可见皮肤出现黄豆大小淡红或暗红色半球形结节，风湿凝于肌表，故剧烈瘙痒，脱屑不多，湿邪内甚，妨碍脾胃可见纳呆腹胀。方中防风、蒺藜祛风止痒；白鲜皮、茵陈、苦参、黄柏清热燥湿止痒；生地黄、赤芍清热凉血；白僵蚕搜风散结；土茯苓祛湿解毒；荆芥疏风消疹；苍术祛风燥湿；甘草益气和中，调和诸药。

2. 风毒血瘀证

症状：病程较长，皮疹日久不愈，反复发作，呈坚实结节，褐黑色或灰褐色，表皮粗糙，脱屑，奇痒难忍，口干，夜寐不安，大便干结。舌暗有瘀斑，少苔或薄黄苔，脉细或细数。

辨证：风毒血瘀，阻滞肌肤。

治则：搜风活血，化瘀软坚。

处方：当归饮子加减。刺蒺藜 20g、丹参 20g、生地黄 20g、白僵蚕 12g、桃仁 12g、乌梢蛇 15g、赤芍 15g、夜交藤 15g、合欢皮 15g、当归 10g、红花 5g、甘草 5g。

加减：痒甚者，可加地肤子；大便干结者，可加酒大黄；女性月经不调，可加益母草、泽兰；病程日久耗伤阴液，口干者可加以玄参；结节坚硬，经久难消者，可加全蝎、鸡血藤等。还可根据不同部位，适当加入引经药，上肢重者，加姜黄；下肢重者，加牛膝。

分析：此型多见于发病中后期，邪气久稽，阻滞经络肌肤，使得气机停滞，血流不畅，瘀阻肌肤可见褐黑色或灰褐色，坚实结节，表皮粗糙；血瘀于经脉，津液疏布不畅，可见皮肤干燥脱屑、口干、大便干结等。方中之当归、芍药、生地黄为四物汤组成，滋阴养血以治营血不足，同时取其"治风先治血，血行风自灭"之义；刺蒺藜平肝疏风止痒；丹参活血祛瘀，养血安神；白僵蚕、乌梢蛇搜风通络，消肿散结；桃仁、红花活血行血，化瘀生新；夜交藤、合欢皮疏肝解郁，宁心安神；甘草益气和中，调和诸药。全方配伍严谨，疏散风邪而不伤正，活血化瘀而注重补血润燥，有补有散，标本兼顾。

（四）治疗方法

（1）用25%百部酊，或10%明矾水，或复方土槿皮酊外搽。

（2）用路路通水洗剂或苍肤水洗剂冲洗。

（3）结节较大、浸润较深，则宜用黑色拔膏棍加温外贴。

（4）轻证可用雄黄洗剂、止痒药膏，重证可贴百草膏祛湿邪毒、软坚散结类外用药。为使药力易于透达，可先用海螵蛸磨去角化肥厚的表层。敷药后再贴敷肤疾宁硬膏覆盖，起双重作用，一方面可在局部发挥角质剥脱、软化结节的治疗作用，另一方面硬膏胶布可保护皮肤，避免搔抓，打破瘙痒、搔抓、皮肤抓破粗糙肥厚后更痒、进步搔抓的恶性循环，发挥保护性治疗作用。

（五）典型案例

刘某，女，45岁。2016年8月25日初诊。

患者自诉1年前于乡下田间劳作时，双侧小腿部位被小飞虫叮咬过，回家后先在双小腿伸侧发现散在分布淡红色丘疹，孤立存在，瘙痒明显，经搔抓后皮疹增加至十几个，呈黄豆至蚕豆大小、表面光滑的坚实结节，而后范围逐渐扩至四肢、躯干，并随病情发展，结节不断增多，反复难愈。后由于长期阵发性剧烈瘙痒，搔抓后结节呈红褐色或灰褐色疣状外观，表面粗糙，角质肥厚，周围皮肤呈苔藓样改变，可见抓痕和血痂。其间曾到某皮肤病医院诊治，诊断为结节性痒疹。经口服并肌内注射脱敏药，外用激素类药膏，局部封闭、冷冻、激素等治疗，均未能根治。1周前病情加重，瘙痒阵发频率较前缩短、频次增多、瘙痒感较甚，遂来本院门诊诊治。辰下：上述皮疹瘙痒剧烈，致夜不能寐，不思饮食，神疲乏力，面色晦暗，性情急躁，小便色黄，大便质干。双下肢、前臂、胸背均散在黄豆至蚕豆大小的灰褐色坚实结节，高出皮肤，结节四周表面粗糙增厚，部分呈苔藓样变，遍布抓痕、血痂，并见少量细屑。舌质淡红，苔薄白，脉弦涩。

中医诊断：马疥。

西医诊断：结节性痒疹。

辨证：湿毒凝结，气血凝滞。

治则：除湿解毒，疏风化痒，活血通坚。

处方：自拟方七虫三黄汤加减。全蝎 5g、蜈蚣 3g、乌梢蛇 5g、蜂房 5g、白僵蚕 9g、地龙 5g、炮穿山甲 3g、黄连 6g、黄柏 9g、黄芩 12g、丹参 12g、红花 5g、夏枯草 18g、苦参 15g、白鲜皮 12g、夜交藤 18g、川芎 6g、当归 6g。

14 剂清水煎服，每天 1 剂，每剂分 2 次，早晚饭后 1h 左右各送服 1 次。并配大黄蛰虫丸每天 2 次，每次 1 丸，以汤药送服。外用祖传百草膏（具有祛湿解毒、破瘀消肿、软坚通络之功效）外敷结节处，每天换药 2 次，早晚各 1 次。

二诊：患者内服外敷上方 14 天后，诉瘙痒减轻，仅四肢仍较瘙痒，夜间可睡 4～5 h，精神好转，未见有新抓痕，效不更方，守前方续服 14 剂，服法同上，外用药照旧。

三诊：又半月后，患者自诉瘙痒发作次数减少，时间缩短，有缓解趋势，但未消除，小结节已基本变平，大结节变小，未见抓痕及新生的结节，二便正常，舌红，苔白腻，脉弦滑。用药守前法化裁追之，大黄蛰虫丸停服。在上方的基础上，删去大半虫类药蜈蚣、全蝎、炮穿山甲、蜂房、地龙及苦寒之品黄芩、黄连、黄柏，治则改为以祛风止痒、调和气血为主。

处方：白僵蚕 6g、乌梢蛇 5g、苦参 12g、丹参 12g、白芍 15g、生地黄 12g、当归 6g、夜交藤 18g、夏枯草 15g、白鲜皮 12g、土茯苓 12g、牡丹皮 12g、白蒺藜 12g、赤芍 15g、何首乌 15g。

续服 28 剂后瘙痒消失，结节全部消除，一切恢复正常而告愈。

体会：患者慢性病程，皮疹呈灰褐色疣状外观，表面粗糙，角质肥厚，周围皮肤呈苔藓样改变，瘙痒难忍，为湿毒瘀阻所致，治当除湿解毒，活血止痒。故方中以全蝎、蜈蚣息风解毒，通络散结；白僵蚕祛风止痒，解毒散结；

白蒺藜疏肝祛风止痒；蜂房祛风攻毒杀虫，乌梢蛇祛风攻毒通络，2 药配用增强祛风通络、攻毒杀虫之力；黄芩、黄连、黄柏并用，清热燥湿，泻火解毒；炮穿山甲祛瘀通络，地龙息风通络，2 药相辅相助，增强祛瘀通络之功；丹参、红花、夏枯草活血化瘀，软坚散结；苦参、白鲜皮清热燥湿止痒；夜交藤宁心安神；当归、川芎合用，行气活血、养血润燥相济，有"治风先治血，血行风自灭"之意。三诊之后瘙痒减轻，大有改善缓解，丘疹结节小的变平，大的变小变软，故此时治则宜随证变而变，改为散风止痒、调和气血，在上方的基础上做了调整，删掉大半虫类药，以防长期使用会耗损气阴，不利善后。故除保留原方大部分仍可除烦祛风、软坚散结之药外，加生地黄、赤芍、白芍、牡丹皮、何首乌滋补肝肾，养血凉血，活血化瘀，畅通血脉；土茯苓利湿祛热，能入络，搜剔湿毒之蕴毒，与上方保留之药品合用，共奏疏风止痒，活血软坚，除湿解毒，又加强了活血化瘀养血安神的作用，故得以痒止病除，一切恢复正常而告愈。

（六）临证经验

肖定远通过对临床经验的摸索，提出治疗结节性痒疹的关键在于早期清热燥湿、祛风止痒，后期活血化瘀、养血润燥。此病特点一为瘙痒剧烈，故治疗时祛风止痒贯穿全程，用药时以虫类药为首选，虫类药为血肉有情之品，其窜透性强，具有深搜细剔之特性，治疗时多种虫类药联合应用，相互配合，在搜风通络上疗效显著，对顽固的皮肤疾病常有良效；特点二为病程迁延，日久者易瘀阻经络，需配合活血化瘀之法，又因其皮肤干燥，长期失养，活血同时还需注重养血润燥，二者配合得当，既可活血化瘀，润肤止痒，又有"治风先治血，血行风自灭"之效；最后需要注意的一点是本病用药恐过于寒凉，须即止以防耗伤气阴，不利于愈后恢复。

（七）专病专方

七虫三黄汤作为肖定远的自拟经验方，在临床上治疗结节性痒疹多有良效。

组成：全蝎 5g、蜈蚣 3g、乌梢蛇 5g、蜂房 5g、白僵蚕 9g、地龙 5g、炮穿山甲 3g、黄连 6g、黄柏 9g、黄芩 12g、丹参 12g、红花 5g、夏枯草 18g、苦参 15g、白鲜皮 12g、夜交藤 18g、川芎 6g、当归 6g。

功效：除湿解毒，疏风化痒，活血通坚。

主治：结节性痒疹，乃湿毒凝结，经络阻隔，气血凝滞而成结节。

用法：水煎服，每天 1 剂，每剂分 2 次，早晚饭后 1h 左右各送服 1 次

分析：其方中以全蝎、蜈蚣相须为用，息风解毒，通络散结，功效倍增。《医学衷中参西录》载："蝎子，善入肝经，搜风发汗……其性虽毒，转善解毒，消除一切疮疡，为蜈蚣之伍药，其力相得益彰也。"白僵蚕疏散风热，祛风止痒，解毒散结。正如《医学启源》载："去皮肤间诸风。"蜂房祛风、攻毒、杀虫，乌梢蛇祛风、攻毒、通络，与蜂房相配伍用，增强祛风、攻毒、杀虫、通络之力。黄芩、黄连、黄柏组合并用，清热燥湿，泻火解毒作用显著。炮穿山甲祛瘀通络，其走窜之性无微不至，故能宣通脏腑，贯彻经络，透达关窍，凡血凝血聚为病，皆能开之；地龙清热息风，通络利水，与炮山甲相辅相助，祛瘀通络功效大大增强。丹参、红花、夏枯草活血化瘀，软坚散结。苦参、白鲜皮清热燥湿止痒。夜交藤宁心安神。当归、川芎配对，活血、养血、行气三者并举，且润燥相济，使祛瘀而不伤气血，养血而免致血壅气滞，共奏活血祛瘀、养血和血之功，与活血通络之品配合，有"治风先治血，血行风自灭"之意。合用成方，能除湿解毒，疏风化痒，活血通坚。

第五节 湿疹

（一）疾病认识

湿疹是由各种内外因素引起的与变态反应有关的浅层真皮及表皮的炎症病变。因皮损总有湿烂、渗液结痂而得名，男女老幼皆可罹患，以多形性皮损、对称分布、有渗出倾向、自觉瘙痒、反复发作、易成慢性为临床特征。

中医依据其皮损特点、发病部位而有不同名称，若泛发全身浸淫遍体者，称浸淫疮；以身起红粟、瘙痒出血为主者，称血风疮或粟疮；发于耳廓者，称旋耳疮；发于乳头者，称乳头风；发于手足部者，称窝疮；发于脐部者，称脐疮；发于阴囊者，称肾囊风或绣球风。临床有急性、亚急性、慢性等3种类型，湿疮相当于现代医学的湿疹。

目前，中医普遍以禀赋不耐，风、湿、热邪为主要病因。认为湿疹常在禀赋不耐的基础上，因饮食不节，过食辛辣鱼腥动风之品，或嗜酒伤及脾胃，脾失健运，致湿热内生，复外感风湿热邪，内外合邪，两相搏结，浸淫肌肤；或因素体虚弱，脾为湿困，肌肤失养；或因湿热蕴久，耗伤阴血，日久益甚，虚热内生而致阴虚血燥，肌肤甲错。

（二）辨证思路

本病多因禀性不耐，风湿热之邪客于肌肤而成。发病机制是心绪烦扰，心火内生，湿与热互结，外走肌肤。

以肖定远为代表的萧氏中医皮肤科学术流派传人采用中医疗法治疗本病，抓住风、湿、热3个病机要点，同时注重调理脾胃、扶正祛邪、控制瘙痒。

（三）治疗方案

1. 湿热浸淫证

症状：发病急，皮损潮红灼热，瘙痒无休，渗液流汁；伴身热，心烦，口渴，大便干，尿短赤；舌红，苔薄白或黄，脉滑或数。

辨证：蕴湿郁久化热，复为邪袭，风、湿、热相搏，客于肌肤而成。

治则：祛风清热，解毒利湿。

处方：自拟解毒渗湿汤加减。防风 6g、苦参 12g、白鲜皮 9g、地肤子 15g（布包）、蒺藜 12g、蝉蜕 6g、金银花 12g、黄芩 9g、苍术 9g、黄柏 9g、龙胆草 12g、薏苡仁 30g、萆薢 12g、车前草 15g、六一散 12g。

加减：大便秘结者，可加酒大黄，通腑泻火，散瘀通络；夜寐欠安者，可加夜交藤，宁心安神止痒；皮损肥厚，干燥脱屑者，可加白芍、生地黄、当归、赤芍，既能滋阴养血、清热凉血、润燥祛风以止痒，又防免过用苦寒而伤阴；亦可加丹参、鸡血藤养血活血止痒，乃"血行风自灭"。

分析：此证之病因系内蕴湿热、复感邪毒所致。故方中以苦参泄血中之热，燥湿解毒，祛风止痒，与黄芩、黄柏合用能加强清热燥湿、泻火解毒之功；防风祛风除湿；蒺藜、蝉蜕祛风止痒；地肤子、白鲜皮燥湿利湿止痒，善除皮肤湿疹、疱疹、疮毒；龙胆草、薏苡仁清热解毒祛湿；黄芩、栀子、金银花清热解毒，凉血通瘀，燥湿除烦；车前草、六一散清热利湿消肿；黄柏、萆薢清热利湿。皮疹糜烂，渗液较多者，可加大金银花、黄柏、苍术、萆薢的用量。合方具有清热解毒利湿，祛风通络止痒之功。

2. 脾虚湿蕴证

症状：发病较慢，皮损潮红，瘙痒，抓后糜烂渗出，可见鳞屑；伴有纳少，神疲，腹胀便溏；舌质胖，苔白或腻，脉弦缓。

辨证：胃强脾弱，湿热蕴蒸，复感风热邪毒，浸淫肌肤而成。

治则：疏风清热，健脾利湿，活血解毒。

处方：自拟祛风健脾除湿汤加减。厚朴 6g、薏苡仁 30g、枳壳 6g、鸡内金 15g、瓜蒌 15g、防风 6g、蝉蜕 6g、地肤子 15g（布包）、白鲜皮 9g、生地黄 15g、牡丹皮 6g、赤芍 15g、紫草 9g。

加减：皮损色红，滋流黄水者，可重用生地黄、牡丹皮、紫草，加金银花、黄芩，抗炎清热，凉血解毒；夜寐不安者，可加夜交藤，宁心安神止痒；喜伏睡、磨牙者，可去赤芍，加白芍、地龙，养血柔肝兼清肝热；便秘不通者，可加瓜蒌润肠通便。

分析：此证乃饮食多吃辛辣荤腥、膏粱厚味之品，损伤脾胃，或因先天不足，胃强脾弱，运化失职，湿浊凝聚肌肤，复感风热，邪毒二者相搏所致。故方中防风、蝉蜕、地肤子、白鲜皮祛风胜湿止痒；生地黄、牡丹皮、紫草凉血活血解毒；赤芍、萆薢、薏苡仁健脾渗湿利水；车前草清热利水祛湿；胃肠积滞，湿热内蕴，则以厚朴、枳壳理气和中导滞；鸡内金消食健胃化积，可使滞热得去，湿热得解。诸药合用，共奏疏风止痒、凉血解毒、健脾燥湿之功。

3. 血虚风燥证

症状：病程迁延日久，反复发作，皮损色黯或色素沉着，剧痒，或皮损粗糙肥厚；伴口干不欲饮，纳差腹胀；舌淡，苔白，脉濡细。

辨证：血虚生风化燥，脾虚湿浊凝聚肌肤所致。

治则：养血祛风润燥，健脾活血祛湿。

处方：自拟养血祛风止痒汤加减。生地黄15g、熟地黄15g、白芍15g、赤芍15g、白鲜皮12g、蒺藜12g、苦参15g、丹参12g、益母草12g、鸡血藤12g。

加减：瘙痒明显者，可加全蝎，善能走窜，消肿散结，止痛止痒，功能最捷，并加忍冬藤，清热解毒，祛风通络；纳差、乏味者，可加陈皮、茯苓理气健脾，燥湿调中，并加鸡内金消食健胃化积；大便秘结者，可加酒大黄攻下通便，同时具有活血通瘀、解毒泄热之效，具有釜底抽薪之妙；寐差者，可加夜交藤养血安神止痒。

分析：此证系病久耗伤营血，化燥生风，肤失濡养而致。故方中以生地黄、熟地黄、赤芍、白芍滋阴养血，清热凉血，润燥祛风以止痒；丹参、益母草、鸡血藤养血活血止痒，使粗糙肥厚之皮损得以润薄软柔，并共奏"治风先治血，血行风自灭"之效；苦参泻血中之热，燥湿止痒；白鲜皮苦寒燥湿，清热止痒。合方共奏养血润燥，祛风止痒之功。

4. 典型案例

付某，女，38岁。2003年5月15日初诊。

患者于一个月前四肢皮肤潮红，渐次出现小片集簇红色丘疹，发痒，遂起水疱，搔抓后形成糜烂渗水。经市某医院诊断为急性湿疹，采用多种方法治疗，效果不明显，范围越见扩大，波及全身，夜间瘙痒增剧，影响睡眠，口干，口臭，纳食欠佳，大便不畅，小便赤少。遂来我院门诊。辰下：体温37.6℃，颜面胸腹及背四肢可见成片针尖至米粒大的红色斑疹、丘疹及水疱，出现糜烂，渗水，湿水淋漓，浸淫成片，搔痕结痂，部分呈暗褪色，瘙痒无度，舌质红，苔薄而腻，脉弦滑。

中医诊断：浸淫疮。

西医诊断：泛发性急性湿疮。

辨证：蕴湿郁久化热，复为邪袭，风、湿、热相搏，客于肌肤而成。

治则：祛风清热，解毒利湿。

处方：方以用自拟解毒渗湿汤加减。防风6g、苦参12g、金银花12g、黄芩9g、白鲜皮9g、蒺藜12g、蝉蜕6g、地肤子15g（布包）、苍术9g、龙胆草12g、生薏苡仁30g、车前草15g、酒大黄6g、六一散12g、夜交藤18g、黄柏9g、草薢12g、赤芍15g。

7剂清水煎服，每日1剂，每剂分2次，早晚饭后1h左右各送服1次。

外用：先用清解燥湿止痒洗方（龙胆草45g、地榆45g、艾叶15g、苦参30g、防风12g、刘寄奴30g、蒜秸5根），水煎后温洗患处，每日1次，每次30min，每剂药可洗2天，然后用冰黛三黄散，在有渗水处部位用粉末薄薄干撒，没有渗水的患处用粉末调茶油（或其他植物油）薄涂。每日早晚换药各1次。

二诊：2003年5月22日，上方服7剂后，痒疹均减，湿水减少，口干尚可，睡眠安宁，饮食略增，大便通畅，小便淡黄，舌质红，苔薄黄、微腻，脉弦。守前法，继上方加减，去酒大黄、六一散，加当归 6g、生地黄 12g，续服 7 剂，服法同上，外用药照旧。

三诊：2003 年 6 月 5 日，前方 7 剂服完后，患者又重前方再服 7 剂后来院门诊诊治。服前方 14 剂后，湿疹皮损已基本消失，皮肤干燥脱屑，偶有微痒，唯体力较弱，动作无力而微汗，舌红，苔薄，脉弦。此时治之，仍守前法去苦寒之药加扶正养阴之品以善其后。前方去金银花、地胆草、苦参、黄芩、黄柏，加党参 9g、黄芪 9g、丹参 9g、白芍 15g、鸡血藤 6g、石斛 15g，7 剂水煎服，服法同上。外用药改用冰黄肤乐软膏与喜疗妥软膏交叉涂擦，早晚各 1 次。患者共服、涂药 35 剂后，临床治愈。

体会：本案例之病因系内蕴湿热，复感邪毒。故方中苦参泄血中之热，燥湿解毒，祛风止痒，与黄芩、黄柏合用能加强清热燥湿、泻火解毒之功；防风祛风除湿；蝉蜕祛风止痒；地肤子、白鲜皮清热泻火，利湿止痒，善除皮肤湿疹、疱疹、疮毒；蒺藜、苍术祛风化湿；龙胆草、薏苡仁清热解毒祛湿；黄芩、栀子、金银花清热解毒，凉血通瘀，燥湿除烦；车前草、六一散清热利湿消肿；黄柏、萆薢清热利湿，若皮疹糜烂，渗液较多时就加大金银花、黄柏、苍术、萆薢的用量；白芍、生地黄、当归、赤芍滋阴养血，清热凉血，润燥祛风以止痒，又有行血灭风之功，避免过用苦寒而伤阴；夜交藤养心安神；丹参、鸡血藤养血活血止痒；党参健脾补血生津，生黄芪益气托毒，二者合用，有扶正固本之功。从整个方解中可以看出本病治则虽以祛风清热、解毒利湿为主，但在临证时，还要根据用药过程病情的变化进行调整，做到方证一致，才能收到满意疗效。

（四）临证经验

肖定远认为中医临床上对湿疮的治疗应该抓住风、湿、热 3 个病机要点，同时注重调理脾胃、扶正祛邪、控制瘙痒。

1. 辨明风、湿、热孰重孰轻

湿疮的发生和风、湿、热邪侵袭密切相关，但在疾病的发展过程中，每个阶段风、湿、热邪的轻重不同，治疗方法各异。从临床特点来看，风邪重者，皮损游行善变，发展迅速，丘疹常见，渗出较少，皮损多泛发，容易发生在上部；湿邪重者，皮损位置相对固定，缠绵难愈，渗出较多，易发生在下部；热邪重者，皮损色鲜红，斑疹、斑片常见；湿热入血者，皮疹以鲜红色丘疹为多，抓痕累累。风邪重者，治宜祛风除湿；湿邪重者，治宜健脾除湿，或者清热除湿；热邪重者，治宜清热凉血，祛风除湿。

2. 分清湿重于热，热重于湿

湿邪贯穿湿疹发病始终，重视祛湿在湿疹治疗中具有重要意义。湿邪往往和热邪混杂为病，分清湿、热孰轻孰重直接关系到临床疗效。从临床特点来看，湿重于热者，皮损往往肥厚，色泽黯红，或晦黯、渗出较多；热重于湿者，皮损色泽鲜红，水肿较重，容易继发感染。对于热重于湿者，常用龙胆草、车前草、黄柏、茵陈蒿、土茯苓等药物清利湿热；对于湿重于热者，常用茯苓皮、冬瓜皮、陈皮、白扁豆、萆薢等药物健脾利湿。

3. 顾护脾胃

脾主运化，胃主受纳，湿邪的产生往往和脾胃功能异常有密切关系。湿疹的发生多由于湿蕴于内，外受风、湿、热邪侵袭而发病。单纯风、湿、热邪侵袭，而无内湿者，病情容易控制；兼有内湿者，缠绵难愈。所以在湿疹治疗过程中，不仅要除湿，更需要顾护脾胃，防止内湿的产生；同时湿疹治疗周期长，患者长期服用药物，容易造成脾胃功能异常，特别是长期服用清热除湿的苦寒药物。在治疗过程中可以加入生白术、生稻叶、荷叶、大豆黄卷等药物，健脾而不妨碍清热。

4. 重视止痒

瘙痒是湿疹患者最痛苦的症状，及时控制瘙痒是控制病情发展的关键。常用的止痒方法如下。

除湿止痒法：常用药物有白鲜皮、地肤子、苦参等。

祛风止痒法：常用药物有荆芥、防风、苍耳子、蒺藜等。

搜风止痒法：常用药物有全蝎、蜂房、白僵蚕、乌梢蛇等。

养血润燥止痒法：常用药物有鸡血藤、首乌藤、秦艽等。

息风止痒法：常用药物有川牛膝、天麻、钩藤、羚羊角（代）等。

重镇安神止痒法：常用药物有珍珠母、生龙骨、生牡蛎等。

杀虫止痒法：常用药物有百部、蛇床子、艾叶等。

5. 慢性湿疮治疗中守和变

慢性湿疮是一种反复发作的皮肤疾病，治疗周期长，故在长期的治疗过程中存在着治疗方法守和变的问题。守则抓住主要病机，基本治疗方法贯彻始终，从本论治；变则根据病情变化，急则治其标，从标论治。守则要坚持，是建立在对疾病本质的深刻认识上，建立在丰富的临床经验基础上，建立在和患者的互信上，常常在临床上看到一些老中医坚持一方到底，坚持数月或更长时间治愈某些疾病，这是年轻医生所欠缺的。变则要灵活，通过对患者的全面认识，治疗中逐渐认识到疾病的根本病机，及时调整治疗方法，以求更好的疗效。守和变在临床上辨证统一，既不能墨守成规，也不能慌乱变法。

6. 湿疮治疗过程中动物药的使用

湿疮的治疗过程中很多情况下会用到动物药，如全蝎、白僵蚕、蜂房、乌梢蛇、白花蛇、蝉蜕等，有祛风止痒、解毒通络的作用，其功效比植物药作用强。但是由于湿疮是一种变态反应性疾病，动物蛋白常常是过敏原之一，所以在湿疮急性发作时，应尽量避免使用，防止病情加重。慢性湿疮可根据具体情况选用。

（五）零金碎玉

肖定远对湿疹的治疗颇有造诣，探索出一套中医内治与外治相结合的治疗方法，充分发挥中医中药养血祛风、滋阴凉血、除湿止痒的优势。这里介绍他治疗本病时使用的中医外用药。

1. 疯油膏

组成：轻粉 4.5g、广丹 3g、辰砂 3g、松香 6g、麻油 120g、蜂蜡 30g。

功效：润燥，杀虫，止痒。

适应证：鹅掌风、牛皮癣、慢性湿疮、皮肤皲裂、干燥作痒等。

用法：将药膏薄薄涂抹患处皮肤，轻轻揉擦 5min，有条件可加上电吹风热烘 10min，这样更能使药膏深透肤内，即达效果，每日 1~2 次。

2. 紫草油

组成：紫草 45g、当归 18g、白芷 15g、白僵蚕 3g。

功效：消炎退肿，清热解毒，止痒燥湿。

适应证：婴儿湿疹、烫伤及中耳炎等。

用法：用时将药油涂抹患处皮肤上，若用于中耳炎，则将药油滴入耳内。

第六节　扁平疣

（一）疾病认识

扁平疣又称为青年扁平疣，是常见的人类乳头状瘤病毒感染皮肤黏膜所引起的一种良性赘生物皮肤病。该病主要发生于青少年，大多骤然出现，为米粒大到绿豆大扁平隆起的丘疹，表面光滑，质硬，浅褐色或正常肤色，呈圆形、椭圆形或多角形，好发于颜面、手背及前臂等处，一般无自觉症状，但影响美观。

扁平疣，中医谓之扁瘊、千日疮、枯筋病、晦气疮等，属中医外科疣病范畴，古代医家对该病有不同的认识。《薛氏医案》指出："疣属肝胆少阳经，风热血燥，或怒动肝火，或肝客淫气所致。"明代陈实功《外科正宗》则指出："枯筋箭乃忧郁伤肝，肝无荣养，以致筋气外发。"隋代巢元方《诸病源候论》曰："晦气疮，其疮生皆两两相对，小儿多患也，是风邪搏于肌肉而变生也。"现代医家认为本病属内虚外感，气血失和，腠理不密，外感风热毒邪，凝聚肌肤所致，或湿热内蕴，气血阻滞，筋气不荣，遂生赘疣，或肝旺血燥，筋气不荣，气滞血瘀，郁于肌肤所致，而外伤、摩擦是其诱因。

总之，本病的发生多由于腠理失于固密，风热夹毒乘隙侵袭，日久毒热蕴结于皮肤腠理所致。毒热和气血瘀滞是本病的关键。

（二）辨证思路

扁平疣的病因多为各种内因和外因的总和，结合临床辨证，其主要致病因素为风、热、虚、瘀，该病在内主责之于肝，与肺、肾相关，情志不舒或怒动肝火，致使气机不畅，瘀血内生，郁于肌表；在外多因复感风热毒邪，风热血燥或素体营卫不和，与肺、胃郁热搏结，内外相合，发为本病。

治疗上应以清热解毒、活血散结为大法，并随证加减。肝郁者，佐以疏肝理气；脾虚湿盛者，佐以健脾除湿；脾肺气虚者，佐以补脾益肺；风热郁肤者，佐以祛风散邪。治疗本病病程短，则疗程亦短，病程长，则起效亦慢。坚持服药及勤外擦洗者，起效快，疗程相对亦会缩短。部分患者中间自行停药数天后，皮疹有增多复发倾向，但再用药仍有效。扁平疣采用的中药方药特点是疗效好，根治率高且不良反应少。此外，本病在治疗期间，最好停用或少用其他内服、外用药物，忌食生冷、油腻及辛辣食物，劳逸结合，防止感冒，并避免反复搔抓，以防自身传染扩散。

（三）治疗方案

1. 风热毒蕴证

症状：皮疹淡红，数目多，口干不欲饮，身热，大便不畅，尿黄，舌红，苔白或腻，脉滑数。

辨证：风邪搏肌，外感毒邪，热毒蕴结而成。

治则：疏风清热，活血解毒，化瘀散结。

处方：自拟祛疣软坚汤加减。板蓝根 15g、马齿苋 15g、蒲公英 15g、木贼 15g、丹参 15g、赤芍 15g、紫草 15g、制香附 6g、蜂房 5g、防风 5g、薏苡仁 30g、生黄芪 18g。

加减：肝火炽盛者，可倍马齿苋，加夏枯草清肝泻火，软坚散结；瘊子色灰褐，质硬而难消者，可加三棱、莪术活血化瘀散结；瘊子皮色、质软者，可加生牡蛎、磁石软坚化积，重镇平肝潜阳。

分析：此证属热毒蕴结，复感风热之邪搏于肌肤而赘生。方中板蓝根、蒲公英、马齿苋清热解毒，现代药理研究表明，板蓝根有抗细菌病毒作用，马齿苋能增强人体免疫功能，可防止扁平疣愈后复发；木贼疏散风热；丹参、赤芍、紫草凉血解毒，活血化瘀；制香附行气活血，软坚消斑；蜂房以毒攻毒，祛风止痒，与蒲公英等清热解毒药配伍，药力剧增，并可助防风止痒，缓解症状；重用薏苡仁、黄芪可健脾渗湿，且有透表作用，引药直达肌肤。合方既可清热解毒，祛风凉血，又能疏肝行气，活血化瘀，而达散结消聚之功。

2. 热瘀互结证

症状：病程较长，皮疹黄褐或黯红，可有烦热，舌黯红，苔薄白，脉沉缓。

辨证：经络血分血瘀，风热之邪外搏而致。

治则：通经活络，祛风化瘀。

处方：自拟祛风通经活络汤加减。桃仁5g、红花4.5g、板蓝根9g、土贝母4.5g、马齿苋6g、生薏苡仁12g、夏枯草9g、木贼6g、制香附4.5g、丹参6g、皂角刺4.5g。

加减：疣体皮色，表面粗糙者，可加当归、川芎、赤芍养血活瘀；伴疼痛者，可加三棱、莪术加强破血散结止痛之功；肝气郁结，气郁化火者，可加夏枯草清肝泻火；患瘿瘤者，可加牡蛎、昆布、浮海石平肝软坚散结。

分析：方中桃仁、红花增强通经活血行瘀之力；板蓝根、土贝母清热解毒，现代药理研究表明，其有抗病毒作用；薏苡仁、马齿苋、木贼、香附清热解毒，活血化瘀，软坚散结，平肝息风，对疣体有一定作用；丹参活血化瘀，破血行气，消散凝聚，又能清解瘀热；皂角刺具有散结作用，与夏枯草分别入肝经并引药直达病所。合方既能加强通经活血、行瘀祛风之功效，使皮肤瘀行风去，而疣瘊消失。又能清热解毒，软坚散结，使经络肌肉气行、血活、结散。

（四）典型案例

1. 案例1

罗某，男，24岁。2012年4月9日初诊。

患者1年前颜面部出现芝麻至米粒大小扁平丘疹，边缘清楚，色淡褐，质坚，有轻度痒感。后病情逐渐加重，扁平丘疹遍及脸颊部，手背部亦见淡褐色粟米大小扁平丘疹，夜寐、饮食自调，二便自如。当地医院诊为扁平疣。先后多次用多种中西药及接受冷冻、激光等治疗，屡治屡发，疗效不佳。遂来我院门诊诊治。自诉：面部及手背密集褐色扁平丘疹，有微痒已1年余。辰下：患者颜面、双手背、手指散在淡褐色、芝麻至米粒大小扁平丘疹，质坚，表面光滑，部分成线状排列，舌质红，苔薄黄、微腻，脉弦。

中医诊断：扁瘊。

西医诊断：扁平疣。

辨证：风邪搏肌，外感毒邪，热毒蕴结而成。

治则：疏风清热，活血解毒，化瘀散结。

处方：用自拟的祛疣软坚汤加减。板蓝根 15g、木贼 15g、马齿苋 15g、薏苡仁 30g、蒲公英 15g、赤芍 15g、生地黄 15g、紫草 15g、制香附 6g、蜂房 5g、丹参 15g、莪术 9g、夏枯草 18g、防风 5g、生牡蛎 30g（先煎）、当归 6g、生黄芪 18g、磁石 60g。

14 剂清水煎服，每日 1 剂，每剂煎 2 次，合并药液浓缩至 400mL，早晚饭后 0.5~1h 分服。12 岁以下患者药量可减半，服法同上。其渣加明矾 6g 再煎后，外熏洗患处局部，即第三煎取汁 600mL 后，在药汤中加入白米醋半斤，先熏后洗，用口罩或毛巾蘸药汁轻擦患处，以皮损发红微痛或发现针头大小的结痂为度，每日 1 次，每次 30min。温热药汤熏洗局部能使毛细血管扩张，有利于药物吸收且直达病灶。这样口服加药渣外熏洗，可提高疗效，缩短疗程，达到事半功倍之效果。

二诊：2012 年 4 月 23 日，内服外洗上方 14 剂为 1 个疗程后，扁平疣明显消退，不痒，仅留少许疣状物。续服 14 剂，外熏洗改隔日 1 次，每次减至 15min，不加明矾与白醋。2 个疗程后，扁平疣全部消退，面部手背等处皮肤恢复如常，随访半年未复发。

体会：本案例属热毒蕴结，复受风热之邪搏于肌肤而赘生。方中板蓝根、蒲公英、马齿苋清热解毒，且马齿苋能进一步清热解毒，增强人体免疫功能，可防扁平疣愈后复发；木贼疏散风热；夏枯草平肝泻火，软坚散结；当归、生地黄、赤芍、紫草凉血解毒，活血化瘀；制香附行气活血，软坚消斑；蜂房以毒攻毒，祛风止痒，与蒲公英等清热解毒药配伍，药力剧增，并可助防风止痒，缓解症状。莪术、丹参均能活血化瘀，同时丹参又可清解瘀热；生牡蛎、磁石软坚化积，重镇平肝潜阳；重用薏苡仁、黄芪健脾渗湿，且有透表作用，可引药直达肌肤。本方诸药合用既可清热解毒，祛风凉血，又能疏肝解郁，活血化瘀，结聚消散。故扁平疣得以消除，皮肤恢复正常。

2. 案例 2

刘某，女，13 岁。2008 年 8 月 4 日初诊。

患者双手背、手指出现扁平丘疹，渐次蔓延至面部已 2 个多月。手背、手指、手腕、颜面散发浅褪色扁平丘疹，质坚，有轻度瘙痒，曾注射维生素B_{12}、聚肌胞，煎服薏苡仁多次，迄今未愈。同时伴有颈项胀闷，眼球轻度憋胀，头晕，心烦，口干尚可，夜寐时欠宁，饮食、二便自调，曾经某医院诊断为扁平疣、甲状腺功能亢进，决定手术，家长不肯，愿服中药治疗。遂来我院门诊。辰下：面部、双手背、手指、手腕等处遍布芝麻至米粒大小浅褐色扁平丘疹，边缘不齐，质坚，观其喉旁略显隆起，眼球轻度突出，舌红，苔薄，脉弦近数。

中医诊断：扁瘊并肉瘿。

西医诊断：扁平疣并甲亢。

辨证：经络血分血瘀，风邪外搏而致。

治则：通经活络，祛风化瘀。

处方：自拟方，祛风通经活络汤加减施治。当归 6g、赤芍 6g、川芎 4.5g、桃仁 5g、红花 4.5g、板蓝根 9g、土贝母 4.5g、马齿苋 6g、生薏苡仁 12g、夏枯草 9g、木贼 6g、制香附 4.5g、莪术 4.5g、丹参 6g、皂角刺 4.5g、牡蛎 12g、昆布 5g、浮海石 9g。

14 剂清水煎服为 1 个疗程。并将药渣第三煎先薰后洗患处。

二诊：2008 年 8 月 18 日，患者自述在第一疗程口服外洗汤药第五天后，疣体部位出现瘙痒加剧，但扁平丘疹脱皮明显，继续服洗完余下药剂。现在手部疣瘊部分消失，面部疣瘊完全消失，而脖项憋胀，头晕，心烦，眼球不适，亦随之轻减，大有好转。方药已见效，继治宜守前法化裁追之。照前方去莪术、皂角刺，加蒺藜 5g、蝉蜕 3g，续服 7 剂，服洗法同上。

2008 年 8 月 26 日来院告之，扁平疣全部消失，脖项憋胀，头晕，心烦，眼球不适也随之而愈。

体会：在本案例中，扁平疣生于面部、手背、手指、手腕等处，究其病因，亦无非是血瘀夹风邪相搏于肌肤而赘生。采用通经活络、祛风行瘀之法。方中当归、川芎、赤芍养血活瘀；桃仁、红花增强通经活血行瘀之力；板蓝根、土贝母清热解毒，对病毒有抑制作用；薏苡仁、马齿苋、夏枯草、木贼、香附、红花清热解毒，活血化瘀，软坚散结，平肝息风，对疣体有一定作用；莪术、丹参活血化瘀，破血行气，消散凝聚，丹参又能清解瘀热；生牡蛎软坚散结；昆布、浮海石化痰软坚；皂角刺具有散结作用，与夏枯草入肝经，并引药直达病所。本方诸药合用，既能加强通经活血、行瘀祛风之功效，使皮肤之瘀行风去，而疣瘰消失，又能清热解毒，软坚散结，使经络肌肉之气行、血活、结散。而西医确诊之甲状腺功能亢进之病亦因之而愈。

（五）临证经验

中医在治疗扁平疣方面，得掌握以下几个要点。

1. 从热论治，奠定大法

此病或责之于外感风热毒邪，或责之于内伤妄动肝火，或责之于气血不和、肺胃郁热，多以热邪贯穿始终，故以清热解毒作为此病的治疗大法。因此，在治疗上遵循"热者寒之"的治疗原则，方选马齿苋合剂为基础方，以马齿苋为君药，清热解毒，凉血消肿。《新修本草》曰："主诸肿瘘疣目，捣揩之。"《滇南本草》载："益气，清暑热，宽中下气，润肠，消积滞，杀虫，治疗疮红肿疼痛。"《本草纲目》记载："散血消肿，利肠滑胎，解毒通淋，治产后虚汗。"临床发为本病者多挟热邪，然仍需辨病位，以肺热、肝热、肾阴虚化热分而论之。

2. 顾护脾胃，尤重调肝

结合古今医家对本病的认识，本病病位在肝，肝客淫气或怒动肝火，皆可引起本病的发生发展，因此治法尤重调肝。肝，五行属木，主条达，肝失疏泄，气滞血瘀，郁于肌表而发为本病。明代陈实功《外科正宗》则指出："枯筋箭乃忧郁伤肝，肝无荣养，以致筋气外发。"临证时多佐以疏肝理气之品，如香附、柴胡，以条达肝木。脾胃为后天之本，本病多以清热药为主，苦寒败胃，胃气强则五脏俱盛，胃气弱则五脏俱衰，且脾虚则湿邪自生，湿邪黏腻，恐病程缠绵难愈，故临证时应注重顾护脾胃，常用鸡内金消食健脾、陈皮理气健脾、茯苓健脾化湿等。

3. 标本同治，贯穿始终

瘀血是本病发生发展过程中的主要病理产物，肝失条达，气滞血瘀或风热血燥，煎熬血液，血流不畅，瘀血内生，临证可见舌黯红，苔薄，脉弦。因此，临证时遵循标本同治的原则，以清热解毒为大法的同时，常佐以红花、牡丹皮、虎杖等活血化瘀之品，以治其标。《医学真传气血》曰："人之一身，皆气血之所循行。气非血不和，血非气不运，故曰气主煦之，血主濡之。"《温病条辨》曰："善治血者，不求之有形之血，而求之无形之气。盖阳能统阴，阴不能统阳；气能生血，血不能生气。"故活血必先理气，常辅以川芎、香附理气活血，共奏其效。

4. 随证加减，三因制宜

由于影响疾病发生、发展与转归的因素十分复杂，因此在诊疗过程遵循整体审查、四诊合参的原则，因时、因地、因人进行药物加减。扁平疣多为实证，但病久则必虚实夹杂，正虚则无力透邪以出，故若兼气血虚弱者，善用黄芪、白术之品益气固表，补气生血。《素问·六元正纪大论》云："用凉远凉，用热远热，用寒远寒，用温远温，食宜同法。"临证时注重结合季节气候变化情况加减用药。如暑多夹湿，故夏季用药善予藿香等化湿之品；南方相较北方气候潮湿，故治疗本病时善用茯苓、薏苡仁健脾化湿。叶天士《临证指南医案》云："女子以肝为先天。"故遇到女性患者时尤重疏肝。

（六）零金碎玉

肖定远对扁平疣的研究颇有造诣，探索出一套中医辨证论治的方法，充分发挥中医中药疏风清热、活血解毒、软坚祛疣的优势。这里介绍他治疗本病时使用对药的临床经验及特点。

1. 马齿苋、板蓝根

（1）单味功用：马齿苋，味酸，性寒，归肝、大肠经，能清热解毒，凉血止血，止痢。板蓝根，味苦，性寒，归心、胃经，能清热解毒，凉血，利咽。

（2）配伍经验：二者均能清热解毒，其中板蓝根现代药理研究有抗细菌、病毒作用，马齿苋能增强人体免疫功能，二药伍用，互相促进，在治疗扁平疣时，共奏清热解毒之功效，并能防止扁平疣愈后复发。

2. 蜂房、蒲公英

（1）单味功用：蜂房，味甘，性平，归肝、胃、肾经，有祛风、攻毒、杀虫、止痛、抗过敏的功效。蒲公英，味苦、甘，性寒，归肝、胃经，具有清热解毒、清肝明目、利尿除湿的功效。

（2）配伍经验：蜂房以毒攻毒，祛风止痒，蒲公英清热解毒，二药伍用，相得益彰，药力剧增，增强清热解毒、祛风止痒之功。

3. 桃仁、红花

（1）单味功用：桃仁，味苦、甘，性平，归心、肝、大肠经，有活血祛瘀、润肠通便、止咳平喘之功效。红花，味辛，性温，归心、肝经，有活血化瘀、通经之功效。

（2）配伍经验：桃仁入血分，破血行瘀，质润多油脂，润燥滑肠；红花活血通经，祛瘀止痛。桃仁破瘀力强，红花色赤，行血力胜，在治疗扁平疣热瘀互结证型中，二药配伍，相互促进，增强活血通经、祛瘀生新、消肿止痛之力。

第七节 白癜风

（一）疾病认识

白癜风亦名白驳风，是一种后天性、局限性或泛发性的皮肤黏膜色素脱失症。本病是由皮肤黑色素细胞减少或缺失引起的，影响美容、易诊难治的常见多发皮肤病。人群中至少有 1%~2% 的人患白癜风。本病常始于夏季，可发生于任何年龄，但多发于青年。可单发或泛发，全对称或不对称发病，形态各异、大小不等、数目不定为其特征。病程缓慢，不易治愈。

中医古籍称本病为白处、白毋奏、龙舐、白瘢、白癜风、白癫疯、白驳、白驳风、白定、白点风等。中医学认为，其多因七情内伤，肝气郁结，气机不畅，复感风邪，搏于肌肤，令气血不和，瘀血阻络，血不滋养肌肤而发病。七情内伤、风邪外袭是本病的诱发因素，肝肾不足、脉络阻滞为本病病机特点。风邪相搏、气血失和、脉络瘀阻，以至肌肤失养，褪色成白斑，如宋代《太平圣惠方》曰："夫肺有壅热，又风气外伤于肌肉，热与风交并，邪毒之气伏留于腠理，与卫气相搏，不能消散，令皮肤皱生白点。"《诸病源候论》中有"此亦是风邪搏于肌肤，血气不和所生也"。明代王肯堂《证治准绳·疡医》载："夫白驳者，是肺风流注皮肤之间久而不去所致。多生颜面，点点白斑，但无疮及不瘙痒，不能早疗，即便浸淫也。"清代《医宗金鉴·外科心法要诀》载："此证自面及颈项，肉色忽然变白，状如斑点，亦不痛痒，由风邪搏于肌肤，致令气血失和。施治宜早，若因循日久，甚者遍及全身。"《普济方》载："白癜风是有壅热，风邪乘之，风热相并传流营卫，壅滞肌肉久不消散，故成此也。"

总之，此病初发多因正气不足，感受外邪侵袭所致。病久则入里，影响脏腑，其中主要为影响肝肾。而气滞血瘀的病机却贯穿始终。

（二）辨证思路

白癜风的病机特点是肝肾亏虚，气滞血瘀，气血不能濡养肌肤，病位在肝、脾、肾。病程短，发病和精神情绪有关或情绪容易波动，时有瘙痒者为肝郁气滞证；病程长，白斑色白如瓷，泛发全身或发于肝肾经络循行部位者为肝肾不足证；病程长，白斑少而局限，舌暗有瘀斑者为气血瘀滞证。在辨证过程中要抓住气滞和风邪这两个主证。

以肖定远为代表的萧氏中医皮肤科学术流派传人采用中医疗法治疗本病，以调和气血为治疗大法，根据疾病分期进行论治，在临床治疗中取得了明显的疗效。

（三）治疗方案

1. 肝郁气滞证

症状：皮损呈乳白色圆形或椭圆形，数目多少不定，可局限也可散发，边界可不清，亦可呈节段性分布。患者发病前体质较弱或有精神刺激，心烦易怒，胸胁胀痛，夜眠不安，女子月经不调。舌淡红，脉象弦滑。

辨证：肝气郁结，外感风邪，搏于肌肤，气血失和。

治则：活血祛风，疏肝解郁，补肾养血。

处方：川芎6g、当归6g、生地黄15g、赤芍15g、何首乌15g、丹参12g、桃仁9g、沙苑子15g、白芷6g、防风9g、乌梢蛇6g、柴胡6g、郁金12g、旱莲草18g、女贞子18g。

加减：心烦易怒、口苦咽干者，加牡丹皮、栀子；月经不调者，可加香附、益母草；胸胁胀满不舒者，可加川楝子、紫苏梗。还可根据不同部位，适当加入引经药，如发于头面，可加蔓荆子、菊花；发于躯干，可加枳壳；发于下肢，可加木瓜、川牛膝。

分析：此型为七情内伤，耗伤阴血，复感风邪，致气血凝滞，毛窍闭塞，瘀阻经络，搏于肌肤，气血失和。证属肝气郁结，外感风邪，搏于肌肤，气血失和。治当活血祛风，疏肝解郁，补肾养血。故方中川芎、当归、生地黄、赤芍、何首乌、丹参、桃仁能养血而行血中之气，具行气活血化瘀之效；沙苑子、白芷、防风具祛血中之风之效，畅通阻滞之经脉，且沙苑子亦能补肝肾；乌梢蛇祛风通络，协助他药活血化瘀，通经活络；柴胡、郁金疏肝解郁；补骨脂补肾消白增色；旱莲草、女贞子补阴液，益肝肾，与何首乌相配亦能生精补血，养阴血而不滋腻；黄芪补气固表，与当归为伍能益气生血；五加皮祛风，且以皮走皮，有引诸药至皮肤之妙。

2.肝肾不足证

症状：平素体虚或有家族史，白斑局限于一处或泛发各处，静止而不扩展，境界清楚，边缘整齐。伴头晕耳鸣，失眠健忘，腰膝酸软。舌淡无华，脉细无力。

辨证：肝肾不足，营血亏虚，肌腠失于濡养。

治则：滋补肝肾，养血祛风。

处方：熟地黄 15g、山萸肉 15g、牡丹皮 10g、山药 15g、鸡血藤 9g、补骨脂 9g、首乌藤 15g、女贞子 30g、旱莲草 30g、枸杞子 15g、当归 10g、蒺藜 10g、防风 9g。

加减：神疲乏力者，可加党参、黄芪、白术；腰背酸楚者，可加杜仲、桑寄生、续断；妇女伴有崩中下血者，可加阿胶；男子遗精者，可加生龙骨、生牡蛎。

分析：此型多见于肝肾亏虚，或亡精失血，不能荣养肌腠。旱莲草、女贞子、熟地黄、补骨脂、山萸肉、枸杞子、山药滋补肝肾，填精补髓；当归、牡丹皮、鸡血藤养血活血；首乌藤、蒺藜、防风祛风通络。全方共奏滋补肝肾、养血祛风之功。

3.气滞血瘀证

症状：白斑局限一处或泛发全身，或有外伤、跌扑史，病程久长。白斑呈地图形、斑片状，境界清楚而易辨，局部可有刺痛。舌质紫黯有瘀点或瘀斑，脉涩滞。

辨证：气滞血瘀。

治则：行气活血，祛风通络。

处方：赤芍 6g、川芎 6g、桃仁 12g、红花 9g、生姜 9g、麝香 0.15g（包）、大枣 7 枚、老葱 3 根、丹参 15g、郁金 9g、香附 9g、当归 9g。

加减：跌扑损伤后引发者，可加乳香、没药；局部刺痛者，可加穿山甲、姜黄；发于下肢者，可加川牛膝、威灵仙；病程日久者，可加苏木、蒺藜、补骨脂、全蝎。

分析：此型多由跌扑损伤或化学灼伤，以致气机郁滞，络脉瘀阻，毛窍闭塞，肌肤腠理失养。方中赤芍、川芎、郁金、香附行气活血；桃仁、红花、丹参、当归活血通络；葱、姜通阳；麝香开窍；佐以大枣缓和芳香辛窜药物之性。全方共奏行气活血，祛风通络之功。

（四）典型案例

冯某，女，28 岁。2002 年 6 月 5 日初诊。

患者在 3 年前于男朋友争吵分手后，一段时间出现心情不畅，心烦性急，夜寐欠宁，饮食略减，二便尚可，继之洗澡受风后，右额、颞部、右颈及背腋等处起白斑如钱币大小，部分有微痒感。曾在某医院诊断为白癜风，服中药汤剂及外涂擦白灵酊后，症状时轻时重，但未控制住。近半年多来，白斑扩大，头晕心烦，夜寐欠宁，梦多，纳呆等有所加强，二便尚可，腰酸，并伴月经不调。辰下：右额颞部、颈部及背腋等处皮肤可见散在 8 片大小不等、形状不规则的色素脱失斑，中心有绿豆大小的色素岛，边界清楚，周围有色素沉着，头、颈、背、腋部其他皮肤正常，舌质暗红，苔薄白，脉弦滑。

中医诊断：白驳风。

西医诊断：白癜风。

辨证：肝气郁结，外感风邪，搏于肌肤，气血失和。

治则：活血祛风，疏肝解郁，补肾养血。

处方：川芎 6g、当归 6g、生地黄 15g、赤芍 15g、何首乌 15g、丹参

12g、桃仁 9g、沙苑子 15g、白芷 6g、防风 9g、乌梢蛇 6g、柴胡 6g、郁金 12g、旱莲草 18g、女贞子 18g。

30 剂清水煎服，每日 1 剂，每剂分 2 次，早晚饭后 0.5~1h 各送服 1 次。

外用复方补骨脂酊（补骨脂 60g、肉桂 15g、菟丝子 30g、白芷 30g，具有祛风利湿、补血温阳、活血消斑的作用。制法：用酒精度 50 度以上二锅头 500mL 或酒精度 50 度以上高粱酒 500mL 均可。将上 4 味药先研成粗粉状后倒入白酒中密封浸泡 7 天。浸泡后酒液变棕黑色。去药渣，过滤液即成。装入暗色密封的瓶子里）。每次先倒出 10~20mL 药液，装在小瓶里使用。使用 3~5 天后，须把没有用完的药液倒掉，再将装在密封口大瓶里的药液倒出来，装在小瓶里续用。每次取药液外擦皮损处，擦后照射日光 5~10min，效果更佳。每日 2 次，用药每 2 周观察（测量）1 次皮损大小范围。

二诊：经过一个月治疗和外涂复方补骨脂酊剂后，白斑明显减退，中央色素岛扩大，自觉头晕眼朦、心烦、心悸、夜寐欠宁、梦多纳呆、腰酸等证轻减，精神较振，效不更方，守方续服。照上方续服 30 剂，服法同上，外用药不变。

三诊：前后共服上方 60 剂及外擦复方补骨脂酊剂 60 天后，精神大有好转，其他伴见症状已无不适感，70% 的白斑基本消退，治宜守前法稍作变更。照前方去柴胡、郁金，加黄芪 18g、五加皮 12g，再服 30 剂，服法同上，外用药照旧以巩固疗效。门诊随访，3 个月来病无复发，身体恢复健康。

体会：患者慢性起病，为七情内伤，耗伤阴血，复感风邪，致气血凝滞，毛窍闭塞，瘀阻经络，搏于肌肤，气血失和。法当活血祛风，疏肝解郁，补肾养血。故方中以川芎、当归、生地黄、赤芍、何首乌、丹参、桃仁养血而行血中之气，具行气活血化瘀之效；沙苑子、白芷、防风具祛血中之风之效，畅通阻滞之经脉，且沙苑子亦能补肝肾；乌梢蛇祛风通络，协助他药活血化瘀，通经活络；柴胡、郁金疏肝解郁；补骨脂补肾消白增色；旱莲草、女贞子补阴液，益肝肾，与何首乌相配亦能生精补血，养阴血而不滋腻；黄芪补气固表，与当归为伍能益气生血；五加皮祛风，且以皮走皮，有引诸药至皮肤之妙。

一诊治疗后，白斑明显减退，中央色素岛扩大，自觉头晕眼矇、心烦、心悸、夜寐欠宁、梦多纳呆、腰酸等轻减，精神较振，效不更方，守方续服。三诊患者精神大有好转，其他伴见症状已无不适感，70% 的白斑基本消退。此时已无头晕心烦、夜寐欠宁、梦多等证，故方中去柴胡、郁金，加黄芪、五加皮，益气固表，补益肝肾。方证合拍，故治疗 3 个月治愈。

（五）临证经验

肖定远认为中医对白癜风的诊治，应掌握如下 4 个要点。

1. 辨病位

白驳风的病机特点是肝肾亏虚，气滞血瘀，气血不能濡养肌肤，病位在肝、脾、肾。病程短，发病和精神情绪或情绪波动有关。时有瘙痒者为肝郁气滞证；病程长，白斑色白如瓷，泛发全身或发于肝肾经络循行部位者为肝肾不足证；病程长，白斑少而局限，舌暗有瘀斑者为气血瘀滞证。

2. 抓主症

在辨证过程中要抓住气滞和风邪这两个主证。在用药上以柴胡、枳壳、白芍疏肝柔肝，理气解郁；以白术、茯苓健脾益气；合用白附子、防风扶正祛邪；加用当归、香附、郁金、川芎、丹参、红花、益母草等活血散瘀。

3. 调和气血

调和气血乃本病的治疗大法，常用的法则有滋补肝肾，活血化瘀；疏肝理脾，活血祛风；益气活血，调和腠理；补益肺肾等。调和气血常用的药物有当归、川芎、香附、丹参、郁金、红花、黄芪等；滋补肝肾选何首乌、枸杞子、菟丝子、牛膝、生地黄、补骨脂等；疏肝理气选柴胡、枳实、蒺藜、桔梗等；祛风药选秦艽、独活、紫背浮萍、苍耳子、白芷、防风等。本病的外用药以调和气血、滋血散瘀、祛风消白为原则。

4. 分期论治

在进行期，治疗以祛风除湿、活血解毒为法，方用组成为生地黄、川芎、桃仁、黄芪、地榆、荆芥、防风、白鲜皮、地肤子、乌梢蛇、全蝎、生甘草等。缓解期，治疗以补益肝肾、活血通络为原则，方用组成为生地黄、熟地黄、当归、赤芍、白芍、山茱萸、仙茅、枸杞子、淫羊藿、川芎、桂枝、蒺藜、白鲜皮、防风、炙地龙、桃仁、生甘草等。皮损发于头面者，可加当归、赤芍、阿胶、女贞子、墨旱莲；男子遗精者，可加生龙牡、五味子；跌扑损伤后而发者，可加乳香、没药、当归；局部有刺痛者，可加穿山甲片、姜黄；病久者，可加苏木、全蝎。

（六）零金碎玉

肖定远对白癜风的治疗颇有造诣，探索出一套中医内治与外治相结合的治疗方法，充分发挥中医中药扶正祛邪、补益肝肾、调和气血的优势。这里介绍他治疗本病时使用的中医外用药。

1. 复方补骨脂酊

组成：补骨脂 60g、肉桂 15g、菟丝子 30g、白芷 30g。

功效：祛风利湿，补血温阳，活血消斑。

适应证：白癜风。

用法：每次先倒出 10~20mL 药液，装在小瓶里使用。使用 3~5 天后，须把没有用完的药液倒掉，再将装在密封口大瓶里的药液倒出来，装在小瓶里续用。每次取药液外擦皮损处，擦后照射日光 5~10min，效果更佳。

2. 密陀僧散

组成：雄黄 6g、硫黄 6g、蛇床子 6g、密陀僧 3g、蜘蛛 10 只、轻粉 1.5g。

功效：祛风杀虫。

适应证：狐臭、紫白癜风、白驳风。

用法：药粉干扑患处，稍稍揉擦 30s 或用醋调涂擦患处。

第八节　斑秃

（一）疾病认识

斑秃是一种精神因素主导、自身免疫相关的非瘢痕性毛发脱失疾病，以头发突然发生斑块状成片脱落，脱发区皮肤正常、无自觉症状为特征。头发全部脱落称为全秃，全身毛发均脱落则称为普秃。本病可发生于任何年龄，以青壮年为多见，男女均可发病。

中医古籍称本病为油风、鬼剃头、油风毒、鬼薤刺等。早在《黄帝内经》中已有相关论述，如《素问·五脏生成论篇》载："肾之合骨也，其荣发也，其主脾也。"《诸病源候论》载："足少阴肾经之经也，其华在发，冲任之本脉为十二经之海……若血盛则荣于须发，故须发美；若血气衰弱，经脉虚竭，不能荣润，故须发薄。"《外科正宗·油风》载："油风乃血虚不能随气荣养肌肤，故毛发根空，脱落成片，皮肤光亮，痒滞如虫行，此皆风热乘虚攻注而然。"《医宗金鉴·外科心法要诀》载："此证毛发干焦，成片秃落，皮红光亮，痒如虫行，俗名鬼剃头。由毛孔开张，邪风乘虚袭人，以致风盛燥血，不能荣养毛发。"综上，发之营养来源于血，但发的生机源于肾，精血同源，故本病的发生与肝、肾、气血等因素相关。

肖定远认为本病病位虽在毛发，但与五脏关系密切。首先，肝藏血，发为血之余；肾藏精，其华在发；肝肾不足，精血亏虚，无以上荣头发。其次，脾胃为后天之本，气血生化之源；脾胃失健，生化乏源，气血亏虚则发失所养。最后，心主血脉，而肺朝百脉，主治节、主皮毛，且能助心行血；若心肺功能异常，血行不畅，气血瘀滞则头发失荣。故五脏受损皆可致本病。

（二）辨证思路

本病有虚实之分。气滞、血瘀所致者多属实证，肝肾不足、气血两虚者多属虚证。虚实之间亦可相互转化，如证属血瘀者，日久瘀血不去，新血不生，可由实转虚；又如证属心脾两虚者，气血亏虚日久，血行不畅而致气虚血瘀，则因虚致实。故实证当以清热通瘀为主，血热清则血循其经，血瘀祛则新血易生；虚当以补摄为要，精血得补则毛发易生。另外，选用适当的外治或其他疗法以促进毛发生长。

（三）治疗方案

1. 血热风燥证

症状：突然脱发成片，偶有头皮瘙痒。或伴头部烘热；心烦易怒，急躁不安。舌质红，苔薄，脉弦。

辨证：血热生风，风热上攻，发失所养。

治则：凉血息风，养阴护发。

处方：四物汤合六味地黄汤加减。生地黄20g、玄参20g、当归15g、赤芍10g、川芎10g、牡丹皮10g、茯苓10g、泽泻10g、山药15g、山茱萸10g、白鲜皮9g、炙甘草6g。

加减：若风热偏胜，脱发迅猛者，宜养血散风、清热护发，方用神应养真丹加减；瘙痒明显者，可加白鲜皮；头部烘热者，可加地骨皮；烦躁易怒者，可加栀子。

分析：过食辛辣炙煿，情志抑郁，化火耗伤阴血，血热生风，风热上窜巅顶，气血失和，发失所养，故突然脱发成片，头皮瘙痒，头部烘热；肝郁化火则心烦易怒，急躁不安；舌红、苔薄、脉弦为血热风燥之象。

2. 气滞血瘀证

症状：病程较长，头发脱落前先有头痛或胸胁疼痛等。伴夜多噩梦，烦热难眠。舌质暗红，有瘀点、瘀斑，苔薄，脉沉细。

辨证：气机不畅，血行瘀滞，发失所养。

治则：通窍活血，祛瘀生发。

处方：通窍活血汤加减。当归15g、赤芍12g、川芎9g、红花3g、香附

9g、茜草 12g、泽兰 12g、牛膝 15g、侧柏叶 15g、炙甘草 6g。

加减：头痛者，可加白芷、藁本、天麻；胸胁疼痛者，可加郁金、柴胡、延胡索；烦热难眠多梦者，可加栀子、丹参。

分析：忧思郁结气滞、跌扑或久病或瘀，阻滞于头窍胸胁，故病程较长，头发脱落前先有头痛或胸胁疼痛等；气滞血瘀，发失所养，故头发脱落；瘀滞郁热，内扰心神，故伴夜多恶梦，烦热难眠；舌有瘀斑、脉沉细为气滞血瘀之象。

3. 气血两虚证

症状：多在病后或产后头发呈斑块状脱落，并呈渐进性加重，范围由小而大，毛发稀疏枯槁，触摸易脱。伴唇白，心悸，气短懒言，倦怠乏力。舌质淡，舌苔薄白，脉细弱。

辨证：气血亏虚，精血不足，发失所养。

治则：益气补血，养血生发。

处方：八珍汤加减。黄芪 20g、当归 10g、川芎 12g、熟地黄 20g、白芍 12g、党参 20g、白术 15g、茯苓 15g、陈皮 9g、炙甘草 6g。

加减：乏力、气短明显者，可加黄芪；神志不安者，可加五味子、夜交藤。

分析：病后产后，气血虚弱，发失所养，故头发呈斑块状脱落，并呈渐进性加重，范围由小而大，毛发稀疏枯槁，触摸易脱；血虚，心失所养则心悸；气虚则气短懒言，倦怠乏力；唇白、舌淡、脉细弱为气血两虚之象。

4. 肝肾不足证

症状：病程日久，平素头发焦黄或花白，发病时呈大片均匀脱落，甚或全身毛发脱落。伴头昏，耳鸣，目眩，腰膝酸软。舌质淡，苔薄，脉细。

辨证：肝肾亏损，精不化血，发失所养。

治则：滋补肝肾，养阴生发。

处方：七宝美髯丹加减。制首乌 15g、牛膝 12g、补骨脂 15g、茯苓 12g、菟丝子 9g、当归 15g、女贞子 12g、旱莲草 15g、枸杞子 12g、炙甘草 6g。

加减：头晕耳鸣者，可加天麻；腰膝酸软者，可加杜仲、桑寄生；阴虚火旺、潮热遗精者，可加知母、黄柏。

分析：禀赋不足，或劳损久病，致肝肾不足，精血亏虚，发失滋荣，故平素头发焦黄或花白，发病时呈大片均匀脱落，甚或全身毛发脱落；肝肾不足，清窍、筋络失养，故头昏，耳鸣，目眩，腰膝酸软；舌淡、苔剥、脉细为肝肾不足之象。

（四）典型案例

徐某，女，31岁。2010年7月17日初诊。

患者自2008年7月初开始无意中发现头部小片头发脱落，嗣后日渐加重，由初时如梅大发展为大片如李、如桃大，呈圆形或椭圆形脱落，无自觉症状，自用生姜外擦效果不明显。到某医院皮肤科诊治时，诊断为斑秃，并给予中西药物内服及多种乙醇制剂外擦，效果均不理想。脱发已2年，现眉毛、睫毛也开始脱落，伴口干微有，心情懊恼，忧郁不舒，夜寐欠宁，梦多，倦怠无力，饮食不香，二便一般。月经错后。无其他痛苦，遂来本院门诊诊治。辰下：头发、眉毛、睫毛约2/3已脱落，头皮发亮，可见散在少数小白毳毛，残存之毛发稍触动即可脱落，舌质淡红，苔薄白，脉细弦。

中医诊断：油风。

西医诊断：斑秃。

辨证：肝肾不足，精血不能畅荣毛发所致。

治则：补肝肾，益精血，养血生发。

处方：首乌侧柏生发汤加减。何首乌18g、生地黄15g、熟地黄15g、黑芝麻15g、旱莲草15g、女贞子12g、当归9g、侧柏叶15g、夜交藤18g、合欢皮15g、茜草9g、紫草15g、姜黄6g、白鲜皮12g、川芎9g、菊花12g、柴胡5g、制香附5g。

30剂，清水煎服，每日1剂，每剂分2次，早晚饭后0.5~1h各送服1次。

外用侧柏合剂，用来外涂擦患处，每天早晚各1次，每次涂擦时得按摩

1min，再用头梳，梳头 2min。如果时间允许，也可以把内服药渣 3 煎后隔日外洗 1 次头发。这些外治法能改善头皮微循环，增加血流量，促进头发新陈代谢，发挥营养发根的作用。

二诊：服药和外治 1 个月后，脱发停止，过去脱落处已有少许毳发新发生长，效不更方，治宜守前法照上方续服 2 个月，服法同上，外用照旧。

三诊：经服上方 3 个月后，脱发区长出细软黑发，并渐渐增多，眉毛、睫毛新发已长，恢复正常。精神、睡眠、饮食均有好转，患者信心大增，治仍守前法稍作加减追之。照前方去茜草、紫草、姜黄、白鲜皮，加入生黄芪 15g、山药 15g、茯苓 15g、黄精 12g，益气健脾，滋阴填精，续服 60 剂，外用照旧。

体会：本案例系由多种原因导致精血不能畅荣毛发。追其源盖因肾藏精，其华在发，肝藏血，发为血之余，是以脱发与肝肾关系最为密切，当为临床调护之重点。根据其病机特点，故方中何首乌、生地黄、熟地黄、黑芝麻皆入肝、肾二经，滋补肝肾，生精养血，为生发乌发之要药；女贞子、旱莲草为二至，甘凉而养阴血，补肝肾，乌须发，助养血生发之能；当归祛瘀生新，养血活血，以其温通之性，助滋养药物，畅荣毛发；侧柏叶为"补阴之要药"，其性多燥，久得之，最益脾土，大滋其肺，有凉血、活血疏风、清热解毒之功，能生须发，并可防前药过于阴柔滋腻碍脾之弊，古今多用此药治疗脱发；茜草、紫草凉血活血；姜黄、白鲜皮活血行气止痒消风，血行风自灭，故可起到促进毛发生长的功效；夜交藤、合欢皮镇静宁心安神；川芎行气，上行头目，引药入经；菊花疏肝清热，引药上行头部；柴胡、制香附疏肝解郁，活血化瘀。诸药合用，共奏祛风活血、疏肝理气、滋阴肝肾、补益精血、养血生发之功效，所以取得了满意的疗效。与外用药内外同治，其药理作用是改善头皮血液循环，促进机体新陈代谢，调整内分泌系统，增加人体免疫功能，从而达到乌发、生发的治疗目的。

（五）临证经验

中医对斑秃诊治过程中，必须掌握如下 3 个要点。

1. 辨明病位

斑秃是临床常见的皮肤病，根据中医学脏腑理论毛发的生长，主要和肝、肾、肺有关。肝藏血，发为血之余；肾藏精，其华在发；肺主一身之气，主皮毛。脾胃是后天之本，是气血生化之源，毛发的生长主要依赖于气血精微，而这些物质都要通过脾胃的运化功能产生；心为五脏六腑之大主，心动则五脏六腑皆摇。所以说，毛发生长的营养和动力直接来源于肝血和肾精，间接来源于脾胃运化的水谷精微，并且依赖心主血、肺朝百脉的功能将这些营养物质运输到全身。

2. 辨明虚实

临床上对斑秃的治疗应抓住肾虚精血不足这个根本，辨别虚实。斑秃有实有虚，有虚实夹杂，或本虚标实，而虚证为多，论治中应灵活掌握。急者治其标，治疗多偏泻实为主，可选用清热、疏肝、理气、活血、祛瘀等治法，以治其标；缓者多偏补虚为主，可选用补气、养血、滋肝、益肾、健脾、益胃等治法，以治其本，缓缓图之。治疗时，更因注重中医学整体观念的基本特点，辨证施治，充分有效地发挥脏腑之间的相互制约、相互滋生、相互协调平衡的作用（效应），以达到最终的治疗目的。

3. 从血论治，重视活血化瘀

从血论治应注意血热、血瘀、血虚 3 个病机，并重视活血化瘀。重视整体疗法，以滋补肝肾、养血消风、益气养血、理气活血、凉血消风等内治法为主，重在治本；以外擦、熏洗、湿敷、针灸、按摩等外治法为辅，重在治标。内外结合，急则治标，缓则治本，各取所长，标本兼治。

王清任在《医林改错》的通窍活血汤中提出血瘀为脱发的重要原因后，后世医家多从之，活血化瘀成为治疗脱发的一个重要原则。瘀血导致脱发可从两方面理解，瘀血既是发病之因，亦为发病之果。中医学认为瘀血不去，新血不生，瘀血阻滞了气血精微的传输，使毛囊局部失养，故毛发脱而不生。瘀血可由外伤、气滞、气虚、血热、血虚、湿热等产生，所以在治疗中不仅要活血化瘀，还要注重瘀血产生的原因，从本论治。气虚致瘀者加益气药，气滞致瘀者加行气药，血热致瘀者宜用凉血散等。中医学认为久病入络，对于严重脱发（如普秃、全秃）及病程长的脱发，更应注重活血化瘀，并宜加用通络之品，如地龙、僵蚕、全蝎、蜈蚣等。针灸治疗脱发多注重局部选穴，或梅花针治疗，其目的主要是调和气血及活血化瘀，如葛书翰之经验。外用药中应用酒类或辣椒类刺激药物，其目的也是促进血液运行。通窍活血汤原方煎服法用黄酒半斤，其目的还是促进血行，因为酒为辛散之品，善通血脉，汪昂说："用为向导，可通行一身之表，行药至至高之分。"

总之，脱发虽见证多端，但以肝肾不足为本，血瘀、血热、湿热为标。故在治疗时急则治其标，先以活血化瘀、清热凉血祛风、清热除湿药驱除其标实之证，再以滋补肝肾、养血益气药治其本，缓缓图之。

（六）零金碎玉

肖定远对斑秃的治疗有其独到见解，在临证中采用内外合治的治疗方法，既可有效控制病情，又能促进新发生长。这里介绍他治疗本病时常用的中药配伍。

1. 侧柏叶、生姜

（1）单味功用：侧柏叶，味苦、涩，性寒，入肺、肝、脾经，凉血止血，化痰止咳，生发乌发。生姜，味辛，性微温，入肺、脾、胃经，解表散寒，温中止呕，温肺止咳。

（2）配伍经验：现代临床研究表明，生姜汁中含有姜辣素、姜烯油等成分，这些成分能促进血液循环及血管扩张、毛孔舒张；侧柏叶善生发乌发。二药配伍外擦，可温通血脉，血行通畅则气血可上荣于发。若搭配使用梅花针，生发效果更佳。

2. 女贞子、旱莲草

（1）单味功用：女贞子，味甘、苦，性凉，入肝、肾经，滋养肝肾、乌须明目。旱莲草，味甘、酸，性寒，入肝、肾经，滋补肝肾，凉血止血。

（2）配伍经验：女贞子与旱莲草虽皆为补阴药物，但其皆可通过补益肝肾而生精养血、助生发。正如《本草纲目》记载："女贞子，强阴，健腰膝，变白发，明目。"又如《新修本草》记载："（旱莲草）汁涂发眉，生速而繁。"故二药相须为用，互相促进，增强乌须生发之力，尤宜于肝肾阴虚型斑秃。

3. 制首乌、蒺藜

（1）单味功用：何首乌，味苦、甘、涩，性微寒，入肝、肾经，制用补益精血，生用解毒截疟，润肠通便。蒺藜，味苦、辛，性微温，入肝经，既可平肝疏肝，又能祛风明目。

（2）配伍经验：制首乌，养血益肝，固精益肾，乌须发；蒺藜，性升而散，专走头目，通络止痛。制首乌善补，以守为主；蒺藜辛散温通，以走为要。二药合用，一守一走，相互制约，相互为用，适用于斑秃伴头皮瘙痒者。

第九节 疖

（一）疾病认识

疖是指毛囊深部及周围组织的急性化脓性炎症，常由金黄色葡萄球菌诱发。好发于头面部、颈部和臀部，偶可发生于四肢。以皮损色红、灼热疼痛、突起根浅，肿势局限，范围 3cm，脓出即愈为特征。疖多为单发，若数目较多且反复发作，经久不愈则称为疖病。患者多存在免疫力低下、长期饮酒、中性粒细胞功能障碍等。

疖名首载于《肘后备急方》。《诸病源候论·小儿杂病诸候》曰："肿结长 1~2 寸，名之为疖。亦如痈热痛，久则脓溃，捻脓血尽便瘥。亦是风寒之气客于皮肤，血气壅结所成。"首次指出了疖肿出脓即愈的特点，并阐述了疖的形成原因。《外科理例》详细描述了疖的临床特征："疖者，初生突起，浮赤无根脚，肿见于皮肤，止阔 1~2 寸，有少疼痛，数日后微软，薄皮剥起，始出青水，后自破脓出。"根据其临床特征及发病特点，疖可分为有头疖、无头疖、蝼蛄疖、疖病等。其中初起分有头疖、无头疖 2 种，而后因治疗或护理不当会形成蝼蛄疖，或呈遍体或特定部位反复发作，缠绵难愈的疖病。生于发际处的又称发际疮，生于臀部的又称坐板疮。

本病的发病原因主要是内郁湿火，外感风邪，两相搏结，蕴阻肌肤；或夏秋季节感受暑湿热毒而生；或因天气闷热，汗出不畅，暑湿蕴蒸肌肤，引起痱子，复经搔抓，破伤染毒而成。如《外科集验方》所云："夫痈疽疮疖者，皆由气血不和，喜怒不时，饮食不节，寒暑不调，使五脏六腑之气怫郁于内，以致阴阳乖错，气血凝滞而发也。"

（二）辨证思路

本病主要是外感风热火毒，内有脏腑蕴热或气阴两虚，毒邪壅滞于肌肤所致，故治疗上以清热解毒为主，若夏秋发病者则需兼清暑化湿。疖病以正虚为本，以热毒蕴结为标，实火与虚火互助为虐，多为虚实夹杂之证，故治疗宜扶正固本与清热解毒并施，并坚持治疗以减少复发。对伴消渴病等慢性病者，则需积极治疗原发疾病，对症状轻微者可单纯应用外治法。

本病常需内外兼治，外治法主要是根据疮形、破溃及流脓情况分期论治。根据"初期箍毒消肿，中期提脓祛腐，后期扶正生肌"的原则，初期可用大成散膏等外敷以清热解毒、活血消肿，中期及时切开引流，脓肿破溃后可外敷白玉膏等敛疮生肌。

（三）治疗方案

1. 热毒蕴结证

症状：好发于项后发际、背部、臀部。轻者疖肿只有一两个，多则可散发全身，或簇集一处，或此愈彼起。伴发热、口渴、溲赤、便秘。舌苔黄，脉数。

辨证：外感热毒，热毒蕴结。

治则：清热解毒。

处方：五味消毒饮加减。紫花地丁30g、蒲公英30g、野菊花15g、金银花15g、赤芍10g、牡丹皮10g、黄芩12g、甘草6g。

加减：热毒盛者，可加黄连、栀子；大便秘结者，可加生大黄；疖肿难化者，可加白僵蚕、浙贝母。

分析：此型多见于气实火盛患者。感受热毒之邪，热毒蕴于肌肤以致营卫不和，经络阻隔，气血凝滞，故见疖肿；热毒内蕴，蒸腾营阴，故有发热、口渴、溲赤、便秘等；苔黄、脉数均为热毒炽盛之证。

2. 暑热浸淫证

症状：发于夏秋季节，以小儿及产妇多见。局部皮肤红肿结块，灼热疼痛，根脚很浅，范围局限。可伴发热、口干、便秘、溲赤等。舌苔薄腻，脉滑数。

辨证：外感暑邪，暑湿蕴热。

治则：清暑化湿解毒。

处方：清暑汤加减。佩兰 10g、青蒿 15g、金银花 15g、连翘 10g、六一散 15g（包煎）、紫花地丁 15g、赤芍 10g、泽泻 10g、竹叶 10g、甘草 6g。

加减：疖在头面部，可加野菊花、防风；疖在身体下部，可加黄柏、苍术；大便秘结者，可加生大黄、枳实。

分析：暑湿热毒之邪蕴阻肌肤而成暑疖；暑湿蕴遏，体内热气不得外泄，湿热内郁而有心烦、胸闷、口苦、咽干、便秘、溲赤等。

3. 体虚毒恋，阴虚内热证

症状：疖肿常此愈彼起，不断发生，或散发全身各处，或固定一处，疖肿较大，易转变成有头疽。常伴口干唇燥。舌质红，苔薄，脉细数。

辨证：素体阴虚，易感邪毒，毒热蕴结。

治则：养阴清热解毒。

处方：仙方活命饮合增液汤加减。生地黄 15g、天花粉 15g、赤芍 10g、黄芪 15g、玄参 20g、麦冬 15g、金银花 15g、白芷 12g、知母 15g、甘草 6g。

加减：口渴甚者，可加天冬、玄参、麦冬养阴生津。

分析：正气虚损则卫外不固，抗邪无力，易感受邪毒而致皮肤疖肿；正虚毒恋，故此愈彼起；口干唇燥，舌红、苔薄、脉细数为阴虚内热之证。

4. 体虚毒恋，脾胃虚弱证

症状：疖肿泛发全身各处，成脓、收口时间均较长，脓水稀薄。常伴面色萎黄，神疲乏力，纳少便溏。舌质淡或边有齿痕，苔薄，脉濡。

辨证：素体气虚，无力托毒，复感毒邪。

治则：健脾和胃，清化湿热。

处方：五神汤合参苓白术散加减。党参 15g、黄芪 20g、茯苓 12g、白术 12g、山药 12g、薏苡仁 20g、扁豆 15g、金银花 10g、甘草 6g。

加减：脓成溃迟者，可加皂角刺、川芎。

分析：正气虚损则卫外不固，抗邪无力，易感受邪毒而致皮肤疖肿，气血不足，不能酿化，故脓水稀少；正虚毒恋，故迁延不愈；面色萎黄，神疲乏力，纳少便溏等均为脾气亏虚之象。

（四）典型案例

1. 案例 1

魏某，男，8 岁。2003 年 3 月 12 日初诊。

头顶始起散发脓疱渐大如梅、李，三五相连，头皮窜空。似蝼蛄窜穴之状已年余。1 年前在头顶发现数个小脓疙瘩，渐至发展成"疖肿"，曾多次口服抗生素，外用鱼石脂软膏，并切开排脓。脓肿时轻时重，一直未愈。半年前逐渐增大，红肿热痛形如梅李，三五相连，溃后脓出而疮口不敛。日久头皮窜空如蝼蛄窜穴之状。肤色紫褐。自觉疼痛且痒，伴有精神不振，饮食欠佳，大便干，小溲色赤。辰下：头顶及枕部可见 10 余个蚕豆大小的脓肿，部分压之有波动感，可流出少量脓性分泌物，质稠色黄。患处毛发脱落，多处呈秃发性瘢痕。舌淡，苔薄黄，脉滑。

中医诊断：蝼蛄疖。

西医诊断：脓肿性穿掘性头部毛囊周围炎。

辨证：素体有湿，并感邪毒，毒热蕴结所致。

治则：清热除湿，扶正托毒。

处方：五味消毒饮合仙方活命饮加减。野菊花 6g、天葵子 6g、紫花地丁 6g、金银花 9g、连翘 6g、蒲公英 6g、当归 3g、赤芍 6g、夏枯草 6g、茯苓 6g、白术 6g、黄芪 6g、泽泻 6g、皂角刺 4.5g、浙贝母 5g、瓜蒌子 15g、陈皮 5g、天花粉 6g。

14 剂清水煎服，每日 1 剂，每剂分 2 次，饭后 0.5~1h 送服。

外用先以具有清热解毒除湿、收敛、祛瘀、消炎作用的马齿苋 50g，以及艾叶 18g、绿茶 45g、食盐 5g 煎汤外洗，每日 1 次。然后以具有清热燥湿、排脓消肿、祛腐生肌作用的大成膏外敷患处，每日早晚换药 1 次。

二诊：经过一个多月的治疗（在此期间，患者照上方续服外洗半个多月），头部较大的疖肿显著消退，疮口分泌物减少，周围小疖肿也缩小。留有硬结瘢痕，成脓疖肿大部分溃破流脓，新生的脓肿频率降低，痛痒逐渐减轻，精神好转，夜寐、饮食尚可，二便自如，舌脉无明显变化。内治宜守前法化裁追之。照前方去天葵子、紫花地丁、野菊花，瓜蒌子减至 9g，加白芷 3g、乳香 1.5g、没药 1.5g，以加强前方中活血透脓的作用。外用同上，唯外洗改每周 2 次。

三诊：经过 2 个月余的治疗，头部疖肿大部分回缩，基本复平，部分形成瘢痕，未见新生脓肿。夜寐饮食自调，二便自如，舌淡，苔薄，脉弦。此时治应以益气养阴为主，清热解毒为辅。故在上方中去瓜蒌子、蒲公英、皂角刺、乳香、没药，加党参 5g、山药 6g、沙参 5g、黄精 5g、生地黄 5g，清水煎服，外用同上。

四诊：续服上方 10 剂，脓肿全部消退，基本痊愈。半年后随访未复发。

体会：本案例患儿系先天禀赋不足，脾虚健运失常。湿热内蕴，复感邪毒，毒热郁阻经络，气血瘀久化热，热盛肉腐而成。由于病情迁延不愈，正气愈虚，邪气恋而不尽，故治宜清热除湿，扶正排毒。方中金银花、野菊花、冬葵子、紫花地丁、蒲公英、连翘清热解毒，凉血通瘀，燥湿除烦；当归、赤芍、白芷、浙贝母、皂角刺活血透脓，散结化瘀；夏枯草、陈皮、泽泻、天花粉清热除湿，平肝解毒散结；生黄芪、茯苓、白术、当归益气养血，健脾除烦，使"正气内存，邪不可干"。后期加上沙参、党参、黄精、生地黄等益气养阴之品，是减少复发的关键之法。诸药合用，就会起到扶正托毒、清热除湿、益气养阴之功效。是本案例治疗的特点。

此外，本病除治疗外，还应注意头部的卫生，勤于洗涤，切勿挤压。患病期间禁食辛辣刺激物及发物；采用综合防治措施，方可痊愈并预防复发。

2. 案例 2

孙某，男，47 岁。2000 年 5 月 15 日初诊。

臀部常起疖肿已 3 年。患者 3 年前，臀部经常有小瘰或小疱，略觉发痒，触之刺痛，旋即红肿硬结，基底潮红疼痛，渐即破溃，有脓性分泌物。发作时常用青霉素、链霉素肌肉注射，或红霉素、头孢菌素等口服，局部用四环素软膏、百多邦软膏等治疗，不久就消退，但均未控制根除。常常一处将愈，他处又发，屡次复发，从未超过半个月，如此纠缠，至今已达 3 年。每次发作时不同程度发热恶寒，患处功能障碍。伴口干时有，夜寐一般，饮食尚可，大便时偏干，小溲自如。辰下：臀部双侧皮肤疖肿。大小十余处，有的已溃烂化脓，表面有脓性分泌物，有的硬结发红，中央有脓点，有的米粒大小红肿突起。血糖正常，分泌物培养有链球菌和四联球菌生长。患者体质虚弱，面色萎黄，舌质暗红，苔薄白，脉沉细。

中医诊断：坐板疮。

西医诊断：多发性疖肿。

辨证：湿热下注，蕴而成毒。

治则：清热解毒，祛湿消疮，活血止痛。

处方：自拟清解燥湿汤加减。金银花 15g、皂角刺 9g、当归 6g、白芷 6g、土茯苓 18g、薏苡仁 30g、车前草 15g、蜂房 6g、炮穿山甲 5g、乳香 3g、没药 3g、白鲜皮 15g、生黄芪 10g、白术 12g、丹参 15g、赤芍 15g、野菊花 12g、木瓜 9g。

14 剂清水煎服，每日 1 剂，每剂分早晚 2 次，饭后 1h 送服。

外用：大成散膏敷患处，早晚各换药 1 次。换药前以清热解毒药燥湿收敛之。龙胆草 45g、地榆 45g、艾叶 15g、蒜秸 5 根，煎汤熏洗患处，每日 1 次。

二诊：内服外洗 14 剂后，臀部疖肿大部分脓出，肿消痛止。其中，在服药 1 周时右臀部又起疖肿 2 个。续服药外洗后，很快就消退。体质亦见改善好转，面色转淡红，余无他见。方药已见效，宜守前法，去炮穿山甲、乳香、没药，加党参 12g、生地黄 12g、北沙参 12g，续服 14 剂，外用药同上，外洗改每周 2 次。

三诊：臀部皮损，干燥脱痂，肿消痛止。但仍残留少数表浅的粟粒大结节。余无他见。追服上方 7 剂。外用改为金黄散调蜜水外敷患处，每日 1 次。

四诊：患者来院复查，臀部疖肿全部消退，恢复正常而告愈。

体会：本案例为治疗不力致使湿热之毒邪流窜，凝滞肌肤经络之间久而不去，耗伤阴血，故治疗上应注意正邪关系。攻伐过胜则正气更伤，邪不得去，腐肉不去，新肉不生；扶正过胜则又助湿毒化火而加重病情。方中蜂房具有祛风定痉、解毒疮、散肿定痛等作用，对未成脓者能消散，使已成溃者自溃，使已溃者拔毒生肌，以促进创口早期愈合，既可内服，又可外敷；配伍金银花、野菊花、白鲜皮，除湿清热解毒，消痈疮肿毒更显著。土茯苓、薏苡仁、车前草除湿解毒散瘀，利水消肿；黄芪、白术健脾益气，扶正以祛邪；丹参、赤芍活血化瘀，助黄芪、白术共达托里生肌之效；炮穿山甲、皂角刺、白芷、乳香、没药、当归等配伍使用，除具活血定痛、拔毒消肿排脓之功效外，并可调和气血、祛湿，能迅速改善皮肤微循环有效血流量，是促进痊愈的因素；更用木瓜除湿，引药下行而至病所。诸药合用共奏清热解毒、祛湿消疮、活血止痛、益气养血、托里生肌之效果，所以坐板疮得以痊愈。

（五）临证经验

肖定远对疖病的诊治有其独到的见解，总体可以归纳为以下 3 个方面。

1. 清热解毒是治疗的基本大法

中医学认为疖是由于内蕴湿热，外感毒热之邪，热毒不得外泄，阻于肌肤而发；湿热毒邪不去，久则耗气伤阴，正气日虚，无力托毒外出，使疖反复发生，而成疖病。在治疗早期，清热解毒是最基本的治疗大法。在药物的选择上，依据红肿热痛程度，选择不同强度的清热解毒药物。五味消毒饮、黄连解毒汤、仙方活命饮等均为常用方剂。脓性结节明显者，在此类解毒药的基础上常加入白花蛇舌草、草河车、土茯苓等解毒之品，协同治疗；红肿明显者，宜加入利湿消肿的药物，如赤小豆、冬瓜皮、茯苓皮等；皮疹鲜红或灼热明显者，治疗须加入清热凉血之品，如赤芍、牡丹皮、紫草、水牛角等。

2. 活血透脓是治疗的重要环节

疖与疖病一旦成脓，透脓外出是缩短疗程、加速痊愈的重要步骤。促破促溃也是中医治疗疖病的特色。在治疗中，一旦认识到疖肿不能消散吸收，即需要透脓外出，以利于痊愈。当脓液排出后，疖病一般会很快痊愈。在用药上，活血透脓是常用的手段。药物如红花、桃仁、浙贝母、地龙、白芷、皂角刺、乳香、没药等均是有效药物，可酌情使用。

3. 益气养阴是减少复发的关键

名老中医均认为疖与疖病的发病原因是湿热火毒，壅滞肌肤，阻塞气血，化腐成脓而发，日久耗气伤阴，致反复发作。疖病多见于老年人或有慢性病者，阴虚内热或气阴两虚，纯用清热解毒，虽可取效于一时，但不能解决复发问题，应予益气养阴为主，清热解毒为辅。治疗原则首推益气养阴，扶正培本。常用生黄芪、太子参、党参、白术、茯苓、山药等益气固本，生地黄、玄参、天冬、麦冬、女贞子、枸杞子、天花粉、何首乌、沙参、黄精、山茱萸等养阴培本。在人体正气得到康复后，酌情加入祛邪的黄连、黄芩、蒲公英、紫花地丁、野菊花、金银花、连翘、白花蛇舌草等药物方能奏效。

（六）零金碎玉

肖定远对治疗疖及疖病有丰富的临床经验，在长期的诊疗中总结出一套内外兼治的治疗方法，充分发挥中医扶正祛邪、标本兼顾的优势。这里主要介绍他治疗本病时使用对药的临床经验及特点。

1. 紫花地丁、蒲公英

（1）单味功用：紫花地丁，味苦、辛，性寒，入心、肝经，清热解毒，凉血消肿。蒲公英，味苦、甘，性寒，入肝、胃经，清热解毒，消肿散结，利湿通淋。

（2）配伍经验：紫花地丁为治疗血热内盛、痈肿疮毒、红肿疼痛的常用药物；蒲公英既能清解火热毒邪，又能泄降滞气，为清热解毒、消痈散结之佳品。二药配伍，清热解毒、散结消肿之力增强，可用于治疗一切化脓性炎症。

2.金银花、连翘

（1）单味功用：金银花，味甘，性寒，入肺、心、胃经，清热解毒，疏风散热。连翘，味苦，性微寒，入肺、心、小肠经，清热解毒，消痈散结，疏散风热。

（2）配伍经验：金银花质地轻扬，气味芳香，既能清气分之热，又能解血分之毒，为治疗内外痈的常用药；连翘既能解疮毒，又能消散痈肿结聚，素有"疮家圣药"之称。二药合用，除了能清热解毒外，尚能消肿散结止痛。

3.黄芪、知母

（1）单味功用：黄芪，味甘，性微温，入脾、肺经，健脾补中，升阳举陷，益卫固表，利尿，托毒生肌。知母，味甘、苦，性寒，入肺、胃、肾经，清热泻火，生津润燥。

（2）配伍经验：黄芪甘温，善补气生血、扶助正气，既能托脓毒外出，又能生肌敛疮；知母苦寒，既升又降，养肺胃之液，润肾燥。二药相伍，一温一凉，温补凉润，相辅相成，适用于正虚毒恋型疖病。